Ghost-Managed Medicine

Big Pharma's Invisible Hands

醫藥幽靈

大藥廠如何干預醫療知識的生產、
傳播與消費

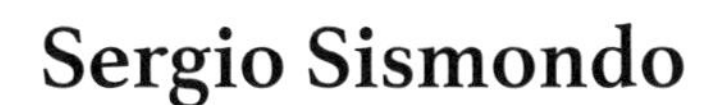

Sergio Sismondo
瑟吉歐．希斯蒙都——著

王業翰、林士堯、陳禹安、陳柏勳、廖偉翔、張雅億——譯

編輯說明

一、本書註釋爲書末註，以阿拉伯數字（1、2、3……）標註序列；並請從書末往回翻閱。

二、譯者註採頁下註，以小寫羅馬數字（i、ii、iii……）標註序列。

三、內文中（）、〔〕括號縮小字級之文字爲編譯者所加之說明文字。

四、所涉人名、地名、書名、篇名均在本書首次出現處加註原文，後不贅述。

五、本書內文黑體強調，如未註明均爲原文之斜體強調。

目次

導讀

神鬼生醫的考古手冊

郭文華

在COVID-19疫情衝擊全球之後，大概沒人會否認醫藥品的價值。作爲濟世活人的科技物，醫藥品來自經驗，通過科技洗禮，從製造運送到領用開立都有專業把關，效用自不待言。生技製藥也是指標性產業。以臺灣來說，從李國鼎先生高瞻遠矚，在一九八〇年代便將生物科技納入重點發展對象，嘗試生產國產疫苗，到本世紀的生技製藥國家型計劃以及相關法規制定與鬆綁，醫藥品似乎創出一條打通產學屏障的知識價值鏈，不但帶動大學端開設新系，或將原有相關科系加以調整，政府也推出產學合作與人才培育方案，加上各種深耕在地放眼世界的產業報導，讓這類論述看似言之成理。

以上報喜不報憂的說法並非人人買單。且不論二〇〇九年的國光疫苗爭議，二〇一六年更有聲稱牽涉中研院院長與總統的浩鼎案，指責乳癌新藥OBI-822臨床試驗解盲前後有內線消息，得以炒作公司股票，直到二〇二一年才告落幕。這個戲碼在COVID-19疫情期間再度上演。衛生當局超前部署，招商獎勵，引出圖利國產疫苗的質疑。二〇二一年五月國境失守，疫苗需求孔急，六月分，高端疫苗生物製劑公司將其MVC-COV1901疫苗的第一、二期臨床試驗解盲，引發爭論。有人批評食品藥物管理署的「緊急授權」（emergency use authorization）便宜行事，有人以浩鼎案的分析手法，指出高端公司有不尋常的股價波動，暗示產品只是炒作標的。時過境遷，MVC-COV1901疫苗為臺灣補上防疫缺口，納入世界衛生組織的團結試驗（solidarity trial），二〇二二年二月第三期臨床試驗在巴拉圭完成期中分析，獲得當地的緊急授權，但此時臺灣第一劑疫苗的覆蓋率已經超過八成，大家也把焦點放在年底的選舉了。

平心而論，醫藥品橫跨科技研發、製造生產、政策管制與臨床專業，其發展歷史複雜，攸關公共衛生與國計民生，不是不能批評。但這些「揭弊」多半以爆料手段，突顯個人的方式所為，也通常以羅生門式的手法在激情與義憤的各說各話中告終，鮮少轉化為整體性、系統性的反省，徒然令徘徊在「藥，不藥」之間的用藥者，糾結於不透明的醫藥產業與救人要緊的藥品中無所適從。回想去年湧現的「疫苗猶豫」（vaccine hesitancy）話題，便是此類事倍功半討論的例證。

事實上，從科技政策的角度，我在《科技／社會／人》系列（國立陽明交通大學出版社，2014、2018）中用科技與社會研究（Science, Technology, and Society，簡稱ＳＴＳ）的「科技社會想像」（sociotechnical imaginaries）概念，說明科技的「上、中、下游」說法往往是事後之明，統整既有成果容易，但是否有預測效果則有待商榷。如果再拉出時間縱深，我們也會發現這類線性的產學發展論述並非鐵板一塊，而是隨政策環境調整修正，再增添想像來規劃願景。比方說，二〇一六年的生技藍圖將目標放在「做出自己的新藥」，納入智慧財產權與產業效益考慮，強化「產業價值鏈的中游研發」，確立產品導向的發展方向。但數年下來，雖然COVID-19催出國家衛生研究院與國防醫學院預防醫學研究所技轉篩檢技術的成功案例，但MVC-COV1901疫苗技術來自美國國家衛生院，自主研發UB-612疫苗的聯亞公司則一波三折，顯示這個藍圖還有可修正之處。但此時政府已經開展「疫後新戰略」，宣示競逐精準與數位醫療的新藍海了。

拉回到全球視野，對醫藥這樣具有大科學（big science）構造與國際格局，既先進又貼近日常生活的民生科技，除了像「裁判、球證、旁證都是你的人」這類的感嘆，將其視爲洪水猛獸般的神鬼科技外，還有什麼更好的取向與角度來面對與理解？對此，任教加拿大皇后大學的ＳＴＳ學者瑟吉歐・希斯蒙都（Sergio Sismondo）在二〇一八年出版的《醫藥幽靈：大藥廠如何干預醫藥知識的生產、傳播與消費》（*Ghost-Managed Medicine Big Pharma's Invisible Hands*，以下簡稱《醫藥幽靈》），正是理解製藥邏輯，深入新藥論述，聚焦開發與使用細節的有力分析。

在體會這本書的獨到處之前，我們必須先瞭解製藥產業的生態與相關批判。醫藥是不折不扣的知識經濟，或者更確切地說，是種價值導向的產業。套用藥廠愛用的說法，一個成功產品（blockbuster）海選自千千萬萬個專利成分，用超過十五年以上的時間布局篩選，設計試驗，並且獲得審查單位的許可，才有可能量產搶市。換句話說，藥品固然神奇，但藥廠才是將它們「點石成金」的魔術師。像娛樂業的簽約明星之於經紀公司一樣，新藥的價值不僅來自於原料與製程，更多是這個淬鍊過程中爲這些沒沒無聞的有效成分堆疊與發掘出來的治療功效。拔得頭籌者不但在其對應的臨床處置（例如抗血液凝固或者降血脂）獨領風騷，成就這個明星的藥廠也得以坐領銷售業績，名利雙收。

這套價值操作的前提，讓藥物在消費者與衛生發展上產生不同的形象塑造與策略。關於前者，加州大學ＳＴＳ研究中心都米教授（Joseph Dumit）對藥物市場的操作有精闢分析。在《爲藥而生：藥廠如何定義我們的健康》（*Drugs for Life: How Pharmaceutical Companies Define Our Health*, 2012）專書中，都米不直接衝撞生醫產業的虛虛實實，而聚焦大藥廠如何以直通消費者（direct-to-consumer）的管道設下鋪天蓋地的疾病與風險論述，讓消費者不得不信靠藥物來爲自己加值。都米認爲健康與疾病均非絕對。它們隨新藥開發與市場擺弄，炮製出「過剩」（surplus）而不可及的健康理想，召喚用藥者以各種方式對號入座。

藥物在全球衛生上也扮演重要角色。早在一九七〇年代世界衛生組織宣示「全球健康」（health for all）願景時，便有以基本藥物（essential drugs）健全基層醫療之議。而對於開發中國家而言，當局如何以有限資源提升醫療水準，並兼顧國民健康需求，成爲一道兩難的課題。對此，芝加哥大學科學人類學教授拉展（Kaushik Sunder Rajan）的專書《藥民主：全球生醫下的價值、政治與知識》（*Pharmocracy: Value, Politics, and Knowledge in Global Biomedicine*, 2017）以製藥大國印度爲例，分析它在全球生醫（如國際醫藥規制協合會〔ＩＣＨ〕與世界貿易組織〔ＷＴＯ〕）下的政治經濟，稱之爲「藥民主」（pharmocracy）。拉展掌握新藥的試驗本質，以後殖民價值（postcolonial values）與衛生問責（health accountability）貫穿分析，指出印度製藥業（例如大廠西普拉〔Cipla〕）透過加入全球製藥開發而成長，仰賴當局對智財權的不作爲或法規見解而茁壯，但這樣「雙贏」狀況下犧牲的是在臨床試驗中喪失生命，或者無力購買先進藥物的國民。

這是呼應社會運動者與哲學家皮納雷（Philippe Pignarre）與思瑱格（Isabelle Stengers）分析「神鬼資本主義」（capitalist sorcery），對藥物與社會的民族誌分析。在商言商，大藥廠有故弄玄虛的健康建議，有正經八百的發展論述，打造出類似《駭客任務》系列電影（*Matrix*, 1999-2022）的藥物帝國。有趣的是，能跟這些論述抗衡的往往不是「藥廠黑幕」式的泛泛爆料或「你可以不吃藥」之類的養生教導，而是學名藥的競爭或內部吹哨者的指控。對此，讀過《便宜沒好藥？一段學名藥和當代醫療的糾葛》（左岸，2018）與《謊言之瓶：學名藥奇蹟背後，全球製藥產業鏈興起的內幕、利益與真相》（臉譜，2021）兩本書導讀的讀者應該不陌生。而從品牌價值的角度看，既然新藥的可貴大多得自藥廠的試驗與法規單位的背書，能挑戰這些產品的自然不是無藥可選的消費者，而是有國家做靠山的學名藥與無視法規的山寨品產業。

順著都米與拉展的研究，我們才能定位《醫藥幽靈》的戰鬥位置——它直搗神鬼生醫的核心，探入藥物的生產網絡，追蹤它從實驗室到臨床（bench to bedside），成爲現代人的健康必需品。在生醫界，這套統稱爲「轉譯醫學」（translational medicine）的流程以臨床試驗爲參考坐標，催動產學互動，爲藥品疊加價值，但少有人文學者跨過領域門檻，理解這些操作後面的商業考慮。希斯蒙都就是這樣的挑戰者。如果轉譯醫學是莫測高深的知識城堡，他提倡的便是聚焦現場，一磚一瓦找出藥廠自圓其說的線索。

希斯蒙都的知識「考古」其來有自。他大學與碩士主修數學與哲學，特別是科學實在論（scientific realism）。之後他轉入科技與社會研究，在康乃爾大學以科學知識的社會學（sociology of scientific knowledge）取得博士。希斯蒙都善解知識建構取向的ＳＴＳ研究，反映在第一本專書《無迷思之科學：論建構、實在與社會知識》（*Science Without Myth: On Constructions, Reality, and Social Knowledge*, 1996）、替《脈絡中的科學》期刊（*Science in Context*）客座主編的「模型與模擬實作」（Practices of Modeling and Simulation）專輯（1999）、與物理學家卡斯提（Boris Castel）合著的《科學的藝術》（*The Art of Science*, 2003），以及在其撰寫的《科學與技術研究導論》（2003，中譯本於 2007 年出版）上。他也在陳瑞麟教授策畫下，與臺灣的科學哲學家於《科技、醫療與社會》發表「實在論與科技與社會」論壇單元（一九期，2014），並在其擔任主編的科技與社會研究旗艦期刊《科學社會研究》（*Social Studies of Science*）上帶起「後眞實」（post-truth）的論辯。其中他以科學知識社會學的洞見切入政策的知識基底，反省ＳＴＳ的歷史，是近年學界最重要的討論之一。

希斯蒙都對製藥產業的關注起自他受命爲《科學社會研究》主編的「藥物研究與行銷的交會」（Intersections of Pharmaceutical Research and Marketing）專輯（第三十四卷第二期，2004）。該專輯網羅當時藥物與社會研究的俊彥，如珍妮佛・費許曼（Jennifer R. Fishman）、安德魯・雷考夫（Andrew Lakoff）、傑瑞米・葛林（Jeremy A. Greene，《便宜沒好藥？》作者），與精神科教授大衛・希利（David Healy）等，希斯蒙都也在此發表〈藥物操演〉（"Pharmaceutical Maneuvers"）一文，種下日後與葛林編纂《藥物研究讀本》（*Pharmaceutical Studies Reader*, 2015）與這本《醫藥幽靈》的契機。

這樣的訓練背景與機緣，塑造希斯蒙都既不附和生醫專家，也不全然否定其價值，秉持本格科學知識社會學的立場。如當年《科學社會研究》主編林區（Michael Lynch）在專輯前言指出的，在這些研究中「幽靈寫作」（ghost writing）的實作值得關注：它的「正常化」會對「作者職分、學術研究與出版、科學社群，與學術編輯等概念產生根本性的影響」。雖然林區認爲幽靈寫作是後結構概念在眞實世界的展現，但希斯蒙都並不以看破神鬼生醫的虛妄自滿。他不執著科技是否註定「發現眞理」，也不因爲研究有企業贊助便對其產出的眞僞妄加評斷。作爲務實的實在論者，他在意於藥物這個以價值導向的行當，這些作爲「擬物」（quasi-object）的研究從執行到投稿出版，如何配合新藥上市，成爲叩關審查單位，召喚醫療專業的知識註腳。

於是，從幽靈寫作出發，希斯蒙都以藥物研究爲田野，推展出「幽靈管理」（ghost management）的分析路數。藥物當然需要科學根據，但光研究並不保證它們可以順利上市。若無經營鋪排，設定研究目標，讓成果適時出現，也不足以說服法規單位，流入臨床現場。這是量產科學的知識規則。如科法學者比亞喬利（Mario Biagioli）指出的，當論文的重要性不再直觀，而需要引用索引（science citation index）才能評比時，研究變得平庸而破碎。這些論文大多數時候無須造假，因爲太危險，也沒必要。而它們也不見得需要讀者。只要能在高影響的期刊上發表，它們就能兌換成求職升等的業績（對此論點，請參考拙著〈量產科學與吃到飽科普〉，《科學發展》五三一期）。從這個角度看，生醫走向幽靈管理（ghost-managed medicine）也就不意外。藥物需要轉譯來創造市場，而藥廠便是穿針引線，串接研究與量產，媒合審查與應用的幕後推手。

以下簡單介紹《醫藥幽靈》。用相當篇幅介紹論點與交代材料後，本書的第一章以一九九五年核准上市，但旋即遭誤用濫用，數度轉手，當局無法收拾，但又核准它進階版的鴉片類藥物「奧施康定」（OxyContin）為例，印證生醫製藥號稱層層把關，但卻不斷出現無人負責，無力管控的窘境。接續的第二章到第七章是「考古手冊」。作者順著藥物資訊及知識形成與散布路徑，從藥物研究的撰寫（第二與第三章）、論文發表（第四章）、推廣（第五章與第六章）與使用（第七章），分析神鬼生醫的緣起與蔓延。這是知識的政治經濟學。其中，受益於近來疫苗爭議引發的討論，不少人對臨床試驗的術語，如「隨機對照試驗」（randomized controlled trial）不再陌生。但本書還介紹許多新藥開發的場合，如藥物資訊協會（Drug Information Association，第二章）、繼續醫學教育（continuing medical education，第五章），甚至是食品藥物管理局的聽證會（第七章）等。這些在社會、業界與專業的既有平台，讓新藥資訊滲入醫療工作者，洗腦其成為其臨床常規。

與此同時，如果從行動者網路（actor network theory）的觀點讀《醫藥幽靈》，會發現生醫知識有如製造中的眞理，愈滾愈強，而藥物也似乎按照開發的腳本，愈走愈順。但這本書沒有複製《巴斯德的實驗室：細菌的戰爭與和平》（*Pasteur: Guerre et Paix des Microbes*，中譯本於二〇一六年出版），讓藥廠成為長袖善舞的英雄巴斯德（Louis Pasteur）。如果製藥產業有所謂的「無形之手」（invisible hand），那也不同於經濟學家亞當・斯密（Adam Smith）所描繪的單一力量，而是透過知識生產過程推擠互動，成就藥物與社會共業的眾多行動者，包括打理臨床試驗的受託研究機構（contract research organizations，第二章）、統整論述的發表規劃師（publication planners，第三章）、為論述學術加值的期刊與出版社（第四章）、帶知識風向的醫界意見領袖（key opinion leader，第五章）、開立藥物的臨床專業人員（第六章），與爭取用藥的病友倡議組織（patient advocacy organizations，第七章）等。對此生態，希斯蒙都提出「裝配行銷」（assemblage marketing）的概念，指出藥廠「將不同的團體、實體和代理人湊在一起，打造出一支支運作良好、因結盟而更強大有力的分隊」，並且「開創、宣示並堅守住自己的各種戰略位置」。藉由這樣的「管理之手」，藥廠方能開創攸關生命與生存的市場藍海。

而揭開生醫製藥的神鬼面紗後，《醫藥幽靈》終需面對皮納雷與思墳格提出的挑戰：如何擺脫神鬼資本主義「地獄另類」（infernal alternatives）的擺布？雖然在生活型態病的時代，這些號稱「明星」的藥物多數如同素人，既不獨特，功效也不突出，不靠包裝與造勢不能勝出。但它們終究可以救人，有總比沒有好。對此困境，希斯蒙都在結論回到知識建構的立場，以「藥毒一體的幽魂」加以評估。他引用希臘語「**pharmakon**」（藥毒一體）的概念，認爲即使藥廠能隻手遮天，不斷撐開市場，但藥物本身便有風險，獲益不會無限增加。而相較藥界的動態平衡，人爲的掙脫方式不外乎病人覺醒、資訊品質的確保、增進透明度、限制藥廠行爲、裁罰非法行爲及其損害、促進醫界從藥廠獨立、以及斷開藥廠的一條龍鎖鍊等作爲。他自承這些方案並不新奇，也有部分重疊，但多少「限縮藥廠對醫療判斷的影響力道」。這也呼應ＳＴＳ學者對於科技社會的務實改革：時時反省，就地改變。畢竟像「駭客任務」一樣用全面改版，同歸於盡的方式達成革命，似乎不太實際。

《醫藥幽靈》的主要讀者是醫藥專業者，希望他們從神鬼生醫的全貌中體察自己。但對非生醫的朋友來說，《醫藥幽靈》也有所啓示。當堅不可摧的論文竟是搭配產品的造勢文宣，研究與利益亦步亦趨時，我們看到《醫藥幽靈》的反省力道——它質疑所有以追求眞理爲名，操弄知識的生產體制。因此不光生醫製藥，只要市場夠大，產品有利可圖，任何產業都難逃「無形之手」的掌控。這正是希斯蒙都目前的研究計畫「認識論崩壞」（epistemic corruption）的主題。只要關心近年臺灣的高教發展，不難看到在光鮮亮麗的卓越論述下知識墮落的前兆。不管是代客整理學習歷程的輔導機構、學位論文的代筆企業、從構想到發表一手包辦的寫作公司、撰寫各項高教補助計畫的外包團隊，到研究大學排名，擺弄數字的策略辦公室等。個人或可以守住「不造假」的低標而自豪，卻對陷入無意義的國際化競爭，淪爲知識產業的操弄對象無知無感，是高教空洞化的開端。對此「眞理危機」（modern fact in crisis），希斯蒙都以哲學家的高度呼籲平心靜氣，在知識現場就地改革，邀請行動者參與但不求立即全盤否定，是穩健的做法。

最後談《醫藥幽靈》的中譯本源起。自從預備接任科技部（即將改制爲國家科學技術委員會）所支持《東亞科技與社會國際期刊》（*East Asian Science, Technology and Society: an International Journal, EASTS*）的主編起，我不時與當時擔任《科學社會研究》主編的希斯蒙都請益，而科學的社會研究學會（Society for Social Studies of Science，簡稱４Ｓ）年會也成爲我們交換心得、把酒論學的場合。二〇一八年４Ｓ年會在雪梨舉行，《東亞科技與社會國際期刊》獲得大會基礎建設獎（Infrastructure）與動手實踐獎（Making and Doing）兩座獎項，爲打造出有學有術的東亞ＳＴＳ給予肯定。但我印象深刻的卻是希斯蒙都介紹「奧施康定」案例的身影，與書展一角，不起眼的「Mattering Press」出版社攤位。他這樣解釋：《醫藥幽靈》原可交給知名的大學出版社出版，宣傳也不會如此吃力。但為了呼應STS的實踐精神，他認為透過理念接近的Mattering Press，以開放近用的方式出版，方能彰顯批評生醫體制時自身的立場與策略。作為學術的同行與同道，我佩服他身體力行的態度，允諾將此書介紹給中文世界，也介紹研究臨床試驗與社會的王業翰醫師加入，三人舉杯共祝出版順利，是當年最值得回味的風景。

也是在這個機緣下，我成為《醫藥幽靈》中譯本的始作俑者與收尾的導讀者。雖然本書翻譯早在二〇一九年便啓動，我也將此書納入教材，在一些場合分享部分內容，但一直找不到切入在地學術的出版方式。二〇二〇年 COVID-19 肆虐至今，臺灣雖無重大本土疫情，但無時不受國際影響，人人以專家自居，科技新知與聳動謠言共舞，讓我感受《醫藥幽靈》的時代性與必要性，翻譯與出版也就順此開展。感謝號召「翻譯功德院」的王業翰醫師，與一群跨域學友，包括教學相長的陳禹安、陳柏勳與廖偉翔醫師，在《便宜沒好藥？》有合作之誼的林士堯醫師，與熱血相助的張雅億女士。雖然希斯蒙都慷慨授權《醫藥幽靈》的中文版權，還惠賜中文版序言，但畢竟製作需要成本。對此，我除了感佩翻譯者用心的

「功德翻譯」外，更要對原交大出版社（現陽明交大出版社）程惠芳主編逆勢承接業務，並與同仁展現的職人精神致上敬意。在頂尖大學競相迎合產業與市場，忽略教育爲百年樹人大計之際，出版團隊以學術制高點引介本書，是落實大學社會責任的最佳註腳。

藥物有價，知識也是。期待這篇導讀能爲本書產生加值作用，幫助大家在欣賞希斯蒙都解構神鬼生醫之餘，也能看見作者的獨特立場與手法。而對於崇尚空談奇想，輕賤資訊核實的臺灣，我也希望《醫藥幽靈》能在醫藥科技議題上發揮加值功效，爲兼容並蓄，貼近社會現實的政策討論提供知識的深度。

（作者為國立陽明交通大學科技與社會研究所教授、EASTS 期刊主編）

譯序

觀看醫學發展前緣的反思

王業翰

緣起

在踏入科技與社會研究（ＳＴＳ）的領域之前，我的醫療專業是少爲人知的解剖病理——不與病人接觸、不開藥、不手術、隱身在顯微鏡後的診斷專科。這樣介於基礎研究與臨床醫學之間的專科，雖然有特定的學術地位，但在醫院裡算是某程度上的冷衙門，過去常被藏在陰冷的地下樓層，甚至在太平間隔壁（我們的專業本就涵蓋大體病理解剖，辦公室鄰近太平間也算是醫院的「專業」安排）。除了運送檢體的班長，走進病理科的外人通常不多，更遑論藥廠的業務代表。然而在我當住院醫師的時代，狀況開始有了轉變。先是在每天討論診斷的晨會上，越來越常聽到醫師提出「應該要加做某個檢驗，如果是某種結果，現在有藥可以用」。也逐漸有藥廠願意贊助病理主題的演講，講題通常都與新的診斷流程有關——怎樣的標準流程與哪些檢查可以幫助我們作出更正確的診斷。當然，正確的診斷有助於病人的治療，特別是在有明確的上市藥物可以使用之時。

儘管如此，就一個診斷專科而言，這種因藥物所驅動的專業實作進展，還是顯得有些突兀。病理診斷的專業貢獻在於疾病診斷：發現新疾病、找到不同疾病的關鍵差異。這在傳統上往往是純然學術的，甚至在演講會場，也不時會聽到「分出A腫瘤與B腫瘤在臨床治療上沒什麼差別，只是爲了學術興趣」一類的講法。但在精準醫療時代（當時還叫作個人化醫療），在傳統的病理診斷範疇內開始主動或被動地導入更多的檢驗，主要都是爲了找出那些「有新藥可用」的腫瘤。這固然回應了臨床上對病人治療的需求，但那些遲遲找不到藥物可用的腫瘤呢？誰又能推進這些疾病的研究與藥物開發？就算不管新藥高昂的費用，這番診斷資源配置是不是也加深了醫療體系內健康不平等的問題？

這些疑問讓我踏入ＳＴＳ的領域，想知道那些讓醫師與病人都目眩神馳的先進醫藥發展是怎麼開始的？推動前進的力量從何而來？又有哪些人在背後默默使力？《醫藥幽靈：大藥廠如何干預醫療知識的生產、傳播與消費》這本書無疑提出了具相當啓發性的解釋。

本書作者希斯蒙都教授對藥廠與藥物知識的研究予我非常深刻的啓發，他曾於二〇一三年訪臺，當年的幾場學術演講，談的便是本書最核心的幾個章節與觀點：幽靈寫作與論文發表規劃。彼時我還沒踏入這個領域，自然沒有相關資訊，是事後透過網路上的內容紀錄才認識這些研究與理論（感謝公醫時代與廖偉翔醫師紀錄了那場在成大的演講，這些筆記至今在網路上仍然找得到）。由於我的碩士論文研究主題是在探討藥物開發對臨床實作準則帶來的影響，因此與這些研究理論有了交集與對話的可能。

二〇一六年的暑假，我第一次跟希斯蒙都教授碰面。那年我申請到威斯康辛大學麥迪遜分校首次舉辦的科技與社會研究暑期班。那次偏學術推廣性質的課程活動，雖然只有短短一週，卻聚集了好幾位ＳＴＳ領域的著名學者，希斯蒙都教授就是其中之一。由於指導教授郭文華老師與他相熟，早在我出發之前就先向他打了招呼，第一天走去歡迎酒會的路上，我們很自然地就藥物ＳＴＳ研究的衆多可能聊了起來。儘管我們的切入觀點不太一樣（很自然地，我的批判性比他少了些），但我們都認爲藥物像是一面稜鏡，能夠折射出種種不同的醫療社會與文化意涵。

那次活動之後，我們每年都會在科技與社會研究的４Ｓ年會碰面小聊一下。二〇一七年在波士頓，我邀請他來參加東亞 *EASTS* 期刊的餐會。那幾年文華老師擔任主編，每年只要我們師生一同參加４Ｓ年會，這個由臺灣主辦的餐會就是重點工作之一，也是國內外各方學者相聚的好時機。那天希斯蒙都教授和其他幾位學者比較晚才到場，餐廳已經進入酒吧的營業時段，依法沒有證件的外國人不能進入（他是加拿大人），於是我們幾個人就在變成酒吧的餐廳門口，頂著波士頓夜晚的寒風暢談。那時談到他正在寫這本書，但因爲工作忙碌，所以也只能慢慢地寫，沒想到隔年在雪梨的４Ｓ年會就拿到這本熱騰騰出版的新書了。

由於國內的藥物ＳＴＳ研究專書並不算多，文華老師一直思考也希望本書有機會在臺灣出版中譯本，但因爲本書出於知識普及考量，在電子書的發行與版權上有些特殊的安排，使得一般的商業出版面臨困難。幾經討論並取得希斯蒙都教授的授權後，我們決定先行把本書譯出，再找尋出版機會。

理解本書的兩個脈絡：法規市場與實證醫學

新藥物的發現在現代醫學的發展中占據極重要的地位，從盤尼西林開始，一個個突破性的新藥賦予臨床醫師扭轉病人病況與命運的神力。然而隨著醫藥科技的快速進步，醫學從過去單純針對「病人」的疾病醫治大步邁出，踏足了「健康人」的生活保養，不斷追求養生、長壽、防病於未然。光是更健康還不夠，還要更高、更瘦、更美、更帥、更聰明……。這個被醫療社會學家稱作「醫療化」（medicalization）的過程，使得藥物的服用者從病人擴展至健康人。藥物的角色在這當中逐漸轉變、延伸、膨脹，從治療疾病到控制各種生理上的風險數值，從有病治病到沒病強身。打開藥罐的動作成爲生活日常，仰口吞服後開始身心舒暢的一天。藥物不只回應了人類追求健康的渴望，同時也帶來了龐大的商機，打造了繁盛的醫藥產業，跨國藥廠挾其巨大的資源與全球影響力，神不知鬼不覺地推動醫學前進的腳步。

藥廠與臨床醫療的關係一直是敏感而尷尬的問題——節節攀升的藥價、針對醫師或病人（某些國家允許）的藥品廣告、提供給醫學會與醫師的贊助、與保險機構檯面下的價格協商、對研究或臨床試驗的介入等等，在在都可能引發倫理道德的爭議與辯論。只要檢視藥廠在這之中的商業角色，沒有不存在利益衝突的。因此有許多學者嘗試對藥廠在現代醫學中的角色提出批判或是懇切的呼籲，試圖排除這些商業利益對醫療可能造成的潛在道德危機，然而其中多數的論點在實務上的迴響卻極其微弱。現實世界中，藥廠追逐利益的各種手段從不可能被完全禁絕，某個程度上來講，也不宜被禁絕，因爲所有人（至少包括了醫師、病人、與政府）都同意新藥研發在醫學發展中的重要性，尤其是那些至今仍然棘手的不治與難治之症——醫師需要新武器，病人需要新希望，政府需要經濟與醫療水準的提升。資本主義的社會裡，沒有人相信在缺乏市場利益的驅動下，醫藥仍能基於公益性質快速而有效率地進步。因此一方面從藥廠提供的各種藥物與服務中獲益，另一方面也不阻礙藥廠的獲利，容許一定程度的行銷手段，成爲現實世界中必須妥協的現況。

既然倫理上的灰色空間難以避免，法規監管就成了約束藥廠商業行爲的底線。臨床試驗應該怎麼做？可以宣稱藥物療效到什麼程度？對醫師與學會的贊助可以如何進行？以目前來說，各先進國家大多已發展出相應的種種規範與準則，各跨國藥廠都達到一定程度的遵法性，顯而易見的舞弊或賄賂等非法行爲雖難說完全不會發生，但已非常態。這顯示出醫藥市場的一大特點：法規遵循。綿密的法規管制使得藥物的行銷有別於一般商品——什麼樣的藥品可以上市？法律允許的行銷文案與手法爲何？可以在什麼通路經銷販售？都有法律的明文規範，這些規範形塑了藥廠的行銷模式，使得不同的藥廠採用了類似的手段彼此競爭——以科學數據來支持藥物的行銷。

這種以科學爲名的行銷手法之所以有效，與實證醫學（evidence-based medicine）的興起並成爲醫學主流脫不了關係。在實證醫學的架構下，各種醫學論文依其研究性質與實驗設計，可區分成不同高低程度的科學證據力。過去帶有權威性的專家意見落居最低層級，端坐在最高實證寶座的則是隨機分派的雙盲對照試驗，醫師據此在心中自有一把尺，用以評斷各方言論虛實。藥廠的行銷若要能言有所本打入人心，自然得拿出研究數據與文獻。多數醫師不認爲一般常見的行銷手法適用於醫藥市場，各種文宣小物、精美包裝、誘人文案、價格競爭常無用武之地，更難以影響醫師的處方開立。選擇藥物雖然難免有個別考量（如使用經驗、保險給付等），但基本準則仍是按科學數據判斷行醫，方能避免各種不當的利益衝突與道德危機。故唯有拿出貨眞價實的知識來說服醫師，藥才開得出去，藥廠也才有利可圖。

遵循法規與實證因而成爲當代醫藥市場的重要特徵。然而，即使藥廠依據法規進行臨床試驗開發藥物，並據實以科學數據行銷給醫師，就眞的毫無疑慮，不致衍生任何惡意誤導或欺瞞的風險嗎？希斯蒙都的《醫藥幽靈》就對這個看來講究科學證據、又受監管的醫藥市場做出了重要的提醒。

藥物知識的政治經濟學

與衆多批判藥廠的書籍不同，本書關注的是醫藥知識的政治經濟學（political economy of knowledge），也就是把知識視爲一種具象的物品，探討其生產、流動與消費的背景與細節。既然行銷藥物靠的是實證醫學架構下的知識，那麼重點就不在於藥物本身的成本、定價或品質好壞，而是這些與藥物緊密相連的知識——什麼疾病或症狀適合用這個藥？爲什麼需要用這個藥？跟其他同類藥相比，用這個藥的好處爲何？透過發掘能夠回答這些問題的知識，藥廠業務在面對醫師時才言之有物，取信於醫師後，藥也才賣得動。故在這個重視法規、強調實證的市場架構下，我們應該關注藥物的知識是基於什麼理由，又是經過怎樣的過程被生產出來的？這些知識又是如何被代理、經銷、配送到消費者（醫師）的面前？而這些知識的消費者又是怎樣被打動、進而買單的？

經過數年的研究與調查，本書以「幽靈管理」來描繪藥廠對知識生產、散布與說服醫界過程中在檯面上下的介入手段。經此合法也合於科學的運作模式，藥廠得以相當程度地操弄醫師接收到的資訊，使種種利於其行銷的醫藥新知成爲繼續教育的重點，醫師往往在不知不覺間便受到洗腦式的資訊轟炸，到達其「裝配行銷」的目的。這並非暗指醫師缺乏判斷力，易受到藥廠愚弄；也不是貶責藥廠散布僞科學或假知識。正因爲幽靈管理的過程中往往產出的是眞科學、傳遞的也是眞知識，使得醫師更容易接受藥廠的暗示，傾向以更爲先進新穎的藥物來治療病人，然而這樣的選擇卻未必能使患者的整體獲益大於藥廠的商業獲利。更進一步來說，這種由藥廠推動並塑造的政治經濟結構，也未必能使現代醫學朝向最能促進整體人類健康的方向發展，因而値得我們更爲謹愼警醒地看待這種現象。

從知識生產最初的源頭開始，作者揭露了藥廠對藥物研究論文提供幽靈寫作與發表規劃的介入模式。爲了製造有利於販售藥品的知識背景，藥廠發起或贊助了許多大大小小的研究，這些研究在發表爲學術論文後爲藥品的行銷增添柴火，帶來動力。爲了讓這個過程有效率、並達到最大的行銷目的，藥廠會委託發表規劃師管理專案的研究與發表進度，並雇用幽靈作者主動撰寫論文。一方面掌握研究主題並確保結果詮釋合於藥廠利益，另一方面則以此與醫界關鍵意見領袖打好關係。這樣的操作手法顯然違背一般研究者信奉的學術倫理，作者坦率而直白的陳述，想必也讓許多清白正直的醫師感到冒犯。但我會建議，不必爭論這種情況究竟是少數個案還是普遍通例，而是要覺察體悟到現代的醫學研究主題，極度容易與藥廠瀰漫四溢的商業利益搭上邊。藥廠當然不可能主導世界上的每個研究、捉刀撰寫每篇論文，如一類稱作「研究者自發型試驗」就是由研究者獨立發想、申請贊助、執行完成後發表論文的。雖然這樣的研究反應了純粹源於醫學專業的學術興趣，但我們同樣可以想像藥廠爲何會願意贊助這樣的試驗？爲何藥廠審查完提案後，決定贊助這些研究而非其他？預算大小、與試驗主持人的關係等自然都會是決策時的考量重點，當某些試驗更有利於商業利益時，藥廠會更願意提供贊助。當然這些研究成果大都對病患有利，而且出發點也都是基於追求病患的利益。然而需要謹慎提防的是，當病患利益與藥廠利益出現可能衝突時，這樣的體制是否還能及時有效地產出知識，並讓這些科學事實公告周知。

講到醫藥知識的流通，期刊論文發表與醫學繼續教育無疑是醫師獲得新知的主要管道。藥廠透過發表規劃，除了能儘快讓於己有利的研究成果以最好的方式（通常是世界級的醫學會、或重要的期刊）面世並廣爲流傳外，同樣也能委婉地壓制不利於己的消息快速散播。雖然在資訊快速流動的現代，失敗的臨床試驗幾乎也是在第一時間就會在專業社群間快速流傳，但絕不會有任何一位藥廠業務主動跟醫師討論或提醒：「對，我們那個試驗失敗了，建議您暫時不要對病患使用此藥。」更多的時候反而是澄清與消毒。要能正確合宜地解讀科學文獻，促使有利行銷的知識流通，藥廠就需要動用關鍵意見領袖的影響力。

本書花了相當篇幅來描繪善用關鍵意見領袖在醫藥行銷中的重要性與影響力，這些直言不諱的陳述恐怕比對幽靈作者代筆的部分更加令醫師們感到不悅。畢竟能夠被邀請擔任掛名作者的醫師與研究者僅是少數，但接受過藥廠邀約擔任演講者的醫師可就不少，包括我在內的所有醫師恐怕都無法認同自己精心準備的內容只是藥廠行銷的工具，多數講者爲了自己的專業名聲也都會努力平衡內容，避免學術演講淪爲商業宣傳。儘管如此，從知識的政治經濟學角度出發，仍然無法抹滅藥廠舉辦或贊助的醫學演講最終仍將導向其商業利益。議題設定是一種權力的展現，在政治上，有錢有權設定議題的一方，才能充分掌握話語權，進而主導輿論走向。由這樣的觀點來看藥廠贊助的演講，所有受邀醫師的發揮空間都被會議主軸所框限，也從來不會有人舉辦以少用藥或不用藥就能有效治療病患爲主題的講座。如果這樣的舉例太過極端，也可以回想一下，當某個藥過了專利期，或是該公司有了取代自家老藥的新產品時，這些老藥在醫學講座中是否就如被打入冷宮般，鮮少有相關的講題？在主辦方定下會議主題的那一刻起，就算所有醫師的講稿都是自己準備的，就算都以最公正客觀的角度來論述相關的醫藥新知，這些活動本身也在提供繼續教育的同時，無可避免地打造並推進了一個更適於用藥、更善於用藥的醫療市場。

除了對於研究發表的規劃介入與善用關鍵意見領袖達到宣傳效果外，本書也在其他章節分別討論了藥廠從業人員與相關組織在裝配行銷中扮演的角色。從業務代表到服藥配合度專家，從期刊編輯到病友權益倡議組織，藥廠或明或暗地主動拉攏結盟，他們多數如同研究者和醫師一樣，不是爲了藥廠的商業利益而戰（業務代表除外），而是基於各自的理由，歸順在藥廠的無形之手下，目標方向一致地推動了現代醫療的進步，往使用更多藥物的未來前進。

反例：商業與病患利益必然衝突嗎？

由於搭配「幽靈管理」的書寫意象，本書採用了諸多鬼魅妖邪的名稱來比擬參與「裝配行銷」中的各方行動者，使得本書看似與過去諸多關於藥廠的論著類似，都是在批判藥廠從人類病痛中冷血地抽取不成比例的獲利。但本書的關注焦點其實並非藥廠獲利多寡，而是藥物知識，以及生產並傳播知識的政治經濟學體制。藥廠伸出的無形之手打破了一般人認知的「科學中立、知識公正」印象，形成一種由藥廠利益所引導的政經體制，這才是本書向讀者示警並判批的。

然而，私利導引的政經體制之所以值得批判，源於藥廠的商業利益與病患利益必然相衝突的基本假設。如此一來，藥廠追求商業利益才是不道德的、才是有損人類整體健康的。假如藥廠的商業利益全然基於病人福祉，那麼除了藥價問題外，也就無從批判了，甚至反而應該嘉勉藥廠對推動醫學進步的付出。因此，雖然本書的最後一章提出了諸多對藥廠行銷知識入腦入心的抵抗方案，但考量藥物開發潛在的益處，我卻傾向以更爲中立（但警醒）的態度看待現今醫藥知識的政治經濟學體制，本書中也同樣同意部分極度激進試圖完全排除藥廠介入當代醫療的管制措施並不大可行。

政經體制從不完美，我們一方面要對其缺陷小心提防，盡可能導正方向，避免滋生更爲嚴重的弊端；但另一方面，既存的體制自然有其優勢，才能爲多數人所接受默許。當藥廠的商業利益等同病患利益時，現代藥廠裝配行銷的套路確實能有效率地幫助病人快速得到新藥的醫治。在本書描寫下顯得負面的各方行動者與知識的行銷方式，曾經也確實挽救了一個改變千萬人命運的新藥。

這個沒被藥廠裝配行銷放棄的藥物叫作「艾瑞莎」（IRESSA），是阿斯特捷利康藥廠（AstraZeneca）開發的肺癌標靶藥物。當年曾經因爲臨床試驗失敗，差點無法通過美國食藥署召開的審查公聽會，最後一刻才靠著參與試驗的病人證言，說服了食藥署，取得提前核准上市的資格。不幸的是，在其上市後陸續解盲的幾個大型臨床試驗仍然屢傳失敗，終究難逃在美國下市的命運。但在東亞幾個國家，關鍵意見領袖紛紛發聲，說明他們的臨床經驗顯示艾瑞莎療效極佳，並指出是因爲種族差異才在用藥效果上造成截然不同的結果，也保住了此藥在東亞多國的上市許可。數年後才在臨床試驗中發現艾瑞莎的療效與關鍵基因突變有關，使得此藥得以重返榮耀，回到全球市場，並進一步推動肺癌診斷與治療的重大變革。

舉這個例子並非想指稱當年爲艾瑞莎發聲的病人或是醫師都是經由藥廠動員而來的護航大隊，也不是想淡化藥廠基於自身利益對知識的種種操弄所引致的潛在道德風險。透過這個例子，我想強調的是醫藥研發中存在諸多未知，在一切科學證據塵埃落定前，即便是全然中立的專家，對於眼前各種實證的詮釋也未必能完全正確，因此並非經由裝配行銷的知識就一定有偏誤；也不是所有在日後證明爲眞的知識都不應歸功於藥廠，一味把藥廠視爲當代醫學的黑幕反而未必有助於理解本書提出的理論架構。極端一點來講，藥廠操弄裝配行銷時至少用的是經過科學驗證的眞知識，而臺灣有多少健康食品與生技產業是採用根本經不起科學驗證的話術行銷？由艾瑞莎的例子也可以知道，臨床試驗在當下的成功或失敗也未必是判斷藥物知識眞僞的必然標準，以這類成功或失敗的藥物案例來贊同或反駁本書理論，反而是對知識的政治經濟學的一種誤讀，也低估了本書在思考當代醫藥科學發展上的價值。

傳統的政治經濟學是巨觀的理論架構，儘管本書在探討知識的政治經濟學時並沒有強調其在當代醫學發展中的結構性影響，這也不是科技與社會研究切入問題的慣常方式。然而考量到跨國藥廠的龐大經濟資本以及影響力，當裝配行銷成為建構在法規與實證醫學上的普遍現象時，仍然足以形成一股巨大的結構化力量，推動現代醫學往一個與藥廠商業利益相合的方向前進。在這樣的結構性推力下，討論個別藥物是否真的為病患帶來實質效益是沒有意義的，重點在於我們是否認同未來醫學的發展應該交由藥廠來驅動？完善而成功的醫療是否就等於新開發出來的仙丹妙藥？如果上述問題的答案是否定的，或至少是遲疑的；如果我們看見某些疾病因治療無利可圖，導致研究資源的匱乏；或是我們因為同類熱門藥物一窩蜂的開發而感到迷惘不安，那就是本書最重要的提醒：追求商業利益的知識政治經濟體制，必然忽略無利可圖的病痛，雖然要扭轉這樣的體制不太容易，我們還是應該時刻警惕這樣的盲點，並嘗試用更多的努力（不論是研究者的自覺、還是鼓吹公部門的資源投注）把醫藥知識的發展拉回正軌。

致謝

本書的翻譯要歸功於幾位有ＳＴＳ研究背景或經驗、和我相熟也興趣相近的朋友們齊心協助，分別是林士堯醫師、陳柏勳醫師、陳禹安醫師和廖偉翔醫師。我們每人視各自的時間分配一至兩章，非常感謝他們願意在百忙之中撥冗相助，這本中譯本才能在大家分工合作下完成。另外也要感謝協助我統整中譯本行文風格的專業譯者張雅億女士，她算是本書的第一位非醫療專業讀者，幫我們軟化了非常多生硬的專業用詞與學術語句，大大提升本書對於一般讀者的可讀性。

這個可說是學術公益性質的翻譯計畫，因爲我個人的忙碌與懶散不知不覺間拖了幾年。在COVID-19疫情之下，未能注意到時間如此飛逝，想來對作者希斯蒙都教授與諸位譯者都相當不好意思。這本中譯本現在能順利完成並出版，主要還是要感謝郭文華教授以及陽明交通大學出版社程惠芳執行主編和陳建安編輯的督促與協助，在此致上我最誠摯的感謝。

在COVID-19疫情改變全世界的同時，臺灣也經歷了數場從公衛與醫學出發的論辯，從防疫政策到緊急授權，從檢驗方法、結果判讀、到疫苗的保護力，各方論點不一而足。姑且不論這些公共辯論本身的品質究竟對臺灣社會是好是壞，但經過這樣一次大規模的公衛醫學知識啓蒙，臺灣民衆普遍對於相關的科學知識有更深的認識與了解，甚至能提出相當專業的見解，這是民主社會中很正面的現象。然而比較可惜或說缺乏的是，對於科學知識本身的挑戰與質疑（扣除政治意識形態本身的誅心論不算），臺灣有些人崇尚科學的程度近乎信仰，最主要的原因我認爲是大家普遍視科學是中立的眞理，因此可以迴避各種的社會價值衝突，所以在現代社會裡賦予了科學無上中立的神格，彷彿以此切入評價，就是最正確客觀的，這點也反應在當前政治上一股崇尚「賽恩斯」與「SOP」（標準作業流程）的浪潮上。STS研究最爲重要的價值，在我看來，就是拆解這個迷思。科學證據是可以「生產」、可以「形塑」、可以「行銷」的。從不同的個人信仰與觀點出發，透過類似的科學方法，可能產出相異的結論。這並非是說其中一方是僞科學，或是有造假捏造能違背學術專業精神的劣行；正因爲這些結果都經過科學的驗證，並不一定有眞僞之分，故正好反應了科學未必是能提出唯一解的眞理，社會價值的衝突仍舊無法迴避。也正因此，我們需要更不帶偏見的仔細檢證科學知識被生產的過程與背後脈絡，調和其中的社會價值，才可能做出最恰當的公衆論述判斷。

希斯蒙都教授的這本《醫藥幽靈》，討論的雖然是藥廠對於知識生產的「上下其手」，但在這些實際操作的細節之外，更爲重要的精神在於追求科學（醫學）知識的民主化，不論是不是醫學專業的讀者，這樣的精神都是極有價值的反思，也希望讀者都能從這本書中得到啓發。

中文版序

我很高興有這個機會爲這本書的中文版撰寫一篇序言。幾年前，我在臺北和臺中演講了本書中的幾篇核心章節，非常感謝那些正面的反應與回饋。我推測當年來臺學術之旅的輾轉流傳，促成了本書今天能被陽明交通大學出版社所出版的機緣。不論如何，我都很高興我的研究、觀點與理論能被中文世界的讀者所認識。

這本書是關於藥廠如何爲了自身利益採取行動以形塑醫學的樣貌。在我的研究中，我收集了藥業人士爲藥廠工作的描述，我的研究關注了建立藥物價值的臨床試驗、醫藥科學期刊的論文發表，以及對研究者與醫師們的講演，再到業務的銷售與遊說工作。我將這些敘述放在一起，拼湊成了一幅藥廠與醫藥知識共舞的大圖像。

本書的研究是在北美與歐洲所完成，然而就最普遍的層面而言，我提出的解釋可以適用在現今所有高收益的藥品市場。雖然我論述中的某些特定元素在某些地區會更爲常見——即使在北美與歐洲也是如此；而亞洲的情況大同小異，我相信這幅寬廣的圖像也能適用於臺灣、日本或南韓的藥品市場，即使部分細節可能會有所不同。舉例來說，如果我們注意市占率，幾乎所有臺灣前幾大的藥廠都是跨國公司，也是本書主要討論的藥廠類型，而更本土的藥廠同樣也是盡可能地在採用跨國藥廠的策略。

本書關注的並非構成知識的個別元素及其合理性，而是在述寫那些形塑整個知識生產、流動與消費場域的推力。傳統而言，研究商品的生產、流動與消費主要是政治經濟學的研究領域，也因此這本書研究的是知識的政治經濟學。對許多人來說，這樣的觀點看起來相當奇怪，但我認爲這是很有價值的觀點。這本書的學術貢獻之一就是在展現這些價值。我們可以把知識當作「擬物」（quasi-object），而後便可以探究其在一個彼此競爭的複雜世界中的定位與移動。

這篇序言寫於 COVID-19 流行的一年半後。時至今日，全世界對於 COVID-19 這種病及其治療仍然有各自不同的看法。在某些情況下，我們可以發現這些觀點是由一些力量分進合擊地在推廣。舉例來說，每一個擁有優良疫苗的大藥廠都能純熟地運用媒體來標榜自家的疫苗是最有效的；著名的醫藥研究者也會發出聲明，直接或間接地支持特定的疫苗；二〇二〇年末時也能看到龍爭虎鬥的各家疫苗透過新聞稿公布臨床試驗的部分結果。而在充滿政治角力與地緣政治的環境下，爲了建立政府協調的優先權和優勢，政府也就順勢以此爲其採購決策和防疫措施進行辯護。是故，我們對於這些疫苗的信念其實是被某些有力的行動者所裝塡並推動。爲了了解這一切，我們才需要研究這種知識的政治經濟學。

根據我在本書中的說明，相較於對知識的影響與控制，對於特定醫學宣稱是否正確的問題並非重點。個別在特定醫藥議題有重要利益的藥廠有能力影響知識甚鉅，使得他們偏好的科學證據變得顯而易見。他們的能力足以形成霸權掌控我們對特定疾病、症狀、治療選擇與軌跡，以及對副作用的認知。借助其能支配的龐大資源，藥廠在醫藥知識的政治經濟學裡占有顯而易見的地位。然而藥廠對於藥物知識的供給不是爲了創造廣大人類的利益，而只是爲了增加利潤。也因此，我們可能不需要探問支持或反對特定藥物知識的證據，反而是要注意能創造並推廣知識的這個權力結構，他們把權力集中在非常少數的行動者，這樣一來，將會導致非常偏狹的關注取向。

而當一個知識體系大量地失去其誠信，也就無法再被期待能提供任何可信任的知識。我們可以稱其爲「認識論崩壞」（epistemic corruption），認識論崩壞的發生時常是因爲一個體系受到利益攏絡導致與其核心價值相抵觸所致。崩壞的體系會爲特定的利益所服務，而不再是爲了追求公共的利益（或至少是比較廣泛普世的利益）。現在已有很多證據表明藥廠的介入會腐化醫學科學。

在藥界，我們能看到一些認識論崩壞最純粹、最成功的案例。不過其實在任何領域，只要有強而有力的行動者足以影響知識的政治經濟學，就會出現類似的傾向。化學工廠能夠形塑環境毒物學，食品工廠可以影響營養學，還有石化公司也出力形塑氣候變遷的公共知識。近幾十年間，一些媒體集團和政治團體幾乎融爲一體，也改變了政治的樣貌。而在知識的政治經濟學中，無庸置疑的，政府當然也是最有力的參與者。在這所有的案例中，我們應該時常自問——爲什麼會知道我們現在所知道的。我希望這本書能鼓勵大家問自己這個問題。

我想要感謝王業翰醫師，謝謝他對於這本書的興趣以及對中文譯本的付出，還有我們曾經有過的那些對話。王醫師找了許多朋友一起協助本書的翻譯工作，他們是廖偉翔醫師、陳禹安醫師、陳柏勳醫師、林士堯醫師和張雅億女士。我也想感謝許多協助促成這本書出版的人，尤其是我的朋友郭文華教授、出版社的執行主編程惠芳女士以及編輯陳建安先生。

瑟吉歐．希斯蒙都

二〇二一年七月三十日

I 藥物行銷的權力與知識

藥廠的介入

藥物是醫療的核心。多數的醫學科學家都在研究藥物的療效與安全性；而多數從事現代科學醫療的醫師則專注於提供藥物以解決問題，大部分的病人也作如是觀：當我們走進醫師的診間時，我們通常會希望能帶著藥物的處方離開，並期待這些藥物會治癒我們、改善我們的生活品質，或是維護我們的健康。然而能做到這些的是哪種處方？爲何是那一種？醫師又是爲了什麼緣故，在一張小紙上寫下那些特定的文字或符號？

試想以下場景：在看完某樣藥品的電視廣告後（是什麼藥你也許不太記

得），你覺得或許該是檢查膽固醇的時候了。你的醫師也同意，並表示成年人每五年就該檢查一次，接著你便前往抽血檢驗區。結果出爐，你得知自己的低密度膽固醇濃度有點上升。雖然尚未高到需要驚慌的程度，但考量到你正值中年，還有位看似健康的叔叔在七十歲時心臟病發，於是你的醫師建議你服用司他汀類藥物（statin）。你才剛開始提問，醫師就打斷你說：「這些藥安全到應該加進飲用水裡。」司他汀類藥物有許多選擇，但他推薦其中銷量最好的「佐好醇」（Zovachor，虛構的藥物名稱）。他開這種藥已經好幾年了，而且他正好讀到一篇文獻，上面指出對你這種年齡層的人而言，佐好醇在主要的司他汀類藥物中風險效益值最好。他在去年參加的一場會議中，曾聽到一位醫學院老教授談論這個藥，而那位仁兄可是寫過心臟病專書的人呢。最後，你的醫師遞給你一份免費的試用品以及處方。離開診間時，你感到比較安心了。

在上述場景中，藥廠可能介入了幾次？可想而知，有公司投放廣告，使你確信自己該去就醫——這算一次。你該接受檢查嗎？膽固醇濃度上升是什麼意思？藥廠協助出資以進行研究，而這些研究導出了定期檢驗的建議，並逐步降低了醫師所認定的膽固醇濃度正常值——這是第二和第三次。藥廠也資助了找出風險因子（像你叔叔的情況）的研究——這是第四次。是誰對司他汀類藥物的安全性進行研究，而且數年後仍未將所有資料釋出？——這是第五次。是誰提倡「安全到應該加進飲用水裡」這句幾乎每位醫師都聽過的口號？——這是第六次。你的醫師可能是從藥廠業務代表那邊拿到佐好醇的文獻——這是第七次。而那篇文獻本身可能是藥廠找幽靈寫手代筆，並讓某些素有名望的醫學院教授掛名，再投稿上優良的醫學期刊——這是第八、第九和第十次。你的醫師可能接受資助參加了那場會議——這是第十一次。他以前的教授也可能接受資助，並由另一家公司的幽靈寫手為其演講捉刀——這是第十二和十三次。事實上，該位教授能擁有如此名望，幾乎可說是全靠產業界在研究與發表的諸多階段給予協助——這是第十四次。還有前一週藥廠業務代表放在醫師櫥櫃裡的試用品，促使你的醫師開立了這種藥物的處方——這是第十五次。例子還不只這些。

《醫藥幽靈》(*Ghost-Managed Medicine*)以製藥產業及其代理人作為研究主題，探討他們是如何試圖形塑與傳播對自己有價值的醫學知識。

藥廠持續維繫大型網絡，藉以收集、創造、控制與散布資訊。他們提供輸送資訊的管道以及使資訊流通的能量。在通過瓶頸、迂迴前行後，知識於是被創造出來，順著導引而過的管路形塑而成。藥廠創造醫學知識，並將其移往最受用之處。這些大多是再一般不過的知識，只是恰好能用以支持公司的行銷目標。但因爲藥廠的資源、利益以及各級控制，在醫學中幾乎每一寸的開疆闢土，他們都已然扮演了關鍵的角色。

本書將會說明藥廠藉以影響醫療的某些重要策略和作爲，我會描述藥物資訊及知識形成的路徑，由受託研究機構（contract research organizations，簡稱ＣＲＯ，負責執行大部分的藥廠研究）到發表規劃師（publication planners，負責爲醫學期刊論文中的幽靈寫作統籌發表工作），再到關鍵意見領袖（key opinion leader，簡稱ＫＯＬ，被安排去教導醫師用藥的人）以及更多單位。在描述這些路徑的同時，我也在描繪醫學知識的生產、流動與消費情況；正因如此，我的研究計畫與知識的政治經濟學息息相關。

在藥廠所偏好的世界中，研究、教育和行銷皆融爲一體。這和我們的眞實世界其實差距不大：執業醫師在獲得知識時，最常透過的管道就是大藥廠的代理人，包括地區業務代表，以及在資助下負責傳播訊息的研究者和教育者，甚至連需要寫故事的記者也可能涉入。這些代理人也許全都志在向醫師傳遞眞相，但他們口中的眞相，卻是源自藥廠抓住各種機會提供、引導與維護的知識。

藥廠的行徑展現出一種「幽靈」般的特質。爲了突顯這點，並將藥物行銷與幽靈的「無形」連結在一起，我借用了「無形之手」（invisible hands）這個說法作爲隱喻。過去的市場研究顯示，這些無形之手被各種機構創造出來，並透過具體行爲對市場造成一定程度的影響。而就藥廠來說，不論是市場的創立與開拓，或是知識的生產與流動，許多的相關工作也都是透過無形之手來進行。

以下容我再更進一步闡述這些主題。

醫學的知識經濟

「知識經濟」（knowledge economy）一詞經常與國家提升高科技發展、增進科學產出，以及擴大高等教育參與的種種努力相提並論。通常這個詞指的是「以知識爲基礎的經濟」，其特徵是商品的生產十分仰賴技術知識。在以知識爲基礎的經濟型態中，知識本身演變爲投資、交易與部署的對象。而在本書中，我將知識視爲不僅是具有生產力的資源，更是一種與其他商品有所連結的商品。我會探討藥物知識（pharmaceutical knowledge）的生產、傳播與消費——亦可稱之爲「藥物知識的政治經濟學」。

知識（更廣泛地說是資訊）並不會在環境中自行移動。基於這點，我們可以將其視爲某種實際的物質，而非純然縹緲的意念。從世俗的角度來看，我們最關心的知識幾乎無法輕易取得與傳播。創造與建立有價值的知識通常需要資源、工具、基礎建設、具備技術的勞動力，以及相當可觀的努力投入。惟有在正確的行動者（actors）中有夠多人接受並融入言行時，一項主張才能成爲既定事實。至於事實的傳播，其過程也不會比較簡單。[1]

我運用了科學與技術研究（Science and Technology Studies）的框架來處理這些主題。科學與技術研究作爲一個研究領域，儘管並未對知識的生產與散播提供統一的解釋，但該領域一向將知識視爲某種人爲建構的事物，而非只是等待著爲人所發現。[2] 該領域的立論基礎在於承認科學事實的建構（透過實驗室或其他地方的行動），有可能是精心修辭與刻意塑造成理應如此的結果，意即：科學知識是某種被生產出來的事物。[3] 該領域也將事實與將成事實（would-be facts）的移動視爲行動所造成的結果（原則上可以這麼解釋），而非單純只是自然現象。[4]

基於上述背景，我對於製藥產業**如何**建構並移動事實與主張深感興趣，也希望本書能對此提供一些新穎的見解。

知識的類實質性（quasi-substantiality）與某些新經濟的宏大主張在本質上並

不相符。數位資訊能輕易地被再現（reproduced）與傳播，這使得新的數位工具看似能爲知識創造出一種非常平等的政治經濟學，而在這當中要貢獻或取得知識並無太大障礙。維基百科或許可用來當作是這種平等主義經濟的好樣板，不論是要編輯或閱讀都很容易。[5]

知識的平等主義（egalitarianism）是種值得讚揚的理想，然而事實上，作爲一種文化資本（cultural capital）的形式，知識早已無法平等共享，甚至還持續被利用來創造出新的不平等，使前述理想難以實現。進入知識場域的行動者各自具備爲數不同的文化、社會、象徵與經濟資本。這些資本能從一種形式被轉換爲另一種形式，而資本的積累則仰賴於不透明的轉換過程。於是行動者發展與部署自己的資本，藉以建立與改變其相對地位。[6]

不只是醫學研究者和醫師試圖爲自身樹立獨具知識的形象，製藥產業也協助他們這麼做。藥廠運用可觀的經濟資本創造與分發其他形式的資本：包括文化、社會與象徵資本。此外，他們也在背後干涉醫學研究的生產，引導關鍵意見領袖，使其以作者與講者的身分傳播研究成果，最後更精心策劃繼續醫學教育（continuing medical education，簡稱ＣＭＥ）的課程講授。藉由如此做法，藥廠將自身打造爲訊息的終極來源。醫師必須仰賴這些資訊，才能對病患照護作出理性的決策。從這點我們就能看出藥廠霸權對醫學知識的影響力有多大。

義大利哲學家安東尼奧・葛蘭西（Antonio Gramsci）自一九二六年起遭法西斯政府囚禁，一直到一九三七年過世爲止。於此期間，他在筆記本上寫滿了對於政治和文化的思考。在他的《獄中札記》（*Prison Notebooks*）一書中，葛蘭西探討當主宰的行動者對重要的體制享有**霸權**（hegemony）時，就不需要使用明顯的強迫手段（正如法西斯政府對媒體、學校、宗教與大衆藝術所發展出的霸權掌控一般）。葛蘭西認爲，霸權會在不同領域內創建出被視爲理所當然或「常識」的事物。在本書中，我會檢視各種企圖掌握霸權以支配醫學知識的作爲，包括受託研究外包、醫學期刊上的論文發表、透過資助關鍵意見領袖以打造醫療文化，以及透過業務銷售力量與病友權益倡議組織（patient advocacy organizations）持續散播該文化。這些體制和葛蘭西所討論的那些（例如媒體和學校）大致上相去不遠。[7]

在討論霸權時，使用虛張聲勢的術語，或是在主宰的利益集團與體制的行爲或承諾之間（例如大型企業和菁英報紙之間）找到可類比或相似之處，都是很容易做到的事。然而，要辨認並具體描述是何種機制形塑其體制與外界的觀感，卻是一大挑戰。或許葛蘭西的看法正反映出這種挑戰的難處，他寫道：「每個社會團體……**有機地**與自身共同創造出一或多個**知識分子**階層。這樣的階層將同質性以及對自身功能的意識（awareness）賦予社會團體，不只在經濟領域中如此，在社會與政治領域中亦然。」[8]

如果葛蘭西是對的，那麼在優勢的文化團體內，知識分子與概念的有機創造通常會歸化於文化之中，不易察覺。在界線更加明確的醫學知識中，文化控制的機制至少也有部分是隱而未見的，而藥廠的角色則已變得「自然化」。舉例來說，在許多醫師眼中，製藥產業的影響是如此無害且尋常，以致他們將製藥產業視為醫學資訊的最佳來源。製藥產業在醫學教育的各方面取得了一定程度的霸權，也因此得以掌控醫師將哪些視為可治療的疾病，以及這些疾病該如何治療。

然而，創造知識分子與主宰體制根本就不會有機地自然發生，而是刻意且精心打造的結果。在本書中，圈內人鉅細靡遺地描述他們和藥廠是如何致力於打造霸權。當他們在建立人脈和推銷服務時，會讓彼此清楚了解其戰略和戰術。他們需要提供證據給彼此，以證明其工具與技能的價值。而觀察者（例如我）只要花時間在這門產業的周遭打轉，便能悄悄探知消息。

這本書大體上探討的是知識，然而，這些利害攸關的議題並不十分符合傳統上知識論（epistemology）的範疇。知識論是研究知識的一個哲學分支，主要研究的是證成（justification）[i]，尤其傾向聚焦於個人信念的證成。確實，藥廠提出與推廣的某些主張，被證成的理由都不怎麼樣，有些甚至錯得離譜。偶爾也有出錯、造假和藥廠大量操弄資訊的重大醜聞傳出（也就是醫界的「假新聞」）。[9]但整體而言，這些藥廠是在正統的醫學底下運作，並採用最受重視的研究工具，產出合理且具有一定品質的研究資料。他們更進一步以標準的統計方法分析資料，並寫出論文，通過許多一流醫學期刊的同儕審查。[10]因此，本書針對製藥產業所討論的知識相關問題，主要並非證成的問題。

然而，從知識的政治經濟學來看，藥廠的所作所爲有嚴重令人擔憂之處。多半未被察覺的影響與控制遍布在醫學知識的重要領域。與特定醫學主題利害攸關的個別公司可能影響知識，使他們偏好的科學成爲主宰。於是醫學界開始關注藥廠最在意的事情，並使用藥廠所打造的詞彙。藥廠可以在特定疾病、症狀、治療選項及其軌跡與副作用的理解上建立起霸權。透過任其支配的大量資源，他們明確宣示了自己在整個醫學知識領域的主宰位置。製藥產業集中權力，使特定醫學知識更加突出，而在背後引導這種權力的則是狹隘的自身利益。[11]

與這一切密切相關的是能動性（agency）的問題，意即獨立行動的能力。在

i 「證成」是知識論中的概念。意指某項知識、信念或想法可以被合理支持或相信的理由。針對證成的研究會更關注為什麼人們會被說服並相信某種理論或想法。

我的報告中，我描述業界行動者爲了限制或攏絡目標醫師、病患與其他人的能動性，做了哪些努力。換句話說，藥廠及其代表試圖說服醫師和其他人，使他們作出符合公司目標的決定。藥廠的努力很成功，也因此他們一再地投資在這件事情上。

藥廠創造與傳播大量知識，並不是爲了促進廣大的人類福祉，而是爲了增加利潤。至少在某些時候，廣大的人類福祉與利潤是對立的兩極。因此，去問這項或那項藥物知識是否得以被證成，或者是否屬實，也許不是很恰當。反倒應該注意的是創造與傳播藥物知識的結構：那些結構將權力集中在少數幾個實體手中，並且具有非常狹隘的利益與明確的目標。

製藥產業的無形之手

許多非現實的「生物」占據了人類文化的黑暗空間。幽靈、殭屍、吸血鬼及其他同類潛行於陰影之中。他們都不算活著，但因其對活人的攻擊而令人懼怕。圍繞著這些「生物」的神秘與恐怖部分是源自一項事實，那就是我們不太能看見他們，或是無法看清他們的眞實樣貌。舉例來說，吸血鬼能讓自己看起來像普通人，或甚至在某些文學傳統中顯得迷人、深諳世道與充滿貴族氣息。爲了維持彷彿活著的狀態，他們從受害者身上吸吮生命精華，而這些精華通常是血液。

一般來說，「無形之手」一詞並沒有什麼隱晦的言外之意。亞當・斯密（Adam Smith）當初是運用此一比喻（但極少次），描述個人如何透過自利行爲來促進他人或社會的利益。如今，「市場的無形之手」已逐漸被用來指涉無數個眞實或潛在的自利選擇過程。當中的那些選擇被認爲是能穩定市場並最大化地方效益。作爲群體，商品的生產者與消費者應該要得出一個價格，使該商品都能全數售出，而所有的需求也都能獲得滿足。由此可見，市場的無形之手是由許多有形之手共同促成的效應。

在一本商業與經濟史的經典中，艾爾弗雷德・錢德勒（Alfred Chandler）描述在十九世紀的美國，一隻新的「有形之手」是如何在市場上崛起，而這隻手就是新興中型與大型公司的中階經理人。這些專業經理人執行的計畫取代了先前由自由市場帶來的某些調節作用，因爲他們的做法對公司而言更有效率，也更穩定。在錢德勒的分析中，專業管理使最大的幾間公司不僅得以主導美國經濟，也能重塑那些自己參與其中的較大市場。[12]

製藥產業熱愛無形之手，但並非亞當・斯密所描述的那種。在本書中，我所揭露的比較像是錢德勒所說的管理之手。然而，這些無形之手試圖維持幽靈般的狀態，使自己難以被人察覺，或無法被人看出原貌。藥廠的行銷要能起最大作用，就必須要看起來像是無涉利益、沒有偏見又公正無私的醫學知識。也因此，許多爲藥廠行銷的手不是得化爲無形，就是得看起來像在做其他事情。在這層意義上，《醫藥幽靈》研究的就是製藥產業中的幽靈。[13]本書依序追蹤了醫療資訊的生產、傳播與消費過程，以找出其中的幽靈元素。接下來將對此一追蹤路徑加以描述。

製藥產業提供給臨床試驗的經費約占全部的一半。這些臨床試驗通常屬於隨機對照試驗（randomized, controlled trials，簡稱ＲＣＴ），是醫學知識中最受重視的形式。此外，他們也會贊助每年新發起的大多數試驗。[14]這些資金大多給了受託研究機構及相關公司。受託研究機構計畫並執行臨床試驗，藉以使藥物獲得核准許可，並提出能使藥物成爲處方藥的新理由。他們招募醫師，醫師又招募受試對象，而受試對象的組織、體液與可觀察到的特質則能被轉換爲資料。受託研究機構是製藥產業中第一個登場的幽靈，他們透過受試對象的身體而活，但通常隱身在醫學研究界的視野之外。到頭來，受託研究機構並不會針對自己所產出的數據主張擁有權，只會將資料交給雇用他們的公司，任其處置。

製藥產業利用這類或其他任何可取得的數據，使其產出的論文在專利處方藥的科學文獻中占大宗。而在更著名的醫學期刊中，新近核准藥物的相關論文，就有多達四成是在藥廠幽靈管理下的產物。[15] 我使用「幽靈管理」一詞，是因爲藥廠及其代理人控制或形塑了科學研究、分析、寫作、發表與傳播的多個步驟。幽靈管理究竟有多普遍，我將在本書中向各位展現。某些關鍵的幽靈被稱爲「發表規劃師」。他們設計發表策略、打造創作與撰寫論文的專業團隊、挑選欲投稿的期刊，並選擇關鍵意見領袖擔任這些論文的代表作者。

在受託研究機構與發表規劃師的運作下，醫學科學被形塑爲服務行銷目標的學問。可想而知，藥廠的利益將會影響臨床試驗在設計、執行、分析、描述與發表上各種數量不等的選擇。我們可以合理預期（且有充分根據）藥廠會做出支持其商業利益的選擇。就算各間藥廠並非完全一致的行動者，他們在目標上也已足夠一致。換句話說，他們在研究與傳播上各個不同階段的選擇，通常都是瞄準同一方向。藥廠所產出的結果依然是受認可的醫學科學，甚至是高品質的科學，但那也是設計來幫助銷售藥物的科學。

在醫學領域中，上述情況在醫學科學的傳播上仍持續存在。當關鍵意見領袖發表演說時，他們同時也在幫助製藥產業對醫學知識造成巨大影響。關鍵意見領袖是製藥產業中的「殭屍」，是一具具受操控的軀殼，被差遣去執行藥廠分派的任務——就如同海地民俗故事中的原版殭屍那樣，被巫師創造與控制，作爲奴隸使喚。多數的關鍵意見領袖全然受限，他們對其他醫師發表的是已寫好腳本的演講，提供的科學與醫學論據也是由受託研究機構與發表規劃師所確立。至於他們所參與的教育形式，則從頭到尾是由贊助藥廠所設計製作。關鍵意見領袖傳播的內容通常都是有根據的醫學科學，而這正是他們願意進行傳播的原因。一般而言，他們全心投入於自己正在做的事情上：他們相信自己的演講，也能輕易正當化自己在行銷活動中的角色。在本書中，參與訪談的關鍵意見領袖皆以理想化的說詞，來捍衛自己進行推銷演講的行爲。其中一位表示，如果醫師「受的教育不夠，民眾會受苦」。另一位則津津樂道地說：「哦，演講還幫到了其他地方的病患，這是在傳播訊息——是傳福音啊。」關鍵意見領袖的大腦跟靈魂都被控制住了。他們被派去控制其他的大腦跟靈魂，說服更多的醫師確信特定處方藥物的證據基礎。

在各種形式的醫學傳播周遭存在著一個複雜的服務產業。行銷人員宣揚他們有能力「透過教育推銷」，並聲稱繼續醫學教育能夠「客製化以符合藥廠行銷者的需求」。[16]身爲藥廠的代理人，醫學教育與傳播公司（medical education and communication companies，簡稱MECC）開發課程、規劃會議與專題討論、實施調查，並且撰寫論文與研究。接著這一切被交託到教育者、研究者與醫師手中，而他們會有效地利用這些材料。這些公司將故事餵給報紙和醫學雜誌的撰稿記者，提供他們技術細節、期刊論文與需要聯絡的專家姓名，就連敘事結構也替他們想好了。他們甚至還提供短片給電視網，接著電視就會播報相關的最新進展。

現在輪到地面部隊：藥廠業務代表。這些男男女女沒日沒夜地工作，就是爲了要增加藥品銷量。而要增加銷量，就意味著得說服醫師「改變他們開處方的模式」。這句話的各種變換說法在製藥產業的圈子內一再出現。爲了說服醫師改變開處方的模式，業務代表採取的做法是巧妙地圍攻他們，有效地耗盡他們的能動性（獨立行動的能力）。業務代表來到醫師診間時，就已經知道他們的目標對象會開什麼藥、對方的自我評價如何，以及一大堆可能利於建立關係的瑣碎資訊。他們也備妥了爲大部分情況所擬定的腳本，因而對醫師的迴避舉動早有準備。如此一來，就算醫師認爲自己是透過互動才獨立做出決定，但其實業務代表早占據了有利位置，能將那些決定導向於開立正在討論中的新藥物處方。醫師覺得他們掌握了局勢和自身行動的同時，業務代表正悄悄地「改變開處方的模式」。這些業務代表善用了藥廠委託與形塑的科學研究。醫學科學販賣藥物的方式，就是允許醫師做出理由充分的決定。

病友權益倡議人士與組織在藥物的幽靈行銷中是更重要的環節。美國有三分之二的病友權益倡議組織接受產業資助，而這群團體中有45%的資金是來自製藥、醫材以及生技公司。[17]在美國食品藥物管理局（FDA）面前做簡報或參與內部討論的病友權益倡議組織中，約有93%接受藥廠資助。[18]其他的高所得國家也有類似情形，例如英國。

在極端的案例中，病友權益倡議組織是屬於製藥產業的產物。他們完全由一或多家公司資助，由專業人士擔任工作人員，並在事後找病友來擔任成員。他們就像其他受資助的病友權益倡議組織那樣，擔任說客並進行公關工作，包括推廣藥物與疾病，以及為藥廠辯護以對抗壞名聲。他們是藥廠的賽蓮海妖（sirens），熱情歌頌著更好的未來裡會有更好的藥物。至於藥廠的另一種幽靈「無形之手」，則忙於操縱其他行動者，努力不懈地為藥廠掩飾動機與利益。

總的來說，藥廠仰賴的做法就是系統性地推動科學知識的流動與其所導致的醫療行爲，透過隱微及幽靈般的行事作風，會使這套具影響力的系統更爲有效。

由於我將重點放在醫學內與緊鄰醫學周遭的幽靈行銷上，因此將不會在本書中討論更顯而易見的行銷種類。舉例來說，在二〇一六年的美國（對藥物廣告態度最開放的大國），製藥產業整體購買了超過三十億美元的電視廣告，並花了幾乎同樣多的錢在報章雜誌和其他媒體的廣告上。在那之中，有三億美元流向醫學期刊的廣告。[19]或許是因爲龐大的廣告支出，導致藥廠能對電視網及其他媒體（包括醫學期刊）發揮槓桿作用，進而擴大製藥產業的影響力。然而，爲了限定討論範圍，在此我不會對藥廠的槓桿作用多加探討。[20]

藥廠有許多他們能直接掌控的代理人，例如爲達到特定目的或創造特定產品而雇用的公司、機構、事務所和諮詢顧問。透過外包給這些代理人，藥廠得以利用外部專業與資源，並拓展其影響範圍。我在本書中描述的代理人（包括藥廠花最多錢在上頭的那些）受雇是爲了要製造或傳布資訊，使市場的其他要素（包括監管單位、醫師、病患）接受這些資訊。藥廠及其代理人透過形塑對方所知道與相信的事，從而影響那些市場要素。監管單位、醫師和病患接著以看似理性、明顯或容易的方式做出行動。若是藥廠成功達到目的，他們就能局限住目標對象的能動性，就類似西洋棋老手在面對較青澀的新手時，能隔著桌子壓制對方的能動性一樣。

行銷的廣闊視角

無論景氣榮枯，藥物的總銷量每年都會成長將近一成。[21] 這意味著我們仍需要某些有關行銷效力與藥物需求的大新聞。

新古典經濟學中的「市場」是一種比喻。市場一度是買家與賣家碰面以交換商品與金錢的實體空間。當然，除了買賣之外，各種其他的活動也會在傳統市場中進行：載貨、設攤、社交、偷竊，以及人們聚在一起時會發生的幾乎任何事情。然而，原先的比喻卻幾乎總是在狹隘地聚焦於計畫性買賣時（planned buying and selling），才會使用到。

在那個緊密排列、被經濟學家用作比喻的具體市場中，不同攤商的同類商品很快就會以相同的價格販售，因爲任何索價太高的人都無法與隔壁道的攤商競爭。而任何開價太低的人也會意識到，只要縮小自己與對面競爭攤位的價差，就能賺更多錢。利潤應該會愈趨降低，因爲無論何時，只要有機會在某種商品上大賺一筆，許多賣家應該就會轉而製造與販賣更多同樣的商品，導致價格往下掉。總的來說，這個比喻的邏輯指向了一個供需平衡、有效率的價格機制。如今，現實的市場大多受到管控，使其運作起來就像是經濟學家比喻的那樣。

現代的集團、公司或事務所是爲了規避新古典經濟學的市場而建立的機構。公司顯然都不願看見自己的利潤下降至零，於是投入對自由市場不停歇的戰爭。他們發起建立品牌和廣告等活動，試圖推出無可比擬的產品、建立壟斷的控制，並且增加買家的數量與特定產品的價格。舉例而言，假設不同品種的稻米大致上可相互匹敵，新的賣家也能進入稻米市場，再加上買家之間的資源並無嚴重失衡，那麼稻米價格最終應該會逐漸等同於邊際成本，利潤也應該會下降。用電腦搜尋加州稻米品牌「錦」（Nishiki）的「新品種」（New Variety）稻米，你會看到廣告宣稱它比其他品牌優良，而且具有穩定的高品質。如果消費者也同意「錦」和其他稻米並不完全能作比較，那麼「錦」公司就能維持利潤。

爲了避開自由市場，公司興起並逐步發展，採取的是財團法人比個人更容易使用的各種策略（例如讓經理人支配員工的行動，藉以降低「交易成本」）。[22]爲了追求自身利益，公司會藉由資源的調度來形塑或控制市場。而在本書中，我所著重的一套論述就是以公司調度資源的能力作爲根據。[23]

雖然有些人可能天生就很能忍受不確定性，但公司還是會審慎規劃，設法在每一個轉捩點限縮不確定性所造成的影響。經濟學家約翰・高伯瑞（John Kenneth Galbraith）指認出現代集團公司在應對供需的不確定性時，所運用的數種策略。在極端的案例中，這些公司甚至可以直接操控不確定性。高伯瑞寫道：「策略內容主要在於減少或消除規劃單位的買方或賣方在行動上的獨立性。」[24] 換言之，公司同時仰賴內部與外部行為的協調與分配，而非獨立行動者的理性行動。

如果可以，藥廠會控制市場守門員（market gatekeeper）和客戶的所有行為，但那是做不到的事。於是他們退而求其次，忙著從事具影響力的活動，並針對那些在販賣產品時需要動員到的行動者，巧妙地減少其獨立性。有鑑於製藥產業所擁有的若干不尋常特質，這可能會是一種非常成功的策略。

我們或許可以把藥廠想成是在從事「通路行銷」（channel marketing），藉由影響各種「通路夥件」來接觸顧客。[25] 一間藥廠控制或影響通路夥件，接著這些夥件又影響顧客或更多的通路夥件。在有了夠強大的連結後，這間藥廠最終將控制自身與顧客之間的完整通路。圖1-1的概要示意圖展現了其中的互動關係。

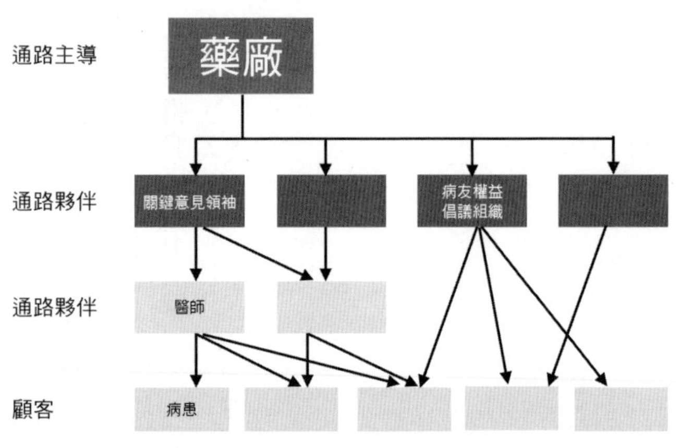

圖 1-1　通路行銷

製藥產業有一項不尋常的特徵，就是大多數的可獲利產品只能透過處方取得。而正因如此，藥廠將行銷注意力更集中在開處方的人身上，而非末端的消費者。他們要醫師做出對其有利的診斷，並開立會使用其產品的處方箋。健康與醫學是令人望之卻步的複雜主題，藥物則充滿危險。顧客（也就是病患）通常缺乏相關知識，以致不足以勝任自身治療的管理人（stewards），也難以衡量或挑戰醫師的評估和建議。在論及許多藥物時，患者的選擇有限，通常能自己決定的只有是否要按處方領藥，以及是否要服藥。

健康、醫學與藥物是非常複雜的主題，甚至連許多醫師也缺乏知識，無法獨自衡量或挑戰醫學期刊或臨床實作指引內的主張。許多醫師的處境是必須要選擇主要該相信誰，而非該相信什麼。[26]

此外，最高獲利藥物的末端消費者通常不用自付全額。在富裕與中所得國家中，昂貴治療的大部分費用是由不同類型的公立與私立保險機構所負擔。這些保險機構和醫師是不同種類的市場守門員，因而成爲藥廠的另一個行銷目標。由於健康照護的支出不斷攀升，保險機構似乎正努力在控制開銷（包括藥物上的支出），這也導致藥廠越來越重視他們。

在日常生活中，「行銷」一詞是用來表示推廣產品的行動，而這些行動有可能是透過廣告和建立品牌的方式進行。美國行銷協會（American Marketing Association）對行銷的概念則要廣泛許多，將之定義爲「特定的活動、制度與過程，目的在創造、溝通、傳送和交換對顧客、客戶、夥伴與整體社會有價值的供給物」。在此定義下，不僅是最初市場比喻中的傳統具體市場消失了，對於計畫性買賣的狹隘關注也不復存在。[27]現代世界正逐漸把新古典經濟學中的市場拋諸腦後。

在這個廣泛定義下的「行銷年代」（marketing era），產品（或服務）並非只是單純抵達某個市場等候售出。公司不會僅試圖滿足原有的需求，而是會找出體現需求的機會和滿足這些需求的方法。[28] 在理想情況下，製造、廣告、運輸、販賣、傳送與消費軌跡中的每個步驟都將被其他步驟形塑。設計產品時，應該要想清楚其未來的路線；創造消費者時，也應該要考慮到將產品送到他們手中的途徑。產品、通路與消費者全都應該被形塑，如此一來，它們才能和諧地照本演出。

在製藥產業的脈絡下，美國行銷協會的定義將包含藥廠（或任何遭藥廠利用的團體或個人）為了使產品進到消費者體內而做的任何事。[29]

我發現美國行銷協會對於行銷的定義很好用，原因是該定義對藥廠為增加銷量而投入的活動，並無清楚的界定。以臨床試驗為例：早期的臨床試驗會同步辨別出好的候選藥物與定義潛在市場（在大多數時候，這些都是相同的工作）。臨床試驗能用來說服監管者同意產品上市，並允許該產品被廣告為對特定病況有效。若是少了許可，銷售就沒戲唱了。臨床試驗能用來提供證據，而證據將有助於說服醫師開立處方，並說服保險機構負擔藥費；臨床試驗能透過醫學期刊和大眾媒體的報導，替產品創造話題，也可能意味著某種藥物有嶄新而尚未獲得核准的用法；臨床試驗能將藥物交由同時身為醫師的研究者來掌控，於是他們將會更常開立這種藥的處方；臨床試驗能用來與研究者建立關係，之後便能請他們來代表該研究藥物與其他人發表見解；臨床試驗能招募病患，而在試驗結束後，他們可能還會繼續使用該研究藥物；正在進行或未來將進行的臨床試驗，也能用來延後回答對某種藥物的疑問。上述的每一種臨床試驗用途都對行銷藥物有所貢獻。

行銷年代中的行銷在本質上仍是一套有意圖的活動。負責執行的是公司及其代理人，而非獨立的行動者（他們只是剛好增加了銷量）。在本書中，某些發揮作用的受指揮力量也是我在行銷上所關注的重點。

藥廠將大量的工作外包出去：大多數的臨床研究（公司的龐大開銷之一）都外包給受託研究機構以及私人的臨床試驗機構管理組織（site management organizations），另外則有少數是外包給學術研究者，以及大學爲了與受託研究機構競爭而設立的學術研究機構。

雖然藥廠仍會進行一些自己的研發工作，但在生產線上的藥物已有越來越多是先交由生技公司和新創公司負責研發。接下來，透過授權安排或大公司收購小公司的方式，這些藥物會移轉至更大間的公司。畢竟除了最特定的專用藥物之外，小公司實在是沒有能力去行銷任何東西。

藥廠也會將工作外包給醫學教育與傳播公司，內容包括大部分發表計畫的發展、醫學科學論文的撰寫、其他文章的寫作、推廣簡報的製作、醫學教育的課程等，種類多不勝數。藥廠甚至也將部分的行銷規劃工作外包出去，並且還可能和其他公司達成協議，爲了特定專案而雇用或共享銷售人力。

由此看來，如果有這麼多的工作都委外，那麼究竟何謂藥廠？藥廠在他們所有的功能上都維持核心競爭力，以便能明智地管理其全部的專案。其中有某些藥廠還具有內部優勢（例如在疫苗的研發和生產上保有專門知識）。但最重要的是，這些藥廠投入於高階的規劃，長程與短程皆然。他們開創、宣示並堅守住自己的各種戰略位置。

藥廠投入行銷的方式，是將不同的團體、實體和代理人湊在一起，打造出一支支運作良好、因結盟而更強大有力的分隊。我稱之爲「裝配行銷」（assemblage marketing）。這種做法的理想結果是，造就出的市場不僅會購買該藥廠的藥物，也會因爲對這些產品感興趣和接受度高，而一再被滲透。這是一個經設計而成的市場，目的是使特定藥物的購買行爲合理化，或是使其購買途徑遭遇最少阻力。[30]

圖1-2總結了本書的核心敘事。透過各種代理人，藥廠才得以藉由研究及醫學期刊論文的生產、形塑與傳輸，還有關鍵意見領袖與病友權益倡議人士的協助，

打造出市場。藥廠推動這些元素，使它們聚集在一起，以期能影響醫師、病患、監管者與其他有用的行動者。

在此圖中，市場是被創造出來的，而非天生如此。[31]裝配行銷的概念意味著只要有足夠資源，市場就能爲了任何產品而被創造出來。而這點暗指的是，最終市場構成元素的初始裝配效果越不明顯，藥廠就必須投入越多資源來形塑並移動這些元素。最終需求是初始需求加上行銷努力的成果。

對圖中的藥廠而言，裝配行銷的成果比其各個部分的加總還要多出許多，這是因爲（假設該藥廠眞的成功了）他在建構裝配時考慮的是自身利益，而這些利益會透過其所偏好的醫學知識、假設與實作而表現出來。

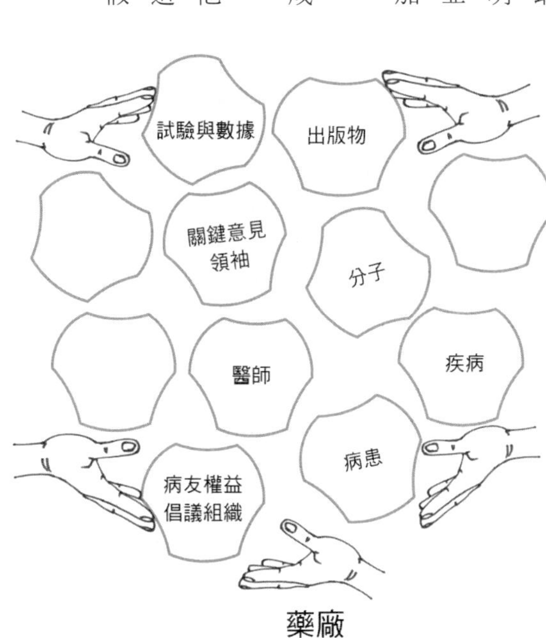

圖 1-2 裝配行銷

形塑病患與疾病

在裝配行銷示意圖的右下角有一個標示爲「疾病」的小圖。如同其他所有小圖上標示的元素一般，疾病也能被形塑與調整，藉以打造出一個更強大又更能獲利的市場。

在一九六〇年代，批評者大力抨擊醫師的權威。當時，醫師被視爲將個人私密事件與過程醫療化的推手。醫療化（medicalization）的相關批評在針對精神醫學所面臨的挑戰上尤其顯著，米歇爾・傅科（Michel Foucault）和湯瑪斯・薩斯（Thomas Szasz）等學者都曾提出論述。他們的作品其後受到關注並應用於不同領域，其中特別受女性主義學者所青睞。結果造成許多診斷上的挑戰出現，特別是針對心理健康的診斷分類，包括焦慮症、憂鬱症和思覺失調症。此外，面臨挑戰的還有日常生活事件和階段的醫療化，例如生產和停經。

專門職業近來已不再如此受矚目，醫師如今看起來也只是身體、健康與疾病控制權之爭的其中一組行動者。現今的醫療彷彿只是藥療化（pharmaceuticalization）巨輪下的潤滑油——大多數批評者所關注的焦點（例如停經、焦慮症和憂鬱症）都與新一代的藥物密切相關。[32]

爲了增加銷量，藥廠試圖「販賣病痛」。藥廠設法擴大疾病意識（awareness），不僅是爲了使其處方藥物能被開立，也爲了讓人們更加可能認爲自己罹患了這些疾病。[33] 有時這項工作隱微且歷時長久，必須透過建立某種病況的醫學科學資料庫，以及有系統地推廣疾病標籤與產品，才得以完成。然而在其他情況下，例如當藥廠爲了立即造成影響而推出明確的「疾病意識宣傳活動」時，這項工作就會比較引人關注。

某個疾病意識宣傳活動的會議公告寫道，其針對的對象是「來自藥廠、生技公司、醫材公司與倡議團體的代表，同時在下列領域負有權責：疾病領域行銷（disease area marketing）、病友經驗、病友參與、整合行銷、健康體系參與、公共關係、數位行銷、傳播、多重通路行銷、內容策略、病友策略、產品發展商業策略」等等。[34] 幾乎所有列於其中的權責看起來都像是屬於行銷與傳播層面，而藥廠的醫療業務部門卻未明顯出現在上述的任何地方。

在受到藥物可取得性（the availability of drugs）影響的疾病當中，憂鬱症是最顯著、最重要的一種。直到一九六〇年代，憂鬱症都還是相對少見的診斷，而且往往與老年人相關。[35] 一九七〇年代，在第一代抗憂鬱劑製造商的宣傳下，憂鬱症稍微引人注目了一些。[36] 然而，自從禮來公司（Eli Lilly）的百憂解（Prozac）

於一九八七年上市後，被診斷有憂鬱症的人數不斷增加。因憂鬱症而失能的人數變多，憂鬱症的診斷準則持續放寬，憂鬱症的估計盛行率也戲劇性地攀升。[37] 如今，憂鬱症甚至可說是心理疾患當中的「普通感冒」。

百憂解（也就是氟西汀〔fluoxetine〕）是選擇性血清素回收抑制劑（selective serotonin reuptake inhibitors，簡稱ＳＳＲＩ）家族中第一個成功的藥物，如今經常直接被稱爲「抗憂鬱劑」。販賣ＳＳＲＩ的藥廠同時針對該藥物與憂鬱症展開行銷。他們大量投資於憂鬱症與抗憂鬱劑的研究，並廣爲宣傳憂鬱症的血清素缺乏理論與其後的化學不平衡理論，但這兩種理論皆無太多支持的證據。他們也和撰寫教科書、論文及臨床實作指引的精神科醫師與其他醫師建立關係，並資助疾病意識與反污名的宣傳活動。這些藥廠在醫學和文化上皆成功使憂鬱症獲得承認，並經常協助醫師辨認與診斷該疾病，以及幫助病患從該疾病的角度來解讀其感受與經驗（甚至可能圍繞著該疾病來形塑他們的身分認同）。根據世界衛生組織（World Health Organization，簡稱ＷＨＯ）的預測，在二十年內，受憂鬱症折磨的人會比有其他任何健康問題的人還要多。

憂鬱症可能看起來像特例，這不僅是因爲它是心理疾患，也因爲該病與悲傷的界線劃分得並不精確。然而，有許多較屬於「身體」疼痛的例子也嚴重受到行銷的影響，包括高血壓、糖尿病、高血脂與骨質疏鬆症等常見的慢性疾病。[38]

取其中一例來說明：默沙東藥廠（Merck Sharp & Dohme）於一九五七年推出降血壓藥物氯噻嗪（商標名 Diuril 或稱 chlorothiazide）時，血壓高是一種與潛在健康問題相關的表徵。當時，高血壓本身並未普遍被視爲問題，因此不需要控制。即便是定義高血壓也很困難，原因在於人口中的血壓數值是呈鐘形曲線（bell-shaped curve）分布，因此高血壓與正常血壓之間並沒有任何自然的分界線，而是由人爲決定的。氯噻嗪顯然會使血壓升高的人劇烈地降低血壓，而這意味著該藥物可能解決了某種根本的問題，再加上超級成功的行銷宣傳活動，結果導致高血壓被承認爲一種疾病。[39] 氯噻嗪和其他利尿劑的副作用輕微，使得藥廠及其代理人直接提倡用利尿劑治療血壓更低的更廣大族群。治療建議隨後跟進，於是曾經被判定爲正常範圍內的血壓，逐漸被認爲是高血壓。人們開始將自己理解爲高血壓患者，或至少有高血壓的傾向。甚至有一度，在患有高血壓的非裔美國人當中，這種情況變得與種族身分扯上關係。[40] 隨著新的降血壓藥物被發現，藥療化的過程也不斷持續下去。

像高血壓這樣的慢性病恰好符合健康與疾病的嶄新模式。很久以前，人們一般都認爲自己很健康，除非他們感到不舒服，或者出現不尋常的衰弱或症狀。然而，有兩個重大的改變促成了健康的新模式出現。首先，在過去半世紀以來，我們看到風險因子（risk factors）的興起：爲人所熟悉的風險因子包括飲食、年齡與睡眠模式，不熟悉的則包括膽固醇指數、陽性的乳腺癌一號基因檢測（BRCA1）和乳腺癌二號基因檢測（BRCA2），以及攝護腺特異抗原（PSA）的讀數。我們全都身處於風險之中，差別只在於程度高低而已。其次（在某種程度上是第一個改變所帶來的結果），我們可以同時是正常和不健康的，至少在還有一些治療希望的情況下是如此。舉例來說，老化的不幸結果在過去就只能順其自然，但如今我們會尋求醫學方法加以延緩或治療。而這些改變造成的後果就是，沒有人會反駁「多數人都有某個地方不太健康」的想法。此外，人們對於健康的潛在需求也沒有上限。所有人都一樣，永遠都不健康。我們不健康的狀況都是慢性的，因此治療可以持續一輩子。而正因爲我們都不健康，毛病也這麼多種，針對風險因子或病況加以治療（就算治療眞的成功了）才能使我們聚焦在新的問題上。[41]

藥物本身不會定義疾病。但藥物會影響疾病，就如同藥廠也會透過疾病意識宣傳活動造成影響。藥廠會改變疾病的的類別及物質生態（material ecologies），而在過程中有時會導致原先沒病的人變成病患。

本書的資料來源

製藥產業對於許多事情都保密到家。要進入藥廠內部極度困難，尤其是針對目前存在與新近的特定藥物，要取得相關研究和行銷資訊更是難上加難。設法達成這項任務的研究者，通常極度仰賴因訴訟而變得能公然取得的文件。[42]當這麼做有意義時，我會使用這類文件，不過也有其他方式能深究這個產業及其作爲。

如前所述，藥廠將許多活動外包給外部機構。這種做法創造了溝通的需求。這些機構需要爲他們的服務宣傳和廣告。針對其提供的服務、其使用的工具以及最佳做法，任職於這些機構的人會彼此溝通，也會與藥廠溝通。藥廠內外的所有相關人士都需要建立社交網絡，於是有了聚焦於藥廠不同面向的會議、工作坊與時事通訊。我把這些看成是半影區（penumbral），座落於產業不夠完美的陰影之中。在這些局部的陰影中，我們可以看見產業中的某些幽靈在談論與展示他們的所作所爲。

這些出版物的寫手與活動的講者會描述同盟藥廠與機構的業務內容。他們時常坦率地談論他們預期要達成的目標、目前面對的問題，以及找到的解決方案，不過對有爭議的產品卻幾乎總是有所隱瞞。從他們的說法中，我了解到藥廠是如何試圖建構、形塑與散布醫學知識。我必須對這些寫手與講者的主張保持謹慎，因爲他們總是在自我推銷，並且善於誇大自己的影響力。[43] 然而他們時常會透漏個案研究的細節，提供能證明其效果的證據，並證實彼此的說法，因而有可能爲藥廠的工作樹立起可靠的印象。

爲了要組織這本書，我參加了十三次這類「半影」會議，聽了數百場議題五花八門的簡報。我的研究夥伴則比我多參加了四次這類會議。其中有三場會議在歐洲（柏林、倫敦與維也納），其他的則在美國（包括紐約、費城與聖地牙哥等城市）。因此，只要一有合適的時機，我就會挑選好的歐洲範例，希望能藉此減少本書的失衡。但比起歐洲，我的確有更多來自美國的例子。雖然我所討論的某些議題在法律與法規上有明顯的地方性差異，但大部分的結構在本質上皆屬跨國性質，同樣都能應用於多數富裕國家。不過，我倒是要以一個歷時漫長且（截至目前）是北美特有的案例作爲開場，那就是止痛藥「奧施康定（OxyContin）[ii]」的行銷故事。這個案例是取自二手文獻，而非我的第一手資料，但它闡明了藥廠爲行銷付出努力的過程和風險。

我盡可能地在藥廠會議中偷偷觀察。即使戴著上頭寫有我名字和所屬大學的識別證，這還是比乍聽之下要來得簡單。在茶點桌前、在午餐餐會與招待會上，

ii 臺灣核准之藥名為「疼始康定」持續藥效錠，本書採音譯為奧施康定，以呼應後文相關藥品名諱，利於讀者理解相關性。

人們會問類似的問題：「像你這樣的學界人士在這裡幹麼？」而作爲回應，我會開始聊我的研究領域（科學與技術研究），以及該領域有關知識生產與知識管理的研究內容。在我話還沒說幾句之前，大部分和我交談的人眼神就會開始呆滯了：他們來參加會議是爲了建立人脈，而我對他們來說毫無價值可言。

會議是有用的活動，能讓你聽到很多關於業界工作結構的事。在我同事和我參與的會議上，講者談到目標、問題、衝突與組織結構。[44]我在本書中只會敘述公開發表過的內容。那些內容雖然偶爾來自台下的提問，但大多是取自台上的演講。我不會對走廊間那些搬弄是非的對話多加陳述，而是寧可展示出製藥產業公開的那部分（雖然是處於其自身的陰影之下）。

由於這些是公開會議，要完全確保講者匿名有其困難。儘管如此，我並未指出他們的眞實姓名。再者，我採用了幾乎所有講者的觀點，藉以更普遍地代表其同儕的觀點，因此也無需強調他們的身分。我替他們取了能反映其工作內容的假名。舉例來說，針對在藥廠醫療部門工作的人（醫療事務部人員或醫藥學術專員〔medical science liaison〕），我以M開頭的常見人名稱呼他們，像是摩爾（Moore）先生或摩拉里斯（Morales）女士（參見圖1-3）。我設法非常概略地在我使用的假名中，反映出其眞實姓名的人種族群。

主要工作職掌	縮寫	範例
服藥配合度(Patient Adherence)	A	安德森(Anderson)先生
傳播/行銷(Communication/Marketing)	C	克魯茲(Cruz)女士
醫學期刊編輯(Editor of Medical Journal)	E	艾凡斯(Evans)醫師
關鍵意見領袖(KOL)	K	克萊恩(Klein)醫師
法令遵循與其他諮詢顧問(Legal Compliance)	L	李(Lee)女士
醫療事務/醫藥學術專員(Medical Affairs)	M	摩爾(Moore)先生
發表規劃(Publication Planning)	P	帕特爾(Patel)女士

圖 1-3　本書使用的假名系統

除此之外，我採用匿名的訪談，對象是一小群業界行動者，以及超過十二位代表藥廠演講的醫師和研究者。為了獲得額外的素材，並證實我在其他地方聽到的消息屬實，我廣為閱讀同性質的時事通訊和雜誌（也就是製藥產業非正式發行的「灰色」文獻）。當引用書面資料而非會議內容時，我會在本文或註腳中標示出引文的真正作者，而考量到文獻引用，要保持匿名也是不可能做到的事。在本書大部分章節中，我給了許多講者（也就是製藥產業的幽靈之手）空間，他們時常說著理想化的用詞，並勾勒出他們希望達成的目標與使用的工具。當談及成就時，他們較容易著重於成功的個案，而非結果圓滿的宣傳活動。基於這個原因，本書展現了藥廠的雄心與策略，而非描繪出一個完全建立起來的霸權。儘管如此，這些藥廠所呈現的事物仍舊令人寒毛倒豎，尤其是當我們把不同幽靈的說法拼湊在一起時。

尾奏：美國的噩夢

在本章接下來的部分，我要先說一個警世故事，然後再把焦點轉向替製藥產業形塑與移動資訊的不同代理人身上。這是一個加長版的例子，當中包含了本書接續內容中的幾乎所有元素。就絕大部分而言，這是一個非常普通的藥物行銷故事，只有這兩點例外：故事中特定藥物固有的危險，以及這些藥物所造成的災難規模。

自二〇〇〇年起，美國和加拿大的用藥過量致死人數每年約增長兩成。[45]在這段期間，超過二十萬名北美人死於處方鴉片類藥物（opioids）。[46]處方鴉片類藥物的濫用導致受影響的經濟體損失了數十億美元。[47]這種情況只會持續惡化，因為近年來，越來越多用藥者捨棄處方鴉片類藥物，轉而使用海洛因。最近還有人改用非法的吩坦尼（fentanyl）和卡吩坦尼（carfentanyl）——兩者都是極度強力的止痛劑，如今時常與其他街頭藥物混合使用，以增強藥物的效價（potency）。

數百萬名北美人是如何對鴉片類藥物成癮而導致喪命，並造成為數眾多的人心力交瘁，成癮者的親友亦承受莫大痛苦？這是一個很複雜的故事，涉及了種種元素，包括二〇〇一年美國入侵阿富汗，以及太多北美人所感受到的失序（anomie）。但是對本書而言，這個故事有一個格外重要的核心部分：處方止痛藥（尤其是奧施康定）的推動。以下我的簡短敘述與本書的大部分主題都有關聯：就行銷而言，奧施康定大致上都和其他的主要藥物完全一樣；然而就故事而言，奧施康定卻有所不同。原因就在於隨之而來的極大傷害。[48]

美國食品藥物管理局於一九九五年許可奧施康定上市。奧施康定的止痛藥成分是羥二氫可待因酮（oxycodone）——一種古老的嗎啡衍生物（發明於一九一六年），結構與整體效果類似海洛因。這種新藥的賣點在於每顆藥錠都有高濃度的羥二氫可待因酮，再加上持續釋放（continuous-release）的機制——製造商普度製藥公司（Purdue Pharmaceuticals）取縮寫音稱之爲「康定」（Contin）。康定的持續藥效機制於一九八〇年獲得專利，原本是要用於調節欣快感和類似的效果，並提供十二個小時的疼痛舒緩。結果，因爲這項機制的緣故，奧施康定被宣稱爲成癮性最低的鴉片類藥物。對普度藥廠而言，奧施康定是一個很好的替代品，能用以取代先前的緩慢釋放型（slow-release）鴉片類藥物「美施康定」（MS Contin）——該藥物曾有被當作娛樂性用藥濫用的紀錄。

食品藥物管理局爲奧施康定設立行銷規範，使該藥物的生產、推廣和分銷得以付諸實現。奧施康定最初經許可的「藥物仿單」（label）標示爲用於治療肌肉與骨骼病況的相關疼痛，隨後才被擴展成包含其他病況。一旦藥物獲得許可後，醫師可以針對任何他們認爲適合的病況開立處方，但普度藥廠不得針對超出藥物仿單的範圍進行宣傳。結果普度藥廠偏偏就逾越了自己的權限，卻又因爲遊走於邊緣地帶，數年都沒被抓到。奇怪的是，最初的仿單竟寫道，在處方開立恰當的情況下，成癮的現象「非常罕見」。[49]儘管這項主張迅速遭到質疑，但食品藥物管理局已經爲奧施康定的宣傳確立了框架。同時，在美國緝毒局（Drug Enforcement Administration，潛在成癮性止痛劑配額生產的授權機構）的允許下，羥二氫可待因酮的生產量自一九九〇年代初期至今增加了將近四十倍。[50]而在這段期間，鴉片類藥物的生產量則增加了二十倍。普度藥廠大發利市，而擁有該藥廠的薩克勒（Sackler）家族也變得極度富裕（薩克勒家族因高調捐款給藝術博物館和大學，而以慈善聞名）。[51]

早期在宣傳奧施康定（在街頭常以「奧施藥丸」〔Oxy〕代稱）的過程中，普度藥廠會招募醫師、藥師和護理師來參與積極疼痛治療的工作。而在該藥廠自一九九六年至二〇〇一年推行的奧施藥丸行銷計畫中，超過五千名參加者更受邀出席四十場以上費用全免的奢華會議，主題爲疼痛管理與講師訓練。[52]這些會議不僅爲奧施藥丸建立了開立處方者的人力資源基礎，更重要的是也建立了關鍵意見領袖的基礎，使他們成爲普度藥廠講師團的成員，爲其他開立處方者進行有酬演講。普度的講師團名單包括兩千五百位醫師，其中一千名當時仍在執業。[53]在關鍵意見領袖的助力下，普度藥廠贊助了超過兩萬場教育活動，藉以爲使用鴉片類藥物的積極治療提供充分理由。

美國醫療機構評鑑聯合委員會（Joint Commission on Accreditation of Healthcare Organizations）是發布醫院疼痛管理標準的單位。普度藥廠與該委員會達成協議，透過資助對方（一個「獨立的非營利組織」[54]）的工作，取得了分配教育素材的專屬權利。而這也使得普度得以接觸到那些欲尋求評鑑認證的醫院。[55]某一分析報告指出，聯合委員會在二〇〇〇年發布的疼痛管理新標準，是促使鴉片類藥物氾濫（the opioid epidemic）的兩個最重要事件之一，另一個則是奧施藥丸本身的上市。[56]

普度藥廠沒有足夠的銷售人力來行銷奧施康定，因此便和亞培藥廠（Abbott）建立協議。相較之下，後者的規模要大得多，產品也很豐富多樣。有先見之明的亞培在最初的協議中納入了一項條款，聲明該藥廠對於此藥不具法律責任，導致普度藥廠成爲此藥唯一的法定與公眾形象代表。（儘管如此，考慮到此藥帶來的影響和賺取的暴利，普度截至目前的法律支出算是相當少了。）

亞培和普度藥廠皆致力於奧施藥丸的銷售。普度藥廠的業務代表在二〇〇一年的平均紅利是七萬一千五百美元，這個數字比他們平均五萬五千美元的年薪要高出許多。亞培藥廠則提供現金獎勵與豪華假期給頂尖業務。在此同時，業務代表被教導要如何用美食來討好醫生，如何算計使醫生空出三、五分鐘聽他們推銷，以及如何定位產品。在深入探究亞培的文件後，大衛・阿姆斯壯（David Armstrong）描述該藥廠「近乎宗教狂熱」地在販賣此藥：

> 業務代表在內部文件中被稱為「皇家十字軍」和「騎士」，並受到「奧施康定宮廷」的監督——高層主管在備忘錄中被稱為「奧施康定巫師」、「疼痛管理至尊君主」和「麻醉皇后」。疼痛照護業務總監傑瑞・艾希霍恩（Jerry Eichhorn）則是「疼痛國王」，在簽署備忘錄中時只會簡單簽上「國王」兩字。
>
> 「當你持續打著奧施康定的旗號上戰場時，重要的是要不斷向你的醫生強調

奧施康定的好處」，在法院記錄內的一份備忘錄中，亞培藥廠如此督促其業務代表。[57]

除了留在醫師診間的免費試用品之外，普度藥廠也在一九九八年發起奧施康定的病友入門優惠券計畫，讓某些病患能免費領取初次的處方藥，且天數介於七至三十天之間。該計畫的其中一部分內容是提供醫師優惠券，讓他們能分發出去，藉以幫忙弱勢病患。普度就像是「社區藥頭」一般，對潛在新客戶極盡所能地表現慷慨。

在奧施康定上市後的數年間，某些醫學期刊論文提出論證，表示極少有鴉片類藥物處方會導致成癮。然而強烈暗示醫學文獻中潛藏有宣傳活動的事實是，一九八〇年一份投稿給《新英格蘭醫學雜誌》（*New England Journal of Medicine*）的致編輯函（Letter to the editor）[iii] 聲稱：「在接受鴉片類藥物治療的住院患者中，只有低於百分之一的人成癮。」這段話被引用了六百次以上，且引用數在一九九五年後激增。而大多數的致編輯函被引用次數只要有其十分之一，就算走運了。[58]

iii 「致編輯函」為讀者針對期刊所刊出論文的評論或對其數據的意見。

普度與其他藥廠對鴉片類藥物的醫學科學介入更廣。截至二〇一七年，醫學期刊中最常被引用的那九篇羥二氫可待因酮隨機對照試驗研究報告，資金全都來自普度藥廠或普度所分拆出來的跨國公司網絡。在這些論文的多位作者當中（大多數論文的作者都有六位以上），雖然也有些零星的企業作家，但絕大部分顯然都是獨立的醫學研究者。此外，在那九篇富影響力的奧施康定試驗論文當中，沒有一篇描述下列任何細節：誰進行研究、誰執行統計分析、誰撰寫論文，或是誰負責必要的引導，以順利投稿至期刊並做出所需的修正等等。換言之，這些報告幾乎可以肯定是幽靈管理的產物。這些只是引用數最多的隨機對照試驗研究報告，還有更多的論文（包括回顧論文、評論，以及較少被引用的報告）也可能是為普度進行幽靈管理後的產物。

在這些富影響力的醫學期刊論文當中，有一篇並未針對可能會引發論戰的戒斷症狀案例提出報告。[59] 雖然這篇論文描述在一〇六位病患中只有一位出現戒斷症狀，然而某份內部檢討報告卻發現有另外十一位病患回報用藥的負面經驗（至少這些有可能是戒斷症狀的緣故）。在某場法律訴訟的「一致同意的事實陳述」（agreed statement of facts）中，包含了對下列事件的描述：

〔一位〕普度藥廠員工寫電子郵件給一位普度的上級，內容是關於戒斷症狀數據資料的檢討報告……：「你認為這項〔骨關節炎〕研究的戒斷相關資料……值得寫〔一篇摘要〕嗎？還是說這會增加目前的負面新聞，應該緩一緩？」上級回應：「我不會在這個時間點寫出來」。[60]

這篇期刊論文被複印了一萬次，用來分發給醫師。

許多人認爲（但普度嚴正否認）鴉片類藥物在十二小時作用期的尾聲，就已無法緩解疼痛，因而構成「痛苦與欣快感的循環，進而助長成癮現象」。[61] 面對這一點和其他日益加深的相關疑慮，製藥產業開始大談某個方便又有點投機的概念：假性成癮（pseudoaddiction）。假性成癮並非眞正的成癮，而是當患者服用的鴉片類藥物劑量不足以解決疼痛時，會出現的一種狀況。這些患者展現出成癮的症狀，但那只是因爲他們正承受著潛在疼痛所帶來的折磨。因此，按照這個必然的邏輯，醫學社群不該試圖讓病患戒掉鴉片類藥物，反而應該要開更多這類藥物的處方！雖然批評者指出，在十二小時這個問題的脈絡下，加強劑量將導致「更高的高潮〔以及〕更低的低潮」，但普度確實推薦以更大的劑量來應對不足的治療。[62]

幾乎沒有證據能證明假性成癮的存在。然而，缺乏證據並未阻止大量醫學論文照單全收地採用此一概念，當中尤以回顧論文、臨床指引與評論爲甚。[63]我們無法得知這些論文有多少是受到藥廠的強烈影響。然而，少數文章確實承認受到藥廠贊助：在二十二篇坦承的論文中，就有九篇的贊助是來自於……沒錯，普度藥廠。[64]

普度和其他鴉片類藥物製造商也慷慨貢獻於疼痛教育（爲此編寫了一本教育書籍，經常分送給醫學生）[65]，以及美國老年醫學會（American Geriatrics Society）和美國疼痛醫學會（American Academy of Pain Medicine）等組織。美國老年醫學會有一個負責撰寫老年人慢性疼痛治療指引的專家小組。在這個小組中，超過半數的成員曾受薪爲鴉片類藥物的製造商提供諮詢或演講。[66]而近來，曾接受鴉片類藥物製造商資助的組織，似乎較容易針對開立處方的注意事項提出異議。[67]

宣傳藥物的工作在某些領域格外成功。舉例來說，在二〇〇七年至二〇一二年間，超過兩億劑的奧施藥丸被運送至西維吉尼亞州的藥局，這個數量等同於該州的每位成人與兒童都能得到一百顆以上的藥錠。普度藥廠推測未受治療的疼痛會大規模流行，並以此作爲根據找到了市場。在那段期間，較強效的藥在銷量上有穩定的成長，就和成癮的增長率一致。[68]藥物經銷商完全清楚藥物被送往哪些城鎮和藥局，但針對上述情形卻未提出警告，即使當時他們依法必須這麼做。結果，他們因而賺得了數十億美元的利潤。[69]

二〇〇七年，三位普度的高層主管因刑事指控而被定罪，理由是誤導醫師，普度因此付了六億美元的罰款。[70]自那時起，官司又多了許多，某些涉及和解，某些則還在進行。然而比起獲利，普度要付出的罰款與和解金總額根本就微不足道。

奧施康定的銷量在鄉下地區不成比例地高——作爲娛樂用途的奧施藥丸逐漸以「鄉巴佬海洛因」（hillbilly heroin）著稱。奧施藥丸爲何會與緬因州、肯塔基州、俄亥俄州、西維吉尼亞州，或是加拿大的安大略鄉下和紐芬蘭島等地，有如此強烈的關聯？

比起都會地區，被競爭者緊追在後的普度藥廠在鄉下費了更大的功夫在宣傳與銷售上。[71]普度藥廠持續鎖定那些開立最多鴉片類藥物的醫師，導致該公司在行銷上更重視有鴉片類使用歷史的地區（例如阿帕拉契地區），且通常會將重心放在人口較年長的鄉下地區。即便奧施康定的最終使用者橫跨各世代，有疼痛問題的老年人仍是首要的行銷對象。

藥物向來有其文化面向，而這些面向在非法藥物上格外明顯。[72] 隨著奧施康定越來越普遍，該藥物的使用逐漸演變成許多地方文化的構成部分（其中或許也包括共享藥物的文化），且無疑被當作是一種應付社會與經濟問題的方式。於是，奧施藥丸在最早變得普及之地興盛發展。奧施康定最初的安全警告曾建議病患不要擅自更改藥錠：

> 警告：奧施康定錠需要整顆吞服，不能破壞、咀嚼或磨碎。若服用經破壞、咀嚼或磨碎的奧施康定，可能會導致快速釋放與吸收潛在中毒量的羥二氫可待因酮。[73]

正如二〇〇四年美國審計總署（General Accounting Office）對奧施康定問題的報告所示，此一仿單可能「無意間提點了濫用者可能的錯誤使用方式」。

最後，在藥物的分銷上還有更大的問題。一旦奧施藥丸和其他處方鴉片類藥物成為常見的街頭藥物後，就必須和其他街頭藥物競爭。大多數藥物僅需和彼此競爭、和另類療法競爭，以及和其他維持健康的方法競爭。然而在此一情況下，處方鴉片卻得和海洛因以及其他會產生欣快感的藥物正面交鋒。

儘管如此，奧施藥丸和同類藥物都有一項內建的優勢。處方藥的主要分銷系統通常完全合法，從製造商、批發商、藥局到手上有處方箋的病患皆然。藥物只有在藥丸被偷、處方箋造假，或是病患將藥丸轉賣或轉讓給其他使用者時，才變成非法。另一方面，像海洛因這類藥物的分銷系統則是每一步都非法。海洛因在抵達北美的主要城市和港口後，其分銷的首要據點皆位於高密度人口的中心地區。在二十一世紀的第一個十年間，海洛因和奧施藥丸的價格不相上下，唯一的差別就在於分銷系統：海洛因在主要城市與沿岸地區賣得比較好，而奧施藥丸則在鄉下和內陸地區賣得比較好。

其中一種極為有效的奧施藥丸分銷形式是透過「藥丸工坊」（pill mills）。醫師會設立診間，通常是以獨立疼痛管理診所的型態呈現。他們會在一、兩分鐘內看完病人，開給他們一個月的高劑量止痛藥和其他受歡迎藥物，並收取現金。最成功的藥丸工坊透過自己的藥局配藥，同時靠處方與藥物賺錢。由於藥丸工坊的現金和藥物流通太大，以致他們甚至必須雇用重裝警衛。

權力的重心於二〇一二年與其後幾年發生轉變。美國與加拿大政府開始認眞面對鴉片類藥物成癮問題。他們關閉了藥丸工坊，通過新的鴉片類藥物處方規範，並在某些情況下徹底禁止奧施康定的使用。普度藥廠並未反擊（畢竟奧施康定的專利就要到期了），反而另外發展出一個更難擅改使用方式的新產品：奧施尼歐（OxyNeo）。普度藥廠採取了最具正當性的應對方式，讓自己看起來就像在幫助當局解決處方藥流向街頭的問題。

製藥產業整體確實曾奮力保護自己。美國緝毒局看見了當時的事態發展後，開始強力執行公權力，打擊的對象不只限於街頭藥物，還包括藥丸工坊、批發公司，甚至是身爲藥物交易最大參與者的藥廠本身。十年下來，製藥產業爲其撰寫的法案創造了立法動力，而該法案最終成爲了《確保病患用藥可近性與有效緝毒法》（Ensuring Patient Access and Effective Drug Enforcement Act）。該法於二〇一六年通過後，創造出一條途徑，使緝毒局能諮詢藥廠並與之溝通，但同時也形成了阻礙，令該局無法向上追溯處方藥物的源頭，也因此毫無機會調查藥廠或藥物的分銷。緝毒局雖然嚴詞反對該法，卻被兩階段策略給堵住了嘴：製藥產業有計畫地提供工作給緝毒局員工，使其直接或間接爲該產業服務（總共有五十位員工轉職）。而獲得產業充分資助的國會議員亦對緝毒局提供更普遍的支持，條件是該局必須對該法保持沉默。[74]大部分投票支持該法的議員並不明白其中隱含的意義。該法的主要提案人爲賓州聯邦衆議員湯姆・馬里諾（Tom Marino），他曾短暫被川普總統提名爲「禁毒沙皇」（drug czar）[iv]，直到他削弱緝毒局權力的事蹟被揭露爲止。

情勢也因爲墨西哥的錫納羅亞販毒集團（Sinaloa Cartel）而有所改變。由於大麻合法化的推動，這個以華金・古茲曼・洛埃拉（Joaquín Guzmán Loera，較爲人所知的稱號是「矮子古茲曼」〔El Chapo〕）爲首的集團注意到大麻收入大幅減少，需要改變其商業模式。因爲大麻的獲利變低，該集團便以另一種作物取代之，那就是罌粟。該集團運用大麻交易的經驗，立下目標要主宰美國的海洛因市場。[75]結果先前從阿富汗和巴基斯坦等地取得的海洛因，價格下滑了75%。隨著奧施藥丸價格上漲、海洛因價格下跌，使用者於是全都一起轉換用藥。而由於普度、亞培和其他販賣鴉片類藥物的藥廠早已建立其客戶群，墨西哥集團只需要接收他們的顧客就好了。其他的墨西哥集團很快便跟隨著錫納羅亞的腳步，將重心移至吩坦尼止痛劑的交易上。

雖然藥廠已轉讓出一大部分的鴉片類藥物交易給墨西哥販毒集團，但製藥產業的部分領域仍持續在某些市場區塊上競爭，也因而擴大了這些區塊的規模。奧

iv 「禁毒沙皇」在美國是毒品政策主要負責人的暱稱，正式頭銜為「美國毒品管制政策辦公室主任」（Director of the Office of National Drug Control Policy）。

施康定的美國年銷額在二〇一一年達至約三十億美元的頂峰，但普度藥廠仍汲汲營營於擴展國際市場，以彌補在美國銷售數字的衰退。普度的業主不僅擁有「萌蒂藥品」（Mundipharma）這家國際聯營企業，也正努力說服南歐、亞州與拉丁美洲的醫師不要落入「鴉片類藥物恐懼症」（opiophobia）的陷阱（意指醫師因懼怕開藥而感到痛苦，結果任病患遭受慢性疼痛的折磨）。[76] 該項宣傳活動也是按照標準路線進行，招募關鍵意見領袖來談論疼痛管理與可用的藥物。普度藥廠也積極開拓年輕人市場，做法是對兒童進行奧施康定的臨床測試（這項舉動也短暫延長了普度對該藥的美國專利）。正如某位評論者寫到：「給孩子用的奧施康定：這會出什麼問題呢？」[77]

其他藥廠也設法在北美市場競爭。在二〇一六年後期，七位曾任職於因希斯製藥（Insys Therapeutics）的高層主管與經理人被捕，原因是涉嫌賄賂醫師，使其開立「Subsys」吩坦尼噴劑的處方。此外，其中三位開最多 Subsys 噴劑的醫師被判定犯有重罪。那些假定的賄賂金則被僞裝成諮詢和演講的費用。[78] 至於醫師方面，當中有些人一向樂於收到豐厚的報酬。兩位阿拉巴馬州的醫師在二〇一七年被定罪，而他們的許多罪名都和開立 Subsys 與另一吩坦尼產品 Abstral 的大量處方有關。這兩位醫師爲各式各樣未經承認的病況開立 Subsys 處方，藉以收受因希斯製藥的回扣。他們在成爲全美開立 Abstral 藥物處方前兩名的過程中，也企圖操弄其製造商的股價——該公司爲加列納生物製藥（Galena Biopharma），規模相對較小。[79] 同時，加列納生物製藥做出了一個似曾相識的舉動：發起優惠券活動以贈送首月的 Abstral 處方藥。[80] 這會出什麼差錯呢？

II

開採來自健康邊緣的數據

二〇〇九年至二〇一三年間，歐洲藥物管理局（European Medicines Agency，簡稱EMA）核准了四十八種抗癌藥物。然而某項研究發現，這些藥物在取得許可時，65%的經核准用途並無證據顯示能改善存活率或生活品質。換句話說，歐洲藥物管理局似乎是憑著希望而非證據來核准這些藥物。而從結果看來，這些藥物當中只有少數得償所望，因爲即使經過五年的追蹤研究，仍有53%的經核准用途沒有證據顯示能改善存活率或生活品質。[1]

抗癌藥物並非特例。舉例來說，降膽固醇的司他汀類是開立極爲廣泛的藥物，但統合分析指出，這類藥物預防心臟病的效果其實微乎其微。有鑑於此，美國心臟病學會（American College of Cardiology）與美國心臟協會（American Heart Association）在二〇一三年釋出新的指引，目標是提高司他汀類藥物的治療成功率，而他們建議的方法居然是增加服藥人數！[2] 爲了更了解這件事會帶來的影響，我們或許可以思考一下：古希臘文中的「pharmakon」一字同時有「解藥」和「毒藥」的意思，而十六世紀的瑞士化學家與醫師帕拉塞爾蘇斯（Paracelsus）也說過一句名言：「只要劑量足，萬物皆有毒。」（The dose makes the poison.）

仔細研究近期獲得核准的藥物，我們會發現大多數藥物新增的好處都微不足道，這在幾乎每一個醫學領域中都是如此。獨立的醫療照顧評鑑雜誌《處方》（*Prescrire*）在二〇一六年評估了九十二種新藥，結果發現它們全都沒有突破性的進展：僅一種被評爲「眞正的進步」，五種「有好處」，九種「可能有幫助」，五十六種「毫無新意」，還有十六種「無法接受」。至於其餘的五種，《處方》則保留判斷。事實上，那一年的評鑑結果並不特別罕見。[3]

藥物的微小好處與試驗的昂貴成本是一體兩面。有位醫師是這麼說的：「〔藥廠〕既然預期藥物再怎樣也不會有什麼效力，那麼不論是爲多數人提供些微好處，或是爲極少數人提供較多好處，爲獲得許可而進行的臨床試驗都一樣龐大、昂貴和鬆散。」在賭注這麼高的情況下，「這些龐大鬆散、追求著一丁點效果的臨床試驗會用盡各種方法操作並曲解研究數據」。[4]

分析師艾倫・卡塞爾斯（Alan Cassels）寫道：「如果你的臨床試驗必須招收很多的受試者，那就表示你的藥只會有很小的效果。」[5]微小的預期效果促使藥廠執行更大規模的試驗、納入更多的受試者。臨床試驗受試人數的估計值變動很大，不過約略都在每年三到六百萬人之間。[6]

對藥廠來說，從臨床試驗中得出微小但具統計意義的結果，遠比追求巨大的藥效來得重要。在大多數情況下，只要藥物在數據上呈現微小的顯著療效（通常只要少少的兩次臨床試驗）[i]，就能獲得監管單位的核准，而取得核准是藥品銷售最關鍵的一步。一般而言，藥廠也只需要靠微小的顯著療效，就能成功賣出產品。

二〇一二年，我參加了一場爲業界醫藥學術專員舉辦的工作坊。當時有人告訴我：「藥物是一種被資訊圍繞的分子（molecule）。」在此我想稍加延伸其義：圍繞著分子的正確資訊是**使其成為**藥物的關鍵。尤其是正確的臨床試驗資訊，更使藥廠得以區別自己的「分子」與其他效果較差的「分子」，藉此獲得監管單位的許可與背書。此外，正確的資訊也使藥廠得以發表強力的藥效聲明，進而促使

i 顯著是統計學上使用的專業用詞，代表在數據統計上達到明顯的差異，因此這裡並列的「微小」與「顯著」雖然看起來矛盾，但其實指的是兩個不同的面向：即藥物的療效差異本身很微小，但在統計上承認這樣的差異為真（顯著）。

醫師接納與推薦這些藥物。

基於上述原因，執行臨床試驗變成了一種爲藥廠服務的產業。我將其視爲「資源開採業」：臨床試驗從受試者身上採集體液、量測與觀察結果，以產生數據。這些數據經過大量處理，成了藥物的關鍵成分之一，能夠決定藥品是否能打進市場並在市場上流通。然而，製藥產業已經進化到能從微小的藥效中獲利，也因此，多數的數據提取與處理都是發生在健康領域的邊緣地帶。

昂貴研究的興起

製藥產業對醫學知識的巨大影響要歸因於五十年來不同種類的醫學研究在重要程度上的轉變。來自政府監管與醫學體制內部改革的壓力，促使隨機對照試驗崛起爲最有價值且最爲關鍵的醫學研究種類。醫學當中最重要的科學推理（scientific reasoning）模式產生如此變化後，帶來了重大影響。[7] 而藥廠也已準備好要善加利用此一改變。

醫學面的壓力

隨機對照試驗成爲醫學知識的核心其實是相對近期的事。在英語系國家，一般認爲將隨機對照試驗應用於醫學研究的第一人是奧斯汀．布拉德福德．希爾（Austin Bradford Hill）。這位英國的流行病學家除了在一九四六年針對鏈黴素（streptomycin）治療結核病的效果設計了臨床試驗外，本身也是醫學領域的隨機對照試驗擁護者。另外也有其他先驅，例如德國的保羅．馬提尼（Paul Martini），他從三〇年代開始提倡並執行藥物的隨機對照試驗，並在四〇年代獲得影響力。[8] 接下來的數十年間，隨機對照試驗受到統計學家與醫學改革者的大力推崇，重要性持續上升，到了九〇年代時已成臨床研究的「黃金準則」（gold standard）。[9]

對統計學家來說，實驗數據要經得起統計分析，就必須來自隨機取樣。一項設計與執行完善的隨機對照試驗會從某一族群中隨機選出受試者，產生的結果有一定的可能性能回過來應用在整個族群上。隨機對照試驗的崛起或許還有個更重要的原因，那就是隨機取樣（特別是合併雙盲設計）引起了醫學領域對研究者偏誤（researcher bias）的廣泛關注。[10] 從五〇年代開始，爲了使隨機對照試驗成爲科學醫療的基礎而投入的努力一直都相當成功，自七〇年代後，醫師便不斷被告知這樣的說法：作爲臨床實務的基礎，隨機對照試驗是唯一可信的參考資料。

「實證醫學」（evidence-based medicine）的興起進一步發揚了醫學實務應依據隨機對照試驗的想法（可能的話，最好參考多項試驗）。實證醫學起源於加拿大麥克馬斯特大學（McMaster University）的醫學課程，當時課程的宗旨是爲臨床問題尋求務實的解決方案。臨床流行病學家大衛．薩克特（David Sackett）率先教授如何嚴謹評讀醫學文獻，這些授課內容後來寫成了一系列論文，於一九八一年發表。[11] 十年後，在《美國醫學會雜誌》（*Journal of the American Medical Association*）編輯德拉蒙德．雷尼（Drummond Rennie）的邀請與資助下，這些文章經過更新並重新發表爲一篇宣言，內容除了反對醫師依賴直覺外（這點已長期受到批評），甚至也反對他們依賴生理學推理與實驗室研究。這篇宣言是這麼起頭的：

> 醫學實務的新典範出現了。實證醫學為臨床決策提供充分的基礎，著重於檢視臨床研究中的證據。那些直覺、非系統性的臨床經驗與病生理原理已經不重要了。[12]

在這篇厚重難讀的宣言背書下，改革派開始記錄、稱頌並促成一場革命的興起。

然而，隨機對照試驗並非完美的工具。隨機對照試驗包含人爲因素，以致其產出的知識無法貼合現實世界：試驗中那些嚴格管控的療法幾乎很少在一般的治療中重現，而受試者族群也永遠無法完全等同於眞正被治療的族群。[13]此外，隨機對照試驗傾向於推動治療的標準化，但這並不符合人類世界的變異性。換句話說，對處於特定情境的特定病患而言，最有效的標準化療法不見得就是最有效的。[14]此外，相較於展現藥物是否有效，隨機對照試驗通常較不擅於辨識少見的不良反應。即使隨機對照試驗被奉爲黃金準則，若是設計或執行不佳，其價值可能還低於其他非隨機對照但較完整的研究。[15]一項事實從各層面說明了隨機對照試驗不如表面上堅實：受藥廠贊助的研究所產生的正面結果遠多於獨立研究，[16]而這顯示出隨機對照試驗無法預防偏誤。

監管面的壓力

醫學改革是隨機對照試驗能進入醫學核心地帶的其中一個原因。第二個原因則在於政府監管部門把隨機對照試驗定爲藥品許可程序的主幹。

現代藥物的監管架構大多承襲自美國在一九六二年通過的《基福弗—哈里斯

修正案》（Kefauver-Harris Act）。發起人期望能透過該修正案回應兩組問題，不過最後都沒有任何問題眞正獲得解決。在該修正案通過之前，參議員艾斯特斯·克佛威（Estes Kefauver）曾針對專利壟斷帶動的高昂藥價，不遺餘力地向製藥產業提出質疑。而這也是美國消費者最不滿的地方。然而克佛威在改革上的努力大多付諸流水，因爲製藥產業與其產業協會總是有辦法轉移他對藥品專利與藥價的抨擊。[17] 更直接加速該修正案通過的是震撼人心的沙利竇邁（thalidomide）事件：美國因爲沒有太快核准這種藥而驚險地逃過一劫，而甘迺迪政府也藉由此契機推動藥物監管。[18] 這一切都要感謝食品藥物管理局的弗朗西絲·凱爾西（Frances Kelsey）博士不斷質疑沙利竇邁的安全性，並延後許可。於此同時，歐洲與其他地方卻把沙利竇邁當成止吐藥與鎮靜劑使用，造成數千名嬰兒畸形。

《基福弗—哈里斯修正案》理當提升藥物的安全性，但實際上卻對美國現行的藥物安全性監管程序幾乎沒有幫助。該修正案新增的規定是藥廠在取得許可前必須證明藥物的藥效，而藥效證明必須要包含由合格專家執行的「充分且控制完善的調查」，並且「能公正且負責任地斷定該藥物具有其宣稱的效果」。[19] 食品藥物管理局的監管架構是以分期試驗爲核心，起點是實驗室研究，終點則是多項類似的臨床試驗，而且最好是隨機對照試驗。

只有將試驗中取得的證據作爲根據，才能依此核准藥物在美國銷售，以及對該藥物提出權利主張。《基福弗—哈里斯修正案》的主條款是關於行銷藥物需具備哪些適切且必要的科學知識。食品藥物管理局早已是藥物進入美國潛在市場前的強制通行點（obligatory point of passage）。[20] 儘管如此，在該修正案通過後，由於藥物許可清楚規範了藥廠該如何宣傳其藥物，因此也等同於明列出投入更多行銷須具備的條件。這種包含實驗室與臨床研究的認證機制，逐漸演變成完全是在爲特定藥物的宣傳與推廣開創可能性。

食品藥物管理局由此成爲彆腳的擔保人，藉著提供認證標章向醫師和病患保證新藥有效，副作用也不會太大。這對藥廠而言簡直是座金礦。基本上，食品藥物管理局不只是在爲其許可的藥物背書，同時也限縮了競爭。這種認證系統爲專利藥物增添了多層的獨占性，進而大幅提升了它們的價值。

在接下來的數十年間，世界各地的監管機構皆依循著美國食品藥物管理局的領導，特別是在運用分期試驗模式（並以大量臨床試驗告終）這方面。舉例來說，加拿大的監管法規迅速地在一九六三年跟進。英國也在同一年發布新措施，並且爲鞏固這些措施，在一九六八年建立了類似於美國食品藥物管理局的監管架構。頒布於一九六五年的歐洲共同體指令（European Community Directives）則要求所有歐盟成員國訂定官方審查流程，而它們也在接下來的十年間完成了這件事。日本則是在一九六七年推出了自己的監管法規。

自從六〇與七〇年代藥物監管擴大後，專利藥更號稱是比古老的學名藥還要強效（而且受到普遍認同）。這導致藥物專利成爲某種品質指標，即便不同版本的學名藥大多都曾有過專利，而且往往是不久前的事。[21]

一般而言，製藥產業並不贊成建立新的法規，因爲會增加成本與障礙，有時還會提高不確定性。[22] 製藥產業也在法庭上質疑監管單位在各層面的職權。[23] 藥廠與產業協會不斷地用更隱密的方式向監管與立法者遊說，使監管制度能符合他們在全世界的利益。[24] 以國際醫藥規制協和會（International Conference on Harmonization of Technical Requirements for Registration of Pharmaceuticals for Human Use，簡稱ＩＣＨ）爲例，我們能看到藥廠利益是如何左右其規範的制定。該會積極地保障藥廠利益，試圖使新藥盡快上市，以便能在專利保護期內賣得更久。由於主流市場的監管法規各不相同，藥廠必須設計不同的研究來符合要求，而新藥的上市時程也會因此延緩。有鑑於此，國際製藥商協會聯合會（International Federation of Pharmaceutical Manufacturers' Associations）聯合歐盟、日本與美國的監管機構，創立了國際醫藥規制協和會。[25] 自一九九一年起，國際醫藥規制協和會的一系列會議逐步推動了試驗要求的標準化，使分期試驗維持了始於實驗室研究，終於隨機對照試驗的運作架構，但同時也確保一組試驗結果就足以應用於上述這三個主流市場。世界各地還有許多對監管法規進行標準化的其他途徑。許多國家都想從龐大的製藥生意裡分一杯羹，就算只能分到一丁點。於是他們讓自己的監管法規與北美、西歐接軌，藉以降低藥廠進入市場的門檻。[26]

儘管製藥產業抱怨隨機對照試驗的花費，並積極反對那些要求增加試驗的監管法規，但昂貴的成本也意外阻絕了許多非業界研究者，使他們無法貢獻出最有價值的醫學知識，也就是監管單位所要求的那種隨機對照試驗。在此同時，藥廠贊助了大部分的臨床試驗，從而影響了研究結果。這些藥廠能完全掌握大多數受他們贊助的研究，在某種程度上還可以決定要用什麼方式公布多少數據。近期研究顯示，這些藥廠並沒有向政府申報他們進行的每一項臨床試驗（按規定他們應該這麼做）。即使有申報，他們也沒有將研究結果全數公開。[27]如同接下來的幾章會討論到的，藥廠贊助的論文很少清楚地解釋藥廠對研究數據的產出、分析與呈現的控制程度。舉例來說，這些論文幾乎不會提及藥廠統計員的名字，這表示他們的貢獻並不會被標註。[28]在這種狀況下，藥廠能選擇性地運用隨機對照試驗的數據，暗中形塑醫學知識以幫助他們行銷。同時，藥廠對醫學研究的參與也使他們可以更公開、更廣泛地散播自己偏好的醫學知識。這導致藥廠得以大幅掌控醫師對疾病、藥物與其他治療選擇的認知。[29] 由此可見，儘管藥廠通常都反對監管單位的新要求，但他們也從中獲得了莫大的好處。

分期研究：簡介

將藥物引進市場需仰賴許多不同種類的研究。一般而言，這個過程的起點融合了藥廠策略、行銷研究與生物化學：藥廠找出自己想生產一或多項藥物的疾病領域，並尋覓有機會得出結果的生化或生理學研究。

藥廠可能會用某些方法找出初步看起來有潛力的物質（這個流程通常被稱爲「藥物發現」〔drug discovery〕，一個有點誤導人的名字），不過，他們最常用的手段還是高通量篩選（high-throughput screening）。在選定了某個目標受體後，藥廠會創造一套具有高度可重複性的分析法來檢測受體活性。而自動化設備就在那時候接手。托盤上放置著數百到數千個分析法的複製品，機器會從龐大的物質資料庫中取出不同物質，塗在各個分析法複製品上。一個好的資料庫可能會包含近百萬種不同物質，而這些物質可能是從泥土中取得、從植物與黴菌上刮落，或是從其他地方找來。自動化設備會測量每一種物質的分析結果，而有潛力的候選物質會被標記，送入下一輪的測試，最後進入臨床前研究（pre-clinical studies）。

在得出少數幾種分子後，藥廠會開始探究它們是什麼、在人體內可以有什麼效用，以及可能有多少毒性。一系列的實驗室研究在組織樣本與動物身上展開，目的是要了解這些分子的毒性與致癌性，以決定是否值得繼續研究。至於要選用哪種動物模式（選項總是包括老鼠、狗、豬或靈長類）則會根據預期的分子形式與效果，以及獲得的資訊能否應用在人體上。此階段的實驗設計遵循國際醫藥規制協和會的協定，得出的結果會交付監管單位，用於申請人體臨床試驗以及最後的藥品許可。

對多數的藥品申請而言，正式的臨床試驗共分四期（參見圖2-1）。第一期試驗納入二十到一百名健康的受試者，主要目的是要確定候選藥物的短期安全性，但在過程中藥廠也會了解到其副作用、適宜劑量與耐受度，或許還包括藥效。本章末尾會針對這些試驗有更深入的討論。

第二期試驗大約納入一至三百名患有指定病況或疾病的患者，目的是要探討候選藥物的生體效果能否在足夠比例的病患身上產生療效——這時就需要隨機

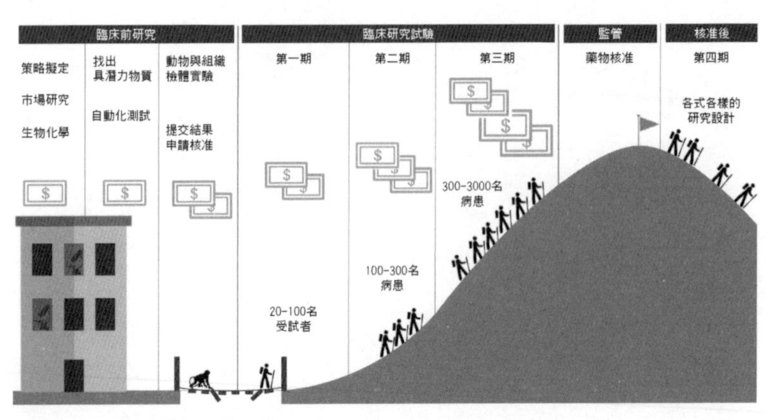

圖 2-1　藥物開發階段

對照試驗，以比較治療組與安慰劑組。此外，第二期試驗也會繼續微調藥品劑量與監測安全性。

到了第三期試驗，藥廠會進行完整的臨床試驗來提出藥效證據。他們招募的族群約略能符合他們尋求上市許可時的目標族群，而試驗將會關係著候選藥物的官方適應症（如果真的取得許可）。依據適應症與預期藥效的不同，第三期試驗的納入人數可多可少，大約在幾百到幾千人之間。一方面，某些太罕見的病況不容易找到很多患者。另一方面，如果候選藥物只展現出些微的好處，試驗人數就必須大到能產生可用的數據。第三期試驗是藥品許可申請的關鍵，試驗如果成功，藥品便能被證明有效並且沒有太多副作用。這些藥效證據不完全等於治癒，因為許多試驗也只能用替代性的指標（例如腫瘤縮小，而非多活幾年）來代表治療成功。

最後是第四期試驗，其中包含在藥物核准之後進行的任何臨床研究。按照試驗目的不同，第四期試驗可能會很像前三期的試驗。舉例來說，如果是要證明藥物能否空腹服用，那麼可能就會類似第一期試驗；如果是要提供新證據以說服醫師開立這種藥，那麼可能就會類似第三期試驗。第四期試驗也可能會以不同形式呈現，藉以使醫師熟悉該產品並獲得商業資訊，例如招募醫師開立藥物的「種子」試驗（'seeding' trials）。

藥物研發到底要花多少錢？

產業結盟組織（病友權益倡議組織、學術研究單位與智庫等）為製藥產業建構了更大的同溫層。在過去四十年間，同溫層中最重要的成員是美國塔夫茨大學（Tufts University）的藥物發展研究中心（Center for the Study of Drug Development，簡稱CSDD）。該研究中心是由路易斯．拉薩尼亞（Louis Lasagna）博士在一九七六年成立。這位傑出的臨床藥理學家以改寫醫師誓詞而聞名，同時也是關鍵的意見領袖，經常與製藥產業密切合作，並且和重要的美國保守派人士關係良好。[30]藥物發展研究中心是透過製藥產業的贊助而成立，並以嚴格保密的方式直接從業界取得某些數據：

> 數據是來自它們的生產者，也就是製藥與生技公司。這些公司願意合作，因為他們知道塔夫茨大學藥物發展研究中心會創造出全面且客觀的藥物研發流程，而且絕對不會洩漏藥廠數據。[31]

藥物發展研究中心對製藥產業有著巨大的影響力，特別是因為它會定期估計藥物的研發成本有多高。[32]到了二〇〇一年時，研發成本的估值高達八億美元，而到了二〇一四年時，藥物發展研究中心又將估值上調到更驚人的二十六億美元。[33]如此驚人的數字很容易用來合理化減少監管、延長壟斷與高昂的藥價，其中又以後者最為常見。業界就曾強調在成本高達二十六億美元的困境下，藥物研發很可能會因而停滯。

委婉地說，這些成本估值其實非常有爭議。藥物發展研究中心的數據是由藥廠在嚴格保密的狀況下所提供，因此，沒有任何方法能確認數據的代表性。雖然這些研究只會涵蓋藥廠「自主研發」的藥物，但這些藥物很可能大多源自公部門贊助的研究。此外，研發成本在計算時可能會納入與藥品核准無關的業務，同時也沒有考慮到稅收優惠與政府補助。成本估值當中最大的一塊（近乎一半）是資本的機會成本，它以循環計算，就像是藥廠在投資自己的股票（這在近幾十年大幅增值，可能和藥物研發有關）。[34]

儘管其他機構的估值差異甚大，加上任何估值都有一定程度的不確定性，某些貌似可信的數據也只有藥物發展研究中心估值的10％到25％左右。[35] 近期有項研究運用了美國證券交易委員會的公開資料，儘可能地複製藥物發展研究中心對癌症藥物研發成本的估算，得到的結果是六億四千八百萬美元。即使高昂，這個估值還是比藥物發展研究中心的天文數字少了近75％。[36]

或許針對特定藥物進行專一且有效率的研發，仍有可能讓成本降低許多。被忽略疾病用藥倡議組織（The Drugs for Neglected Diseases Initiative）是由無國界醫師團所創立。這個非營利組織只用了二億九千萬美元就開發出七種新療法。[37] 換句話說，每一種藥物都花不到藥廠宣稱成本的2％。因爲花費少，加上又是非營利的計畫，因此藥物能以最低成本供應給需要的人，其中包括至今已有五億人服用過的抗瘧疾藥。葛蘭素史克藥廠（GlaxoSmithKline）的執行長安德魯・威蒂

（Andrew Witty）曾於二〇一三年表示，藥物發展研究中心的估值是「業界的一大迷思」。他認爲集中資源在更可能成功的計畫才是眞正有效率的策略。[38] 這似乎就是倡議組織努力在做的事。他們所選定的研發計畫賺不了什麼錢，不受藥廠青睞，因此是很容易實現的目標。

製藥產業對醫學研究的嵌入

生物醫學研究的高度發展和新藥、專利以及監管制度息息相關。這導致了某些學者稱爲「生物資本」（biocapital）的累積與利用，[39] 其中牽涉投資基金、生物醫學基本架構、生物製品與知識的相互扶植。就連全球衛生服務也是如此：我們可以從藥物發展的公私夥伴關係中發現，各方勢力的付出是爲了維持對資本、資源與知識流通的掌控。[40]

正因爲隨機對照試驗所費不貲，藥廠與研究者必須發展新的正式架構來應付大型試驗。[41] 在高昂成本與經常開支的加乘下，隨機對照試驗所受到的重視帶動了知識生產者的轉移：這些最具價值的醫學知識不再來自獨立的醫學研究者，而是藥廠。製藥產業和醫學研究團體越來越密不可分，原因是製藥產業能生產重要的醫學知識（通常是透過分包），同時也能爲醫學研究（大致上是由獨立研究者進行）提供重要的贊助。

受託研究機構

藥廠贊助研究的「標準場景」通常是這樣的：首先，研究者會設計實驗，提出計畫。接著，研究者會向一至多間藥廠尋求贊助。藥廠可能會出於興趣或爲了表示善意（或兩者皆然）而同意贊助。最後，研究者會執行研究、撰寫論文，然後投稿到期刊。

我們可以從許多的研究、系統性回顧與統合分析中發現，如果一項臨床試驗接受了藥廠贊助，那麼這項試驗的期刊論文便很可能提出對贊助者有利的結果。[42] 在某些醫學領域，藥廠贊助的研究論文幾乎肯定會產出正面的結論。因此，就藥廠贊助研究的「標準場景」而言，我們必須假定，大致上屬於獨立性質的研究者會透過實驗設計、執行、解讀以及（或）論文發表，使研究成果符合贊助者的利益。可能的手法有很多，例如研究者可以安排不適當的競爭藥物，在不具代表性的族群中進行藥物試驗，或預先選擇能做出結果的統計法。

這導致奇怪的現象產生：雖然利益衝突是強大的力量，但僅僅是因爲研究贊助而產生的利益衝突，卻可以讓獨立研究產生對藥廠有利的結果（至少我們看見的情況是如此）。不過，無論對藥廠有利與否，我們都不必認爲獨立研究者會那麼容易受到影響，原因就在於藥廠贊助研究的「標準場景」其實並不標準。

藥廠的臨床試驗幾乎都是委外處理，某些交給學術機構，但絕大多數是外包給營利性質的受託研究機構（70％到75％的藥廠贊助藥物研究皆由他們執行）。[43] 製藥產業發展迅速，在一九九七年到二〇〇七年間每年平均成長34％，後續幾年也有15％的幅度。整個產業的成長規模龐大到如今已有受託研究機構的產業公會。舉例來說，英國的臨床暨受託研究協會（Clinical & Contract Research Association）就自誇有大約三十位會員，多數是總部設在英國的小型或中型受託研究機構。既然是受雇進行研究，受託研究機構從一開始就能代表藥廠利益。

二〇一四年，我參加了藥物資訊協會（Drug Information Association）於維也納舉辦的歐洲大會。會議的規模很大，需要能容納上千名參與者的會議中心，演講者則來自藥廠代表、受託研究機構經理、某幾個國家與歐盟機構的監管單位，以及病友權益倡議組織。這場會議讓新藥上市過程的利害關係人有機會聽見彼此的聲音（雖然規模太大而流於形式）。討論的層面廣泛，包括臨床試驗的設計與監管、新藥試驗與認證的監管程序該如何設計、怎樣的臨床試驗才能符合認證與認證後的需求，以及資訊透明度與是否公開等議題。雖然各方意見顯然有所分歧，但幾乎所有的與會者都對藥物商品化的巨型計畫感興趣。

最令我驚訝的是這場大會的展覽廳。受託研究機構以及其他為製藥產業工作的機構在這裡設置了華麗的展間，以推廣他們的服務。受託研究機構的數量比我知道的多出許多。可能是因為會議在維也納舉行，某些公司特別強調他們在東歐與前蘇聯執行臨床試驗的能力，不過他們的總體目標都是全世界。另外也有些受託研究機構有所專精，例如德國公司PaediaCRO只做兒童研究，或是跨國公司TRAC服務有限公司（The Regulatory Affairs Company）只處理藥品許可申請與相關規劃。許多公司提供統包式的服務，藥廠幾乎什麼都不用自己做。尤其是對小型藥廠而言，將多種職能外包是很合理的事，因為如此一來，他們便能依靠受託研究機構所提供的專業知識與門路。[44]

受託研究機構能介入研究的所有階段，包括從事分析與合成化學實驗、執行體外與活體毒性研究、[45]提供與試驗相關的實驗室服務、進行臨床試驗、分析數據、投入健康經濟研究、實施藥物監督（監測藥物核准後出現的不良反應）、聯繫監管單位，甚至包辦藥品核准申請程序。

儘管如此，這門生意的核心仍然是臨床試驗。受託研究機構執行臨床試驗，不外乎是為了藥品核准或取得更多研究數據來支持藥品上市，又或者兩者皆具。另一方面，受託研究機構基本上會和醫師以及診所簽訂合約，由他們來進行臨床研究中的實作部分。他們會透過各種方式招募病患，例如公開廣告、專科醫師網絡，或直接由醫師徵求受試者。

受託研究機構對於受試族群也變得越來越講究。在一場關於海外臨床試驗的訪談中，某位受託研究機構的前執行長表示：「公司現在可以挑選族群……以得到最顯著的藥效與『不傷身』信號。」[46]要做到這點就必須要接觸更大的族群，通常是來自多個國家。

因此，當受託研究機構必須用高效率又低廉的方式執行高科學品質的試驗，以支持藥品的核准與上市時，他們同時也得達成雇主藥廠的其他目標。

受託研究機構的客戶導向左右了他們發起與執行隨機對照試驗的方式，進而使研究更容易產出客戶喜好的數據。舉例來說，他們可能會有計畫地招募特定族群，讓受試者群體產生偏移，或中止某些不符合設定（尤其是出現壞結果）的研究部位。大型隨機對照試驗的設定條件極為複雜，因此，受託研究機構若是為了建立贊助與有利結果之間的關聯而做出決策，也不會令人意外。

學術機構在執行臨床試驗時偶爾會簽訂合約，但受託研究機構不同，他們向藥廠提供數據資料時不需要附加條件。受託研究機構沒有興趣自己掛名發表研究結果，這些資料全都歸贊助藥廠所有，任其掌控。因此，如同下一章會討論到的，藥廠可以最大化地運用這些資料。在藥廠科學家、統計學家、發表規劃師與醫學撰稿人的操作下，有助於藥品行銷的知識就此誕生。

有邊界與無邊界的臨床試驗

受託研究機構通常會在北美與西歐內外的多個國家進行研究，包括較貧窮的「治療未開化」（treatment naïve）國家，這些地方的人均治療成本相當低廉。[47]不過，北美與西歐仍占據藥物臨床試驗市場的六成以上。按照最大型的臨床試驗資料庫「ClinicalTrials.gov」的數據，二〇〇六年到二〇一三年間，高收入國家平均每人接受的臨床試驗是中等收入國家的將近十倍。[48]在這段期間內，將近七成（四十六萬筆）的資料是登記在北美與西歐國家（大型試驗會在多個地方進行）。[49]儘管如此，在亞洲、非洲、南美與東歐進行的研究還是越來越多，顯著的西向東或北向南轉移似乎正在發生。[50]南半球的臨床試驗成本低很多（就付給醫師與受試者的費用以及醫療處置的支出而言），即使在醫療基礎建設充足、適合臨床試驗的地區也是如此。

舉例來說，印度就是個適合提供受試者的國家。印度的《經濟時報》（*Economic Times*）曾在二〇〇四年寫道：「商機龐大，跨國藥廠個個躍躍欲試，而印度的公司更是積極爭取。我們不但有技術，也有人口。」[51] 印度下重本投資，以建立臨床試驗在資源、社會與監管層面所需要的基本架構，例如臨床試驗的相關課程與研究倫理標準。[52] 根據估計，在印度執行臨床試驗的人均支出比北美或西歐國家低了三至五成。[53]

政府的組織架構與獎勵措施起了各式各樣的作用。印度將臨床試驗視作一筆大生意，爲藥廠與受託研究機構的區域研發部門制定了稅收優惠，放棄了臨床試驗必須對國家有「特殊價值」的規定，不堅持試驗用藥之後一定要在印度上市，並投入資本於訓練臨床試驗工作者（受試者以外的另一種重要人力資源）。[54] 於是，所有重要的國際級受託研究機構都在印度設有辦事處，而區域性的受託研究機構也很多。對於尋找臨床試驗地點的藥廠而言，印度這類國家的基本建設正在持續發展。

臨床試驗全球化的另一個原因是研究倫理的多變性。即使是在歐盟會員國與新加入的東歐會員國之間，倫理標準仍有差異，而低收入國家套用國際基本倫理標準的方式也各有不同。在某些情況下，高收入與低收入國家的規約甚至天差地遠，因而引發了相當大的爭議。這些案例雖然極端，但實際情況就是如此。受託研究機構小心謹慎地利用研究倫理的多變性，藉以減少臨床試驗的支出，並增加效率。[55]他們也會彼此競爭，進而製造降低倫理標準的壓力。舉例來說，業界行動者會對「浮動研究站」（floater sites）發出抱怨，因為這種臨時研究診所的預期壽命很短，令受託研究機構難以和較具規模的診所合作。

回到印度的例子。記者索妮亞．沙阿（Sonia Shah）聲稱這個國家的倫理基礎工程（ethics infrastructure）很薄弱。她引用健康倡議人士桑德亞．斯里尼瓦桑（Sandhya Srinivasan）的話，指出倫理委員會審核臨床試驗申請並不是為了徹查，而是要「讓它們過關」。[56]另一方面，芝加哥大學人類學教授考希克．桑德．拉展（Kaushik Sunder Rajan）則提出反駁，認為印度的臨床試驗能力如果要獲得提升，倫理委員會與倫理架構將是關鍵要素，因為國際藥廠的臨床試驗必須符合國際標準，而這些藥廠正極力確保研究倫理委員會能存續下去。[57]

臨床試驗移出北美與西歐國家的原因或許也包括公關與責任壓力。[58]發生在歐美市場的藥物關聯死亡與嚴重不良反應會引起更多藥廠不樂見的媒體關注，而比起其他地方，北美與西歐國家的法律責任通常也重得多，特別是美國。

那麼，藥廠爲什麼沒有更快地移往這些低成本、低風險的國家？歷史因素的影響很大。舉例來說，在國際醫藥規制協和會成立之前，食品藥物管理局堅持大多數的藥物臨床試驗都要在美國進行，這促成了臨床試驗資源與社會資本的全國性發展，其中尤以第一期試驗爲甚。第一期試驗通常由住院病患參與，需要配備病床與其他設施的醫療院所，也因此某些較老舊的物質基礎設施仍持續有人使用。就像其他低收入國家，[59] 歐美社會也存在著「專業白老鼠」（professional guinea pigs）。[60] 此外，許多地方也試著吸引藥廠來進行臨床試驗，例如丹麥等國家有著強大的健康照護系統與病患追蹤能力，這爲臨床試驗的招募與執行提供了良好的基本架構。

不過，第二、第三與第四期的臨床試驗仍大多在北美與西歐國家進行，背後的主要原因是爲了接觸大型市場的醫師，而臨床試驗能創造並維持這些接觸的機會。一項大型試驗通常牽涉超過百位醫師，每位醫師都招募十幾名以上的病患。醫師在招募病患與執行研究者的所有工作流程時，都會獲得報酬，因爲這些都屬於試驗的一部分。而在此同時，他們也會越來越熟悉這些藥物，並且與提供贊助的藥廠建立更穩固的關係。換句話說，臨床試驗能爲藥物創造銷售機會。

一旦藥物獲核准後，研究者也可能被招募來加入進一步行銷的行列。如同後續章節會討論到的，他們能代表藥廠對醫師演講。如果他們因身分地位適宜而被藥廠「相中」，就有可能成爲幽靈寫手，利用臨床試驗的資料撰寫傀儡論文。事實上，他們有可能成爲名義上獨立的試驗藥物支持者與推銷員。

研究者自發型試驗

如果受託研究機構掌握了70％到75％的藥物試驗，那剩下的25％到30％呢？由獨立的醫學研究者執行，卻接受藥廠贊助的臨床試驗又是怎麼回事？爲了釐清這一點，我前往紐澤西州郊區一間又大又新、具殖民風格的飯店，參加一場爲「研究者自發型試驗」（investigator-initiated trials，簡稱IIT）舉行的會議。與會者包括大約一百位從事研究者自發型試驗的藥廠雇員，以及銷售相關服務的廠商，後者的人數較少。和我在維也納參加的藥物資訊協會大會相比，這場會議的規模似乎小了點。

這些公司支持研究者自發型試驗是爲了和醫師建立關係，以及產生正向的科學宣傳效應。研究者有時是名符其實的「自發」，會自己設計臨床試驗，然後找認識的藥廠贊助。然而在大多數的情況下，研究者自發型試驗只有一部分是獨立執行的。智蛙行銷集團（Sagefrog Marketing）是專精於健康領域的行銷公司，其執行長馬克．施穆克勒（Mark Schmukler）寫道，所有的研究者自發型試驗目標都是：

- 增加藥品的知識基礎。
- 產出論文與摘要，在醫學會議上分享。
- 讓重點醫師更熟悉這些藥品。
- 提倡藥品的使用。[61]

最重要的是，「沿用自臨床研發計畫（Clinical Development Plan）的研究者自發型試驗流程應謹慎排定時程。對於準備啓動的試驗，其研究結果與論文發表應該要在預定啓動後的六個月內完成」。[62]也就是說，研究者自發型試驗雖然在某種意義上是由「研究者」所發動，但還是被預期要能巧妙地符合藥廠的行銷策略。

藥廠對這些議題其實沒有共識。在我參加的那場研究者自發型試驗會議上，與會者討論著發起臨床試驗請求的技術細則，而最先談到的便是監管與市場需求。講者與聽眾都非常清楚，如果公司的出發點是符合需求，特別是監管規定，試驗就不可能完全獨立（這和某些人的認知有所衝突）。某位與會者問道：「運用臨床試驗來核准藥物，不就意指藥廠有某種程度的介入，以及這是個接受贊助的研究？」

某間公司的資深醫藥事務經理摩爾（Moore）博士描述了醫藥學術專員是多麼需要和「研究者互動，以得到符合公司需求的研究，同時又不能越界」。而其訣竅就是確保研究者所提出的試驗計畫符合公司需求。「假設你需要研究者自發型試驗來達成藥物在某個國家的商業化」，你可以和這個國家具影響力的醫師合作，也就是關鍵意見領袖。此外，研究者自發型試驗還有個好處：其成本通常遠低於受託研究機構進行的試驗，尤其是「海外」試驗。某專業藥廠的醫藥事務副總裁馬卡爾（Macar）博士稱其爲「外包」。對馬卡爾與摩爾來說，這些半獨立的臨床試驗是藥物商業化的必要步驟。

其他的藥廠發言人（其中一位曾從事研究者自發型試驗多年）則對操控臨床試驗的做法感到憤怒，包括發出提案要求，以及與研究者密切合作。梅爾（Mayer）博士強調「我們不該做這種事」，並表示這麼做會讓公司惹上麻煩：「輝瑞上次的商業誠信協定（Corporate Integrity Agreement，簡稱ＣＩＡ）是三十二億

〔美元〕。這不能開玩笑。」確保研究者自發型試驗並非一種「外包」，有助於讓藥廠免受操控證據的指控。儘管各家藥廠顯然無法達到共識，馬卡爾博士仍設法替這個令人不自在的問題找出解套之計。區別一項試驗是受控制或獨立「似乎仍算是務實的做法，只是兩者的劃分幾乎總是處於灰色地帶」。

行銷與研究的嵌入

輝瑞的前任全球研發長約翰・拉馬蒂納（John LaMattina）寫道：「由生醫產業執行的**每一項**臨床試驗都有藥廠商務部門的影子。」[63] 拉馬蒂納的意思並不是藥品行銷把善良的科學變得邪惡，而是所有臨床研究的最終目的都是要讓藥品上市。商業目標打造了科學：

> 沒錯，生醫公司要賺錢。而為了達成這個目標，花在臨床試驗的數十億美元必須是明智的投資。公司利用組織架構內的所有專家（研究、臨床、監管與商務）來最大化臨床試驗的成功機會，使新藥的價值能完整展現。[64]

「新藥的完整價值」指的是該藥物能帶給藥廠的最大報酬。臨床研究所產生的資訊必須要能定義藥物與其市場，並且把藥物帶向顧客。如同我在本章稍早前所述，藥物是被資訊環繞的分子。因此，對藥廠而言，把研究與行銷分開一點也不合理。

藥廠可以在許多方面動手腳，讓臨床試驗更容易產生具商業效益的結果。他們可以挑選對自己有利的競爭藥物、使用不尋常的劑量、仔細地建構受試族群、機靈地替換研究指標，並設計副作用還不大會出現的試驗時間長度，以及容易達成的藥物有效定義。此外，藥廠也可以決定臨床研究論文的樣貌，方法包括只納入某些臨床指標、進行次族群分析、選用對自己有利的統計方法與表現方式、大幅度地「隱惡揚善」、提出某些理由來推斷負向結果可忽視，或是直接用寫作技巧來強調正向結果。當默克藥廠在測試他們時運不濟的止痛藥偉克適（Vioxx，學名羅非昔布〔rofecoxib〕）與萬克適（Arcoxia，學名依托昔布〔etoricoxib〕）時（這兩種藥都是環氧合酶—2〔COX-2〕抑制劑，理論上不像傳統止痛藥那樣會造成腸胃不適），就曾使用上述所有的技巧來改善試驗結果。[65] 我們因為默克所面臨的訴訟而對這兩種藥物有較深刻的見解，不過，默克的做法並沒有任何不尋常之處。

舉例來說，當默克執行一項臨床試驗，試圖比較止痛藥羅非昔布與歷史悠久的止痛藥萘普生（naproxen）時，他們發現相較於控制組，羅非昔布那組的病患發生較多心臟問題。默克宣稱這樣的結果是可理解的，因爲萘普生本來就能保護心臟（雖然這完全是臆測）。他們一開始發表的研究結果刻意略過三個服用羅非昔布後心臟病發的案例，理由是這些病患是在試驗設定的時間切點之後才發作。但奇怪的是，默克記錄心臟副作用和腸胃副作用的時間切點並不一樣，而這麼做似乎是爲了讓結果對自己有利。這篇正向結果論文獲得了史上最強力的宣傳，因爲默克向醫師發送了九十萬份論文複印本。[66]

我在本章開頭引用了一位重要醫師的話，他指責藥廠在執行「鬆散」的臨床試驗。不過只有在批評者眼中，這些試驗才是鬆散的。對藥廠而言，這些試驗可以透過非常精細的設計而產生好的結果，使他們得以取得藥品許可，最終擴大市場。

人人都是血之書[67]

許多第一期試驗（所謂的「健康自願者」試驗）的受試者都參加過許多次試

驗，某些人甚至稱自己爲「專業白老鼠」，因爲參加試驗的報酬是他們的主要收入。臨床試驗的酬金基本上是在兩千到四千美元之間，長期研究給的更高。因此，常參加試驗的受試者總是搶著加入待遇更好的試驗。[68]

第一期試驗的協定幾乎大同小異。研究門診發放廣告來招募受試者，而有經驗的健康自願者的人脈網絡會擴增這些廣告的效力。受試者經過篩選，確定他們眞的健康到足以參加試驗，距離上個試驗的時間也不至於太近，更沒有服用任何可能干擾試驗用藥的藥物。第一期試驗的頻繁受試者可能會說謊以取得資格，並刻意調整身體狀態來通過測試（試驗藥物自然排出的時間太長了，他們沒辦法等）。入選的受試者會在試驗的頭一天抵達，開始每天的菜單：服藥、飲食、睡眠，以及接受一堆檢查，包括切片、抽血、驗尿與糞便、測量生命徵象與理學檢查等等。受試者必須待在類似宿舍的房間，移動範圍僅限自己的床、餐廳、交誼廳與檢查室。他們只能吃配給的標準餐，按表操課過日子。試驗通常爲期一到數週，不過有的更短，偶爾也會有時間長上許多的。社會學家吉兒・費雪（Jill Fisher）發現，第一期試驗的風險因例行流程而變得「稀鬆平常」，因爲時常參與試驗的受試者以及臨床工作者對這些常規都不陌生。甚至是這些試驗的變動，也都依循著常見的模式。

受試者的身體是個製造所。他們服用或被注射新的物質後，研究人員會收集其組織與體液，進行比較低侵入性的觀察與檢測，然後轉化成數據。血液是個重要的體液：除了常規檢查外，許多試驗還需要藥物動力學的數據，於是，受試者可能一天會被抽十至二十管的血，令他們頭暈反胃。

研究人員會監測藥物的負向反應，包括眞正危險的副作用。發生在院內的發燒、反胃、嘔吐、幻覺與睡眠痲痺算是身體反應，會收錄爲研究數據。如果發生在院外則屬於個人事件。[69]臨床試驗是「臨床」的，因爲它治療並觀察眞實的個體，然而臨床試驗也是「無感情」[ii]的，因爲它對這些肉身冷漠無感。

英國詩人艾略特（T.S. Eliot）曾說：「文學的目的是變血爲墨。」臨床試驗也是如此。[70]研究人員眞的把許多第一期試驗稱爲「讓他們吃，讓他們流血」，而研究人員與受試者的例行公事就是「餵食與抽血」。[71]這兩件事除了原文押韻外，也彼此相關，因爲必須先餵食才可以抽血。在醫學事實的創造過程中，被操縱的身體變成了紙上（以及電腦檔案裡）的標記，使笨重的資料得以被拋諸腦後，只剩下整齊排列的新數據。

第二至四期試驗和第一期截然不同，因爲招募的是有特定病況或來自特定市

ii 「clinical」（臨床）的另一個意思。

場的受試者，而非「健康自願者」。第二至四期試驗只會給受試者一點酬謝金，不過它們確實帶來了某些治療希望。這些試驗較常在門診而非住院部門進行，規模較大（有時候大很多），試驗協定也多所變異，沒辦法用三言兩語說清楚。

不過，上面說的「吸血式」實驗邏輯還是可以應用在第二至四期試驗。受試者的身體仍然是製造所。他們服用或被注射某些物質，接著身體反應會受到監控：抽血、檢測，並記錄結果。負向結果與不良反應變成了數據，接受試驗儀器無感情的分析。

結論

二十世紀下半，醫療改革者成功地從藝術性的醫學轉向支持科學醫學。而在此同時，政策改革者也成功地促使藥物監管單位重視藥效與安全性的科學證據。在這兩條路線上，臨床試驗（特別是隨機對照試驗）都將科學推上了主流位置。

爲了配合新制度，藥廠變得越來越依賴科學。大型的隨機對照試驗提供了監管單位需要的資料，證明準新藥至少比安慰劑多了某些效果，而且不至於太危險。世界各地互相併行、融爲一體的監管制度爲藥品許可設下障礙，藥廠則準確地投入所需資源以突破難關。而作爲回報的是國家與國際級的監管單位（市場上最重要的角色）爲藥品擔保，並維持一個低競爭的環境。

一般而言，製藥產業沒辦法依靠學者與學術機構來執行日漸增加的臨床試驗，因爲會白白兜太多圈子，無法及時獲得成功。有鑑於此，業界轉而投靠那些通常隱身於藥廠陰影下的組織：受託研究機構。受託研究機構幫藥廠執行大多數的臨床試驗，向數百萬名受試者抽取體液並進行檢測與觀察，爲藥廠創造最珍貴的物質：數據。經過處理後，這些數據就能把實驗室裡的化學物變成可上市的藥品。

不過，這些數據的萃取大多發生在健康的邊緣地帶。就大多數的新藥申請而言，只有少數試驗在藥物與安慰劑之間找到具統計意義的差異。這些新藥多半無法表現出一致且有意義的藥效。然而在大多數情況下，研究數據只需要證明藥品具有微小的可見效果，就能獲得核准，並爲醫師提供正面的案例。

III

體制內的幽靈：發表規劃的入門課

三道謎題

我看著一名知名醫學教授的履歷，發現他在同儕審查的期刊上發表了大約八百篇論文（大多是共同作者），這等於在他的職涯中每年平均會發表近三十篇。而且他的速度還在加快，過去十年間每年都寫出了四十篇論文。一名科學家要怎麼在一年內發表四十篇論文，而且年復一年？在我工作的領域裡，每年發表五篇同儕審查的論文就很了不起了。

我正在閱讀某一暢銷藥物（年銷量超過十億美元）的相關論文。*PubMed* 資料庫裡有超過七百篇發表在「核心臨床期刊」(*core clinical journals*) 上的論文，是以這種藥物的學名作爲關鍵字。而在醫學期刊裡，共計有超過三千兩百篇的論文都是與這種藥物有關。其他暢銷藥物的狀況也差不多。爲什麼這些藥物值得這麼多的注目？

我參與了一項研究案，試圖有系統地比較業界贊助與明顯獨立的研究。我們對過去進行過的比較做了統計歸納（「統合分析」），其中包含近四千筆醫學研究，結果發現受贊助的研究明顯較容易產生對業界有利的結果。[1]爲什麼單純只是贊助，就能使研究者產生對贊助商有利的結果？研究贊助真的有這麼強大的力量嗎？

這三道謎題有著相同的答案。製藥產業創造了大量的特定知識，使其充斥於重要市場內。爲了從研究中獲得最大的科學影響力與市場價值，藥廠論文常常會找獨立的醫學研究者掛名。這些文章很少列出藥廠統計員、發表規劃師、各部門審查者與醫學撰稿人的名字，而藥廠科學家也只是偶爾才會被提到。這些傀儡研究與論文所創造的公共知識變成了行銷工具，不僅爲醫學教育的延續提供基礎、爲業務宣傳提供支援，也有助於建構醫學常識與之後的研究。在製藥的世界裡，知識是一種資源，能加以累積、形塑與調用，以發揮最大的效益。

藥廠論文的背後幽靈

在我一開始對藥物研究與行銷產生興趣時，就已經有一些醫界人士在討論幽靈寫作這件事。藥廠聘雇專業撰稿人代筆醫學期刊論文，似乎是一個很常見的現象。這些文章上不會出現代筆人的名字，反而大多以醫學研究者掛名為「作者」。這顯然是個醜聞。

「競爭激烈」一詞都還不足以形容學術研究圈的環境。由於論文發表是換取學術聲望的主要籌碼之一，許多醫學研究者一開始僅將幽靈寫作視為掛名作者（guest authors）的不公義行為，因為他們不用付出就能得到名聲。直到後來進一步反思，這些醫學研究者才想到幽靈寫手與製藥產業也應該要遭到責難。

奇怪的是，談論醫學幽靈寫作的人極少懷疑其背後機制，彷彿這只是一種經常發生但又純屬一次性的事件。這肯定是個錯誤的想法，尤其藥廠是如此龐大的組織，必然會建立某種架構來處理幽靈寫作一事。當我對藥廠論文產生興趣時，我立刻提出了幾個背景問題，例如：是誰雇用這些幽靈寫手？他們怎麼知道要寫什麼？撰寫工作是怎麼策劃與執行的？有多少文章是由他人代勞？在尋找答案的過程中，我很快就碰上了「發表規劃」（publication planning）一詞，從而開始研究發表規劃師是什麼、在做什麼。[2]而在聚焦於發表規劃後，我們發現掛名作者與幽靈寫手似乎分散了太多注意力，其實還有更重要的幽靈值得關注。

藥廠研究不論是在醫學科學期刊上發表，或是在研討會與會議上報告，背後都是由「發表計畫」主導。這些計畫會從數據與分析中汲取科學及商業價值，有時則是在設計研究時就先預設這些價值。但無論如何，這些計畫一定會做到的就是小心翼翼地打造論文，爲藥品建立一致的形象。正如我們所見，許多受贊助的臨床試驗是由受託研究機構執行，而受託研究機構產生的數據通常會交給藥廠統計員分析，再由藥廠聘雇的醫學撰稿人寫成論文。這個流程的幕後操盤手大多是發表規劃師及其團隊。

這些論文的「作者」是學術單位研究者，他們的貢獻可能是擔任相關顧問，提供一部分的受試病患，修改論文，或單純只是在完稿上簽名。接著，發表規劃師會把論文投稿到醫學期刊，後者通常會欣然接受並發表。儘管這些論文有助於確立公認的科學觀點，然而它們的誕生場景多半隱而不現。如果論文有用，受雇醫師與研究者就會拿它們來簡報。藥廠的行銷部門可能會買下上千份複印本，派業務送交給執業醫師。

在此我認爲很值得詳細地引用某一發表計畫對規劃本身的描述：

策略性的發表規劃能提供必要的商戰優勢，使藥廠能在生醫文獻中發展科學平台，藉以支援新產品的上市，或鞏固既有產品的市場定位。發表規劃的流程包括：

- 分析市場特性，找出適合的產品
- 分析競爭問題
- 預期的產品形象
- 確認與產品的主要適應症或病況相關的議題
- 發表一系列談論重大議題的關鍵訊息
- 為支持這些關鍵訊息的臨床與前臨床數據建立可近性
- 為每一個受到推薦的發表策略尋找適當的目標受眾
- 為每一次發表活動推薦適合的媒介（例如論文、會議或國會等等）[3]

這段相當直白的陳述囊括了本章接下來的大部分內容，也碰巧提及了發表規劃的所有主要目標，甚至還大膽闡明要部署醫學科學來協助藥品銷售。科學變成了行銷的一部分：發表規劃創造出「科學平台」，以「支持」產品的「市場定位」。如果藥物是被資訊圍繞的分子，那麼幫忙創造與安排這些資訊的就是發表規劃。

有多少醫學論文的背後躲著藏鏡人？從我們手中有限的統計數據來看，在討論專利藥的醫學期刊文章中，大約有四成都隸屬於這些藥物的個別發表計畫。[4]精神科醫師大衛．希利（David Healy）在法律授權下取得一份清單，上面列有八十五篇關於樂復得（Zoloft，或稱 Lustral，學名 sertraline）的論文，其中有許多是由醫學撰稿人捉刀，再由學者掛名。這些文章全都是由公關公司「醫療前沿」（Current Medical Directions）負責爲輝瑞統籌管理。[5] 偉克適的訴訟案則帶動了針對九十六篇論文（二十四篇臨床試驗與七十二篇回顧文章）的系統性調查。這些論文在發表之前就被默克動了手腳，而發表時幾乎都由學者擔任第一作者。「科學治療資訊」（Scientific Therapeutics Information）這間公司幫默克寫了幾篇論文，並且在一份內部文件上列出了八篇回顧文章，上面註明了屬意的作者、期刊，還有預計送出初稿或二次修訂稿的日期。有趣的是，代寫的回顧文章通常只有一位掛名作者，而且是不太會去居功的學者。[6] 四成是很可觀的數量，肯定能讓一間公司掛著獨立作者之名，爲藥物打造吸引力與形象。

我們可以從各種證據中合理推斷，每年都有上千篇論文是幽靈管理之下的產物。首先，藥廠贊助了將近七成的臨床試驗，其中的70%到75%是由受託研究機構執行，後者沒有興趣以自己的名義發表研究結果，而是將產出的研究資料全部歸爲贊助者所有。因此，這個巨大的臨床試驗資料寶庫完全是由藥廠掌控。接著，網路上有超過五十個機構都宣傳自己有發表規劃的服務。某些吹噓他們的雇員多達上千名、一年經手上百份論文。規劃師一年要處理十幾份稿件，有一位規劃師還告訴我，她負責的活動牽涉了上百份論文稿與會議簡報。製藥產業大到足以成立**兩個**發表規劃師的國際協會，負責爲其舉辦會議與研討會。其中一個是國際醫藥規劃專業者協會（International Society of Medical Planning Professionals，簡稱ＩＳＭＰＰ），旗下擁有超過一千名會員。該協會與其競爭者國際發表規劃協會（The International Publication Planning Association，簡稱ＴＩＰＰＡ）每年都會舉辦大會，後者還會舉行區域會議。由此可見，發表規劃是很重要的活動。

發表規劃入門/基礎：圈內人的觀點

爲了更了解發表規劃，我想聽聽看規劃師自己怎麼說。我的第一步是加入國際醫藥規劃專業者協會，參加一場名為「發表規劃入門／基礎」的新手工作坊。對身為新會員的我來說，這個工作坊似乎很適合我。緊接著，我出席了國際醫藥規劃專業者協會在二〇〇七年舉行的年會。在接下來的十年間，我與某些研究夥伴參加了兩場國際規劃發表協會的會議，以及國際醫藥規劃專業協會於二〇一七年舉行的歐洲大會。本章接下來的內容大多來自這五場會議上的簡報（當然也包括某些書面資料），藉以說明發表規劃師的角色，以及藥廠形塑醫學科學的背後結構。

國際醫藥規劃專業者協會與國際發表規劃協會都會舉辦年會，他們的議程與講者也互有重疊。國際醫藥規劃專業者協會的活動比較偏教育與認證性質，並制定品質與道德準則。雖然國際發表規劃協會負責舉辦區域會議，但國際醫藥規劃專業者協會的規模較大。在這些會議裡，幾乎所有的出席者都是發表規劃師，有些為獨立機構工作，有些直接受雇於藥廠。國際醫藥規劃專業者協會的成員多是前者。非發表規劃師身分的出席者幾乎都是獲邀而來的講者，包括期刊編輯、倫理學家與藥廠顧問。女性參加者略多於男性，而在我參加的某場會議上，與會者的平均年齡約是四十歲或稍微再高。這是個新領域，鮮少有資深者。至於服裝，你大概可以想像和一群醫學撰稿人與科學家共事會怎麼穿，通常就是商務西裝或商務休閒裝，不過大多相當樸素，可能還有點皺。某些出席者比較有「公司」派頭。在某場小型會議上，有位出席者注意到輝瑞的代表團，這群集體行動的年輕女性穿著鉛筆裙、腳踩細高跟鞋，活像是從華爾街直接走來會場。本章提到的五場會議中有四場辦在美國，另一場則是在英國舉行的歐洲大會。美國似乎主導著發表規劃的世界，不過英國也是重要的第二中心。

發表規劃入門／基礎的理想目標是提供「互動與教育性的介紹」，無論來參加的是新手、規劃支援或相關產業工作者，「都能了解策略性發表規劃的世界」。報名的三十位女性與十三位男性幾乎都是新手，雖然也有少數幾位是醫學撰稿人、論文公司員工，以及更有經驗的發表規劃師。全天的研討會在幾間相鄰的會議室舉行，包括「發表規劃進階：定出你的策略性發表計畫」，「稿子的一生：從發想到發表（以及之後的事）」，還有「為非統計學家開的統計學課，以及藥物經濟學與成效研究論文的發表」。

發表規劃入門／基礎一開始由菲利浦（Phillips）簡介這個領域的歷史。菲利浦從事發表規劃多年，並擔任某中型機構的執行長。他有些刻意地將一九八四年定為發表規劃元年，當時有三位輝瑞的員工發現公司有很多關於脈優（Norvasc，學名 amlodipine）的數據，正研究著該如何投稿。為了理出頭緒，他們得查閱輝瑞參與過的所有臨床試驗，蒐集論文資料，分類整理，決定要如何發表在有聲譽的期刊上，同時又不會和既有的全球讀者重疊。然而在此之前，輝瑞必須先改善內部溝通。即使到了一九八八年，輝瑞仍沒有完善的發表規劃，這點從菲利浦引述的內部備忘錄就能得知：「請……回覆任何新試驗的細節、既有試驗的新發表計畫，或其他遺漏的細節。」念完後，他自己和幾位學員都笑了，因爲這在今日聽起來很怪。按照輝瑞當時的觀念，密切追蹤所有試驗以及由上而下地引導論文發表，意思就是「今天如果你去參加一場會議，你大概都知道會議上會報告些什麼」。

最基本的發表計畫是一份動態文件，「上面概述了建議的醫學交流與其時機」。不過，發表規劃的活動也包括執行計畫與制定可完成事項。發表規劃可以也應該在研究開始前就啓動，以支援研究設計、擬定關鍵訊息、爲不同的讀者與期刊規劃文章，並尋找可能的作者。這段過程的重點是溝通，而在設計研究時也必須考慮到這點。當研究取得成果時，發表規劃師會開始雇用論文撰稿人、聯繫可能的作者人選、處理藥廠的內部利益，以及指導論文的投稿與修訂。發表規劃通常是由不同團隊協力完成，而這些團隊也越來越常納入一或多個專業規劃師，因爲他們很清楚要如何把數據轉化成論文與簡報，並且能夠勝任此一流程的指導工作。發表規劃師大多任職於專門機構，不過也有相當數量的規劃師直接受雇於藥廠。

新上任的發表規劃師總是被告誡要注意行銷，因爲發表規劃是讓藥物分子能被資訊圍繞的重要步驟。帕克（Parker）博士在發表規劃入門／基礎上指出，發表計畫是以強弱危機分析（SWOT分析：分別是強項〔Strengths〕、弱點〔Weaknesses〕、機會〔Opportunities〕與威脅〔Threats〕）爲起點，「爲新產品勾勒出完整的市場狀態」。更明確地說，正因爲這些論文被當成行銷工具，才需要強弱危機分析。緊接著，普萊斯（Price）博士說明發表計畫應該找出「目標讀者」、定出「科學與臨床的溝通重點」、執行「競爭方的發表與落差分析」，並列出「頭號戰略」與「關鍵時機」。顯然，這些分析的背後信念都是利益，而不是與利益無關的知識傳播。在某場研討會的練習結束後，帕克又問了類似的問題：「我們該如何爲期刊訂閱者創造適當的論文，以傳達正確且值得記憶的訊息？」在稍晚的會議上，規劃師鮑爾斯（Powers）談論起自家公司爲評估發表效益而設計的創新模型。他的結論是：「如果你眞的想制定計畫、在交流中產生影響力並留下足跡，就必須投入情緒與社交智力（emotional and social intelligence）。」前發表規劃師艾拉斯德．麥特森（Alastair Matheson）則將論文所傳達的訊息描述爲「敘事」（narratives），認爲其作用是爲藥品建立一致的形象。[7]

在一場發表規劃會議的開場演講中，講者做了某件事來鼓勵規劃師的專業。她假裝揮舞著一份文件，對不存在的同事大罵：「這是什麼東西？這是在爲競爭者打廣告吧！唉，誰叫你把稿子交給研究者。」緊接著，另一位規劃師也認同地說：「由業界人士撰寫初稿才是好的做法」。

如同我們所見，隨著藥廠不再贊助學術研究，而是改爲直接向受託研究機構買研究後，藥廠研究的結構從八〇年代開始有了重大改變。發表規劃與受託研究機構在同一時間興起，這絕不是巧合，因爲受託研究機構和學術研究者不同，不會對研究結果聲明擁有權。如果想要有系統地將科學數據應用於行銷上，那麼藥廠就必須要盡可能地掌握這些數據。受託研究機構甚至也可能會從事發表規劃，讓自己得以從研究起始到溝通都一手包辦。舉例來說，受託研究機構昆泰（Quintiles，後來和艾美仕市場研究公司〔IMS Health〕合併爲艾昆緯藥品資訊公司〔IQVIA〕）的網站上就寫著：

> 有效溝通需要仰賴科學與商業專家，他們能以證據以及對市場和監管環境的

敏銳感知作為基礎，打造並傳達具證據基礎的訊息。

而受託研究機構處於一個能提供有效溝通的絕佳位置：

> 身為世界上最大的生物製藥服務提供者，昆泰的能力遠超過一般的健康照護交流機構。我們的遠大目標就是連結深度的洞察與優異的傳達，藉以帶來更好的效果，使您更容易成功。[8]

手稿範本（I）

在描述更多發表規劃師的工作之前，我想先追溯一份經歷過發表規劃的手稿，其來源爲公開的法律文件。[9]

惠氏藥廠（Wyeth）因過度推銷荷爾蒙補充療法（Hormone replacement therapy，簡稱ＨＲＴ）而面臨數千件訴訟，最初的幾件未判決訴訟大多以敗訴收場。這些訴訟案使某些文件能被攤在陽光下，讓公眾檢視。[10]舉例來說，在九〇年代末到二〇〇〇年初，惠氏找上了「設計寫作」（DesignWrite）、「帕德嫩出版社」（Parthenon Publishing）與「牛津臨床通訊」（Oxford Clinical Communications）等醫學教育與通訊公司，請他們爲荷爾蒙補充療法制定發表計畫與發表論文。這些機構產出了合適的論文與會議簡報，試圖維持與擴大荷爾蒙補充療法的市場。六年內，「設計寫作」就爲惠氏寫了「超過五十篇同儕審查論文與五十篇以上的科學摘要與壁報、期刊副刊、內部白皮書、投影片及討論會」。

荷爾蒙補充療法的背後思維是將停經定義爲某種缺乏症。這種做法雖然有些投機，卻非常成功。對藥廠而言，讓醫師與病患放心特別重要，因爲在二〇〇二年時，規律接受荷爾蒙補充療法的女性還很少。婦女健康倡議組織（Women's Health Initiative）的研究指出，接受雌激素加黃體素荷爾蒙補充療法的女性會面臨較高的乳癌與卵巢癌風險。此外，雖然荷爾蒙補充療法預期會降低心血管疾病的風險，但該研究卻暗示這個風險實際上反而是增加的。在婦女健康倡議組織明確證實了荷爾蒙療法的問題後，惠氏推出了新的發表計畫，名爲「講清楚說明白，重振信心」（Achieving Clarity, Renewing Confidence）。即使有罹癌疑慮，這項計畫仍延續之前的做法，繼續爲婦女建立信心。某位惠氏員工甚至在乳癌風險的註記旁寫下「不予理會／轉移注意」。[11]

接下來我將追溯一份在惠氏的發表計畫中被標名爲「PC(2)」的代筆文章，內容是關於托特爾（Totelle，一個名字帶有女性意味的藥物）荷爾蒙治療。PC(2)的初稿在二〇〇二年八月十六日寫成。托特爾團隊中爲英國帕德嫩出版社（一間醫學教育與交流公司兼出版社）工作的成員珍・萊特（Jean Wright）聯繫了惠氏的一組員工，並在郵件中寫道「附加檔案請見PC(2)的初稿」。這份手稿參考的是爲惠氏執行的托特爾臨床試驗數據，標題極爲冗長：〈在停經婦女使用1毫克雌激素長效釋放（17β-Estradiol）及崔美孕酮（Trimegestone）藥物的持續組合療法與含有雌二醇（Estradiol）及諾莉娜錠（Norethisterone Acetate）藥物的療法兩年間發生內膜出血與安全性之比較〉。

標題的正下方則寫著「作者：待決定」。

六個月後，在二〇〇三年三月四日，一份針對托特爾相關論文與會議投稿的追蹤報告（要記得我們面對的是大公司，所以會有追蹤報告這種東西）指出，PC(2)正獲得穩定進展。這份高優先順位的手稿先被帕德嫩出版社改了一次，以回應惠氏職員丹妮爾・斯皮爾曼（Daniele Spielmann）在十二月七日提出的審查意見（在一月三日送出修訂稿）。之後又爲了回應惠氏職員蘇菲・奧利維耶（Sophie Olivier）在二月五日提出的審查意見（在二月二十八日送出修訂稿），而做出第二次修改。第三次修改則是爲了回應惠氏職員里奇・盧（Richie Lu）的審查意見。PC(2) 即將要拍板定案了，而且持續有所進展，特別是對一份還沒有作者的手稿來說，進行得很順利。

四月二日，追蹤報告終於出現三位作者的名字：兩位是醫學教授，另一位則是惠氏的丹妮爾・斯皮爾曼。作者名單上註記著「需聯絡」，可能是暗示前兩人還未聯絡上。第四版手稿在三月十二日送交給出版組，而第五版則是在七月二日送交。到了二〇〇三年六月六日，手稿終於有了明確的作者：「布夏（Bouchard P）、阿多（Addo S）、斯皮爾曼（Spielmann D）與崔美孕酮三〇一（Trimegestone 301）研究團隊」，而在最後提到的研究團隊中包含了一長串醫師名單，他們負責爲惠氏臨床試驗提供病患受試者。

不過，這還不算是 PC(2) 手稿的故事結尾。二〇〇三年十月二十七日的一份報告顯示，帕德嫩出版社在七月時又更新了手稿，然後再寄給外部作者進行最終審查。這很有可能是外部作者第一次有機會檢閱手稿。八月十八日的註記寫道，惠氏的簽結流程導致送件延遲。接著，八月二十九日的註記顯示「簽結」幾乎快要完成。九月二十二日的註記確認「已進入惠氏簽結的最後階段」，不過作者卻換了，變成「布夏、德奇科－納多內（De Cicco-Nardone F）、斯皮爾曼、賈西亞

（Garcea N）與崔美孕酮三〇一研究團隊」。這中間發生了什麼事？阿多博士怎麼不見了？當我嘗試透過所有相關文件追蹤來龍去脈時，我開始擔心自己可能正犯下錯誤。

不過，斯皮爾曼的電子郵件道出了答案：「兩位義大利作者認同此論文內容並取代阿多，〔後者〕已加入競爭對手的陣營」。帕德嫩出版社的珍・萊特在較早的電子郵件中則寫道：「請注意阿多已經從 PC(2) 的作者名單中移除。丹妮爾對阿多的列名有所疑慮，因爲後者現在和歐嘉隆（Organon，另一間藥廠）互有來往。」

在這整起事件中，沒有任何跡象顯示外部作者具有任何影響力，而這和內部各方行動者顯著且明確的決定權恰恰相反。舉例來說，萊特在二〇〇三年八月二十六日完成了最終獲得惠氏簽結的手稿。當時她只提到自己曾接受另一人的質詢，而這個人也是惠氏的職員。

由此看來，作者大多是可替換的。在發表團隊認爲手稿接近完成、能送交期刊前，作者欄都是「待決定」。而到了最後階段時，惠氏似乎已經決定好作者人選，並且將聯絡對方加進了「待辦」事項當中。不過，即使是在那個時候，惠氏與外部作者之間可能也沒有太多的協商。當阿多和歐嘉隆建立聯繫後，惠氏不願再和她合作，便直接找了另外兩位作者取代她。我們甚至不清楚她在獲得列名或從作者名單中遭到移除時，是否曾接到通知。

雖然二〇〇四年的一份追蹤報告指出，這份手稿獲得《更年期》（*Menopause*）期刊接受，但它最後是出現在《婦科內分泌學》（*Gynecological Endocrinology*）期刊中——這或許是因爲後者的出版社正是帕德嫩。透過手稿的發表，PC(2) 爲新配方托特爾發揮了行銷影響力。不令人意外的是，這篇論文發現托特爾比過去的賀爾蒙療法還要好。

按表操課

從業界的觀點來看，烏托邦就是這樣：我們擁有共識並按表操課。這不只是指發表方面，而是指全面的計畫。研究者與機構各就各位，每個人蓄勢待發，準備以及時且井然有序的方式完成任務，就像上了發條似的。（培瑞茲〔Perez〕女士，某藥廠規劃師）

發表計畫設定了下面這些目標：研究依預期的方式有秩序地進行並產出論文與簡報；接著，計畫附件向論文或摘要所投稿的每一期刊或會議提供相關資訊，包括觸及的讀者、影響指數（impact factor）、退稿率，以及論文刊登的前置時間。[12] 發表計畫爲特定投稿設定策略，依據不同的目標讀者、時間與資源考量來分包研究數據，再按預設的次序釋出。論文提交的日期也已經安排好，通常不久後便會刊登。

計畫內容也包括其他的交流機會，例如討論會、圓桌會議、期刊副刊、諮詢委員會、書籍與講座等。雖然發表計畫理論上是隨情境變動的動態文件，但看起來還是相當按部就班。此外，規劃師也對他們的效率感到自豪：某報告者指出，葛蘭素史克藥廠曾調查過接受贊助的論文，比較研究者主導與藥廠臨床研究部產出的論文，結果發現由發表團隊經手的論文，送件與發表速度都會快上許多。

根據大學研討課教師彼得森（Peterson）的說法，發表規劃團隊應及早準備就緒，「以免太多的數據還未發表就消失了」。發表規劃團隊可能會依概念驗證（proof of concept）來決定成立時間，也可能會在產品預定發表時間的兩年前、第三期試驗（在藥物取得許可前，驗證藥物的效用與安全性的試驗）啓動時，或是公司開始產生商業計畫支出時建立。發表規劃團隊不僅透過整合公司的研究、科學溝通與行銷溝通策略來合理化支出，也會管理知識流：規劃師派瑞（Perry）建議，第一期試驗（通常是由健康受試者進行的先導性試驗〔pilot trial〕）的文章要儘早完成，才能供第二期試驗（引導第三期試驗的小型臨床試驗）的文章參考。普萊斯博士亦指出，文章發表的高峰應該要接近產品的發表時間，以達到最大效果。正確的知識流應該要能提升產品在醫學共識與商業市場的能見度。

不過，多數的發表規劃都會遇到特殊狀況。文章可能被修改多次而延遲、作者可能因故換人，要投什麼期刊也可能在最後一刻發生變卦——這些在我稍早前描述的手稿案例中全發生過。此外，發表規劃還得應付不斷變化的外在條件與行銷者的要求。藥廠規劃師鮑爾（Powell）便說明了行銷訊息是如何由上而下傳達：

> 基本上，我們在年初大概就會為所有產品定出科學策略。你也知道，就是根據手邊有的臨床資料，決定我們要傳達哪些關鍵訊息。我們會檢視管理高層要我們嘗試的所有要點，尋找可應用的數據，然後再一項一項地試，看看行不行得通。[13]

製造大量研究

科學論文經常遭人批評把研究結果拆分成「最小發表單位」（least publishable units），並且各別發表這些互相重疊或多餘的分析。最小發表單位導致期刊充斥著只有一個論點的文章，而這樣的文章有優勢也有劣勢。學者很習慣論文的增殖，也常常抱怨這點。不過，對製藥產業而言，每一次的論文發表都是行銷計畫的一部分，而且會有預期的回報。論文發表的專業化與商業化將論文的增殖變成了某種科學。

發表計畫當然有可能會牽涉許多文章。圖3-1改編自某簡報，顯示出虛擬產品X的論文發表軌跡，當中共包含了約九十篇論文。

在一場國際醫藥規劃專業者協會的會議上，我目睹了驚人的場景：艾德華（Edward）在全球最大的學術出版公司擔任醫學出版部門主管，他在會議中罵了台下的聽眾：「你們執行研究、發表初始論文，然後又把研究結果拆成二十、三十或四十篇次級分析（secondary analyses），這一點幫助也沒有，而且令人憂心。事實上，這讓整個同儕審查流程陷入了停滯。」我相信艾德華是刻意誇大，不過他指出的這種「切香腸式」發表馬上得到了培瑞茲的呼應。這位藥廠員工解釋了論文增殖的運作方式：

> 即使我們有十五個單位和二十名人員專門負責單一領域的發表工作，醫學團隊想出的發表點子還是超過我們的負荷。這些點子增加了更多分析，因而帶來了更大的挑戰。如今我需要更多的統計員、研究者與作者。我還需要更多的撰稿人，無論是專職或找外面的醫師來寫。

培瑞茲的結論是要及早篩選點子，以最佳化論文的產出。她不反對論文增殖，但她想確認這些文章全都「物有所值」。如果一篇文章不符成本效益，問題就來了。事實上，根據某藥廠規劃師

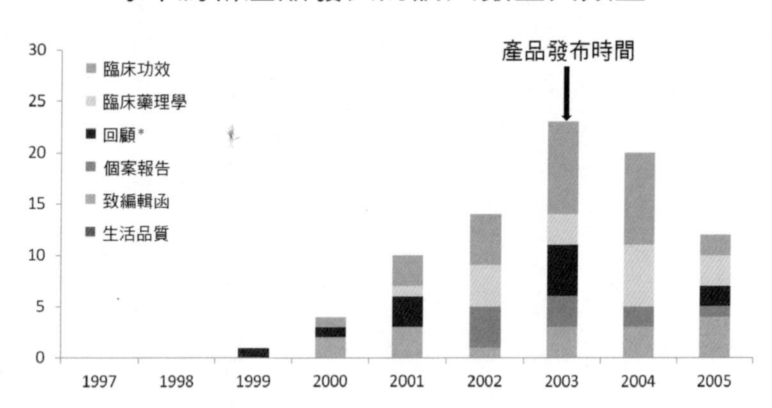

圖 3-1　論文發表的假設性軌跡

的觀察，這一大堆文章如果發生偏移會很難追蹤：

> 我的團隊認為，有一天我們會變得更像合約經理，而不是發表策略師。當我們想弄清楚我們是否認同某一位針對特定研究寫出十五篇論文的作者時，我們在討論的到底是第五號論文、第十五號論文，還是我們又快要有第十六號論文，以致必須更新協議？（皮爾森〔Pearson〕規劃師）

行銷

發表規劃師認爲他們的工作應該（雖然並非總是）獨立於行銷。發表規劃服務的對象是科學知識，帕克如此說道：「我們再三強調，發表規劃公司不是廣告或公關公司，雖然看起來可能有點像。」規劃師知道他們的角色很敏感。在某些發表規劃會議上，會員會被提醒要注意某些內容可能會被記錄或鍵入資料庫中，因爲他們的文件與資料庫可能會因爲訴訟或其他原因公開。舉例來說，研討會領導人普萊斯博士建議規劃師在談話時應使用「溝通點」（communication point）而非「訊息」（message）一詞，因爲輿論認爲後者屬於行銷用語。特別是在金融界具領航地位的《華爾街日報》，在會議上就曾被戒慎恐懼地提及數次：規劃師希望他們的工作成果可以刊登在上面，但不是工作本身，尤其是和藥廠扯上關聯的時候。普萊斯指出：「一項發表計畫可能會變得眾所皆知，也可能會出現在《華爾街日報》的頭版。所以你不會想讓大家覺得你的文章沒有作者，這在現今是絕對不能發生的事。」

在與其他同業以及製藥產業互動的過程中，規劃師認知到他們的工作具有行銷價值。發表規劃公司會在官網上宣傳其行銷產品的能力。遠景醫藥（Envision Pharma）的網站宣稱「臨床試驗產出的資料是藥廠可取得的最有力行銷工具」，草甸醫藥（Watermeadow Medical）的廣告則如此描述其使命：「我們擁有高品質且深具洞見的醫藥撰寫團隊，能夠了解您的特殊需求，為您客製有效的多管道發表計畫。我們將秉持著信任與透明的原則與作者、期刊及內部利害關係人展開合作，將複雜的科學資料轉譯成清楚且合乎臨床應用的文章。」另外，透過「上百種備受推崇的高影響指數期刊，阿迪斯通訊（Adis Communications）會和客戶攜手合作，在適當的時機賦予產品適當的定位」。[14]

發表經理艾德華斯（Edwards）說明了期刊對藥廠而言何其重要。醫學期刊收錄研究概念與結果，擔任知識散播的媒介，同時又具備認證力：「若是將論文發表於其他地方，就得不到這種公正性了。」

發表規劃終究還是得獲利，也因此產出的資訊必須要能提升銷量。帕克指出，論文發表的報酬率難以直接估算，因爲發表和許多影響市場與銷量的活動（以及不斷變化的市場本身）息息相關。[15]不過，在新進規劃師范姆（Pham）與波特（Potter）的簡報中，兩位還是針對發表的投資報酬率做了較直接的研究，做法是探討一批以荷爾蒙補充療法治療高血壓爲題的論文發表前後，心臟科醫師開立該療法與病患爲降低血壓而使用該療法的情形。刊登於《循環》（*Circulation*）、《更年期》（*Menopause*）與《高血壓》（*Hypertension*）期刊的三篇重要論文皆指明荷爾蒙補充療法不只能緩解停經症狀，還能降低血壓。而在這些論文發表後，儘管婦產科醫師開立該療法的情況並未有所改變，但心臟科醫師開立的比例卻增加了。藉由論文聚焦的做法有幾個好處，其一是高血壓屬於荷爾蒙補充療法的仿單外（off-label，也就是未許可的）適應症，因此除非違法操作，否則行銷人員不應該介入造成關係更爲複雜。狀況也確實如此，某位提問的聽眾就質疑這兩位講者本身是否就在非法地推廣仿單外使用，而對此她們強烈否認。

雖然規劃師看似表裡不一，然而當他們刻意和行銷人員保持距離時，他們並非只是在扮演雙面人而已。規劃師知道自己的工作具有行銷價值，也知道他們就是憑藉著行銷價值而獲得支持。但他們也很清楚發表規劃與行銷部門的區別。對規劃師來說，行銷人員總是在「踐踏」科學標準，也比較不在乎科學數據有什麼用途。普萊斯認爲，在合乎「優良出版規範」（Good Publication Practice）的情況下，發表計畫是傳播科學與臨床數據的基礎，而「不是行銷溝通計畫」。帕克則表示，行銷部門算是運氣好，才能在發表團隊中占有一席之地——而且他們通常會持續占著位子，因爲「帳單應該都是他們在付」。

彼得森暗示發表規劃是行銷與科學之間的協商橋梁。如果沒有發表規劃，「肯定會出現瓶頸」與「重大延誤」，但同時「行銷可能會推動整個發表流程」，而「產出的也可能是『採櫻桃』（cherry-picked）[i]式的論文」。採櫻桃是個隱憂，特別是在論文受到嚴格審查的情況下。期刊編輯艾莉絲（Ellis）博士則證實了行銷與科學之間的對立，並奉勸台下的發表規劃師聽眾不要讓行銷人員撰寫手稿。她說自己看得出來哪些論文是行銷部門寫的，因爲裡面有科學家不會使用的形容詞與動詞，而這種文章她一概退回。

由於行銷人員有可能會做得太過頭，因此發表規劃師認爲自己的工作之一就是要約束他們的影響力。不過，發表計畫仍舊是爲了服務行銷人員而存在，也因此規劃師必須要說服行銷人員，讓他們相信只採取有限手段的較低調做法才是

i 「採櫻桃」謬誤，在科學研究中指的是一種專挑有利於自己數據的行為，或排除不適合的數據。有關科學錯誤的類型，可參考《科學態度：對抗陰謀論、欺詐，並與偽科學劃清界線的科學素養》（麥金泰爾，二〇二一，國立陽明交通大學出版社）。

對的。正如我們所見，「不著痕跡的行銷」（sell without selling）也是理想的模式。[16]儘管如此，發表規劃的運作幾乎完全是透過期刊與會議，而非與醫師有任何接觸。

科學標準更是加倍重要。符合科學標準是一種道德行爲，因此這麼做不僅能鞏固整個產業，也能強調發表規劃與公關行爲之間的區別。畢竟，發表高品質的科學論文怎麼可能會不道德？在規劃師說服贊助商相信發表計畫能帶來不錯的投資報酬率後，規劃師會想要遵從道德規範來進行他們實際參與的工作，並採用高科學標準來撰寫每一篇論文。其次，也只有在工作展現出高標準時，規劃師才算成功，進而使其論文的發表達到最大效益。醫學期刊的退稿率很高，其中《美國醫學會期刊》與《英國醫學期刊》甚至可以高到95％。而在此同時，發表規劃師也聲稱他們的投稿接受率相當高，例如「有94％的論文摘要和78％的正式論文在首次投稿就被接受」。[17]唯有抑制行銷部門炒作產品的企圖，發表規劃師才能對科學讀者進行有效行銷。至少在某些時候，行銷化於無形才是最好的做法。

調解而來的知識

發表規劃師既是臨床研究領域的圈外人，也是圈內人。他們是圈外人，因爲他們不是醫師或統計學家，我們也看不見他們在知識產出的過程中所扮演的角色；他們是圈內人，因爲他們通常擁有詳盡的臨床研究、藥學與醫學知識（在我與規劃師的對話中，我發現他們都非常了解自己的領域），而且更重要的是，他們爲極大量的研究貢獻心力：一位活躍的規劃師通常參與的研究發表會比大部分的醫學研究者還要多出許多。由此可見，規劃師還是可以展現專業，只是他們通常不會被視爲研究的合法持有者。

臨床研究與論文發表並非稀鬆平常之事，原因是可行的研究方法已經被闡述得非常明確，並且廣受接納。期刊對論文提出嚴謹的結構要求，加上對論文摘要的規定也越來越多，導致臨床試驗的論文相當拘謹與公式化。[18] 雖然針對臨床試驗發表研究結果的選擇很多，然而論文能使用的格式或語言卻很有限。

因此，至少就臨床試驗而言，規劃師與論文撰稿人的工作可能會顯得相當機械化，或許還需要平衡贊助商與編輯的要求或行銷與科學的個別利益。不過，設計、分析與撰寫臨床試驗論文都需要大量的決策，而規劃師也需要應付其他類型的研究與手稿。規劃師並不覺得自己的工作機械化。波特嚴肅地向藥廠人士解釋規劃師的顧慮：

> 我在此懇請各位重新思考是否要把這件事（發表規劃與醫學寫作）當成一樣商品，因為這其實是一種高度量身訂做的服務，同時也是一項專業技術。我認為商業化會破壞醫學寫作的價值。你買的可不是什麼小玩意兒。

儘管表面上看似可行，但事實上人們無法一次購買大批論文。一次買個十二篇或許還有可能，但就算如此，這些論文也是一篇一篇精心撰寫而成的。

從草稿、分析到定稿，一篇論文會經過許多專業投稿者與審查者的處理。除了分內工作以外，規劃師還要管理資訊、促進團隊合作、與醫學撰稿人保持聯繫、確保產出的文件都符合計畫，以及調和分歧的需求與意見。規劃師所從事的是「創造性調解」（creative mediation），也就是運用許多接觸到研究數據與草稿的人的洞見，發展出更容易通過同儕審查與發揮影響力的論文。

手稿必須接受許多行動者的嚴格審查。圖3-2是一張統整自不同簡報的綜合關係圖，展現了與發表計畫有關的人與部門。可能牽涉其中的人數眾多，且多數人的工作都和撰寫與檢查手稿有關，藉以確保其內容符合藥廠利益。

彼得森提到，發表規劃團隊要「確保所有的利害關係人都買單」，因為利害關係人會影響整個流程與結果。參與者的增殖會帶動知識的增殖。藥廠規劃師培瑞茲表示：

> 盡早和團隊合作是有用的。你越快在取得資料前和他們合作，事情就越容易，而且會容易許多。原本你只能從一個關鍵計畫中得到一份手稿，現在變成了八份。這樣的成果十分驚人。而且這並不是資料探勘（data-mining），只是該領域的臨床實務相關資料而已。

當然，許多行動者可能只是粗略審查，對手稿內容或許也沒什麼正面的貢獻。普萊斯博士指出：「（手稿製作）團隊的所有人都有貢獻。不過，如果其中的三或四人可以互相合作，效率就會高上許多。」效率專家帕爾默（Palmer）也有類似的看法。他宣稱論文內部審查程序是最耗時的步驟，若能精實作業將帶來好處。

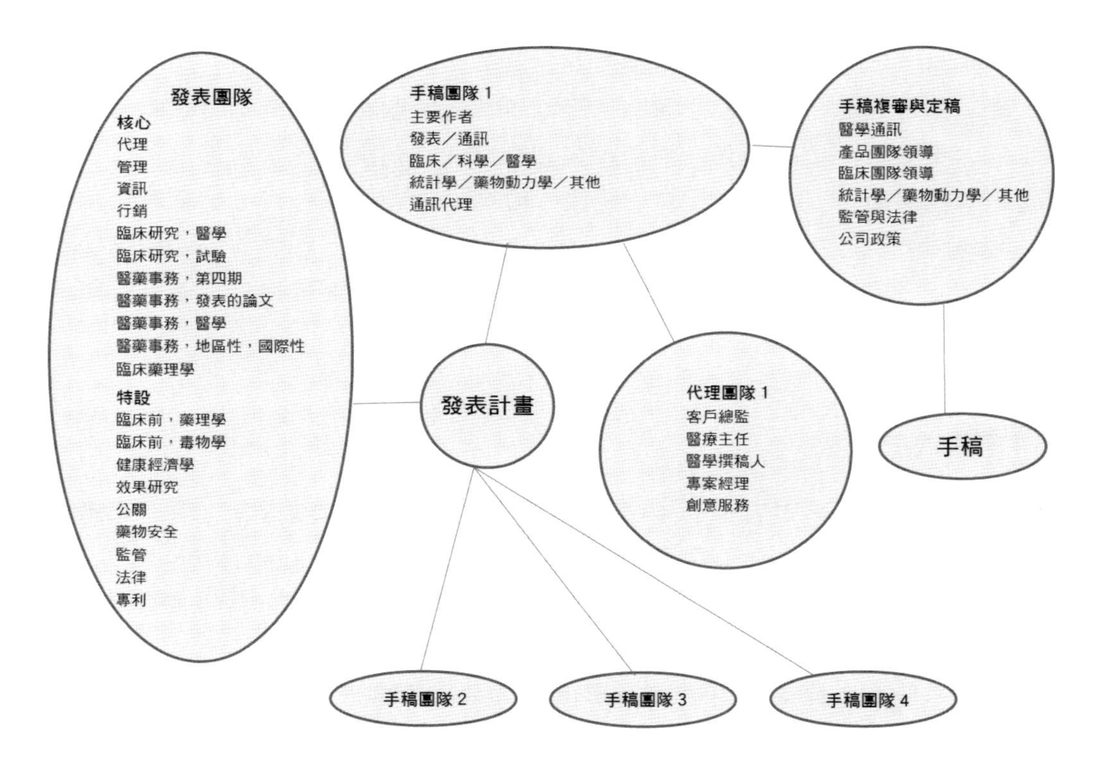
發表團隊
核心
代理
管理
資訊
行銷
臨床研究，醫學
臨床研究，試驗
醫藥事務，第四期
醫藥事務，發表的論文
醫藥事務，醫學
醫藥事務，地區性，國際性
臨床藥理學
特設
臨床前，藥理學
臨床前，毒物學
健康經濟學
效果研究
公關
藥物安全
監管
法律
專利
手稿團隊 1
主要作者
發表／通訊
臨床／科學／醫學
統計學／藥物動力學／其他
通訊代理
手稿複審與定稿
醫學通訊
產品團隊領導
臨床團隊領導
統計學／藥物動力學／其他
監管與法律
公司政策
發表計畫
代理團隊 1
客戶總監
醫療主任
醫學撰稿人
專案經理
創意服務
手稿
手稿團隊 2
手稿團隊 3
手稿團隊 4

圖 3-2　發表計畫與手稿的參與者

規劃師與其合作夥伴具有高度專業，通常都對研究題材有所了解，經手過的稿件數目也遠多於大部分的研究者，因此非常熟悉醫藥論文發表的世界。此外，他們的身邊圍繞著一群專家，個個都對生產高品質的論文深感興趣，同時也對這些論文有所貢獻，只是使用的方法不同，甚至有可能互相矛盾。任何領域的重要文章都涉及審慎的修辭工作，然而代筆文章是由能取得大量資源的分散網絡負責撰寫。在期刊的刻板要求與抑制個人意見的情況下，調解而來的科學才能順暢運作。

手稿範本（II）

爲了更具體地了解發表規劃流程是如何影響論文，在此有另一篇手稿範本值得一讀。這裡的討論大多根據精神科醫師喬恩・尤雷迪尼（Jon Jureidini）、傑・阿姆斯特丹（Jay Amsterdam）與哲學家利蒙・麥克亨利（Leemon McHenry）仔細的研究分析。他們檢視了由佛瑞斯特藥廠（Forest Laboratories）執行的一項試驗：探討小兒抗憂鬱劑西酞普蘭（citalopram，商品名包括喜普妙〔Celexa〕與其他名稱）的CIT-MD-18臨床試驗。在過去數十年間，醫師該不該爲孩童與青少年開立抗憂鬱劑，這一直是醫界最具爭議的話題。有幾間藥廠鎖定了這個潛在的龐大市場，主張抗憂鬱藥或許能幫助許多兒童與青少年（特別是後者）面對日常難題。尤雷迪尼與研究夥伴在成爲一宗訴訟案件的專家證人後，手上便有了大量的珍貴資料可供研究。[19]

CIT-MD-18試驗共有一百七十四位受試者。他們被分爲服用西酞普蘭的實驗組與服用安慰劑的對照組，另外也按年紀分爲七至十一歲與十二至十七歲兩組。試驗計畫是由佛瑞斯特藥廠的醫藥副總監保羅・提西歐（Paul Tiseo）所制定，因此他理當列名論文作者。然而，提西歐這個名字卻只短暫出現在第二版手稿中，最終發表時並未列名。

還有許多人牽涉其中：萬伯宣偉公關顧問公司（Weber Shandwick Communications）的專業撰稿人娜塔莎・米契納（Natasha Mitchner）擬了各式各樣的草稿，佛瑞斯特行銷部門的傑佛瑞・勞倫斯（Jeffrey Lawrence）是藥廠與發表規劃公司之間的聯繫人，另外還有很多佛瑞斯特的內部人士能決定或評論手稿內容。他們之中同樣也沒有任何人最後被列名爲作者。

最後，這篇論文由知名的小兒精神科醫師凱倫・韋格納（Karen Wagner）掛名第一作者，因爲她符合「公司政策」。韋格納的門診是CIT-MD-18試驗的執行場所之一，而她也曾對佛瑞斯特提出行銷建議。然而，尤雷迪尼與研究夥伴在審閱了佛瑞斯特關於 CIT-MD-18 的所有文件與論文後，指出「他們在這大量的資料中並未發現任何證據……顯示韋格納醫師對研究設計、數據分析或準備論文初稿曾做出任何貢獻」。事實上，幾乎可以確定韋格納並未參與論文初稿的撰寫，因爲勞倫斯曾詢問擔任撰稿人的米契納：

> 妳能否幫忙完成那份小兒科論文？我記得妳說只差一點點……我翻了一下，看起來很不錯，所以我想先在我們這邊傳閱再寄給凱倫（韋格納）。[20]

三天後，米契納把稿子交給了勞倫斯，並稱之爲「韋格納的手稿」。

關於手稿的走向與定位，行銷部門的掌控不容小覷。勞倫斯在寫給米契納與其他人的信中提到：

> 如各位所知，我們不會做出有損論文的事。我們只是想幫它包裝一下，增添一點公關與醫學繼續教育的元素。[21]

在這一系列的通信往來中，勞倫斯的同事，也就是擔任產品經理的克莉絲汀娜．古特揚（Christina Goetjen），提議改投別的期刊。她想盡快從研究中獲取商業利益：

> 我認為以美國醫學會期刊為目標來發表我們的小兒科論文，已經沒有意義了。時間與策略考量迫使我們要「打鐵趁熱」。[22]

CIT-MD-18曾發生試驗藥物的包裝瑕疵，導致九位受試者能看見自己服用的是西酞普蘭而非安慰劑。尤雷迪尼與研究夥伴審閱相關線索後指出，根據實驗設計，這九位拿到非盲藥物的受試者應該要被排除。佛瑞斯特藥廠一開始確實也排除了這九位受試者，然而這使得統計結果不具統計顯著性，於是他們又加回其中八位，讓結果變得顯著。他們在送件時運用「高明的婉轉用詞」（masterful stroke of euphemism）隱藏這個問題，躲過了食品藥物管局的法眼。[23]接著，佛瑞斯特與公關公司又展開各種行動，以確保試驗結果看起來很理想，特別是不發表次要結果（secondary outcomes）的決定。萬伯宣偉公關顧問公司的瑪莉．普雷斯科特（Mary Prescott）是這麼說的：

我聽說不是所有數據都像主要結果那麼好。基於這些理由（時效以及更好的掌握），我認為從組織內部準備一份能提供給凱倫・韋格納或其他人審閱的手稿，才是合理的做法。

幾個月後，佛瑞斯特藥廠的海多恩（Heydorn）博士寫道：

> 經過討論後，發表委員會建議以小型報告（Brief Report）形式投稿《美國精神病學期刊》（*American Journal of Psychiatry*），理由是：「……如果投的是小型報告，我們就不用提到試驗第八週並沒有顯著的正向結果，或是試驗因為出現次要終點（secondary endpoints）而中止等等。」[24]

當然，最後發表在《美國精神病學期刊》上的文章並沒有讓人注意到受試者身上的嚴重副作用。[25] 這個巧妙的操作讓文章看起來具有直截了當的正向結果，至少多數都投機取巧地符合某些規範。法院會決定佛瑞斯特藥廠對臨床試驗的介入程度，是否超出了正常科學報告的限度。

結論

我們爲何要關心製藥產業針對醫藥論文的幽靈管理？最常見的答案是防止造假（或至少是不實），以及保護那些可能因此而受害的人。哲學家利蒙・麥克亨利認爲「除了造假與抄襲以外，業界贊助的臨床試驗若都能將結果據實以報，那麼就推動知識進展的角度而言，代筆其實不是個嚴重的問題」。[26]

藥廠以及那些爲幽靈寫作辯護的人也常常拿誠信與眞相做文章。在一篇對惠氏代筆賀爾蒙療法論文事件的聲明中，輝瑞（併購了惠氏）提到了批評業界的阿德里安・福—伯曼（Adriane Fugh-Berman），表示「即使她這麼說，也無法證明這些同儕審查的文章有任何不正確的地方」。在爲兩位遭指控爲代筆約稿掛名的研究者辯護時，賓州大學的發言人則堅稱該篇約稿「提出的結論在今日仍然廣受接納」。爲了將戰線拉到最高等級，一位醫學教育與通訊公司的創辦人提到了精神科的代筆教科書：

> 創作這本教學手冊所投入的努力促成了高品質的成果，而參與的每個人都是贏家。精神科醫師確保了該手冊的品質，並藉此強化了自身的能見度與信

> 譽。撰稿人則令內容變得更清楚。讀者也得到了好的資訊……據我們所知，這本書能拯救上千條生命。[27]

我不是要說造假與眞相不值得關注，而是只從單一觀點來看這些事情並不正確。

科學知識的產生需要下很多苦工，包括實驗室或相關領域研究、分析與概念工作、吸引關注與說服其他科學家，種類繁不勝數。要把自然現象轉化爲自然知識，這條路並不簡單。如果眞的有捷徑，那麼我們就可以省去那些工作了。我們也沒辦法肯定地辨認出眞相。如果眞能如此，那麼科學裡的歧見就會減少許多。

我們可以假設眞相與虛假的產生是受到同類型的因子所影響。既然意識形態、習性與利益等觀點總是被用來解釋某信念爲何虛假，那麼這些觀點也應該被用來解釋某信念何以爲眞。這是一種對稱，[28]而對稱背後的意思是好科學與壞科學有其相似之處，因爲兩者都是利益與選擇之下的產物。

然而，業界驅動的科學和學術科學並不一樣，不僅是在背後發揮影響的利益**種類**不同，蘊含的選擇**種類**也有所差異。業界的贊助與控制影響了臨床試驗裡無數個正當的決策，包括設計、執行、分析、描述與發表。我們可以合理預期，業界會讓這些決策符合其自身利益。事實上，證據也已經很多了。不只是壞科學，好的科學也支持著藥廠的利益。

幽靈寫作之所以成功，是因爲成品的品質顯然很好。發表規劃公司宣稱自己投稿醫學期刊被接受的比率很高。儘管我們應該要提防這些個別聲稱的都有誇大之嫌，但高接受率仍舊十分可信。在標準化方法學的檢驗下，業界贊助的臨床試驗（對我而言，多數都有某種程度的代筆）的表現不只和獨立的臨床試驗一樣好，還可能更好。[29] 此外，就我對發表規劃師的觀察，他們似乎都盡可能坦誠以對，並且在爲藥廠行銷的利益服務時，也努力推動健全的科學（sound science）。因此，受藥廠操縱的科學就和其他對應的科學沒有兩樣，甚至還可能特別清白與成功。美國學術網站《撤稿監察》（*Retraction Watch*）每天都會報導已發表的科學文章相關問題。只要瀏覽一下這個網站，我們就會知道造假與不實陳述並非製藥產業獨有的現象。[30] 偶爾看見自己沒有參與或並非主事者的不當行爲時，業界會見獵心喜地緊咬住這些案例不放。有時藥廠還會假裝自己是受害者，例如在史考特・魯本（Scott Reuben）醫師的案例中，他造假了二十一項臨床試驗的結果，而當中有許多試驗都是由輝瑞所贊助。[31]

從製藥產業不實陳述的案例來看，我們可以知道至少有些時候，發表規劃師與合作夥伴並沒有做到誠信，或是沒有把健全的科學當成目標。然而，我們也應該要關注他們在其他時間做了哪些事。

藥廠的幽靈管理造成了發表偏差（publication bias）。這不僅使特定藥物秘密獲得宣傳與科學支持，也爲診斷與治療建立了準則。這些全都對處方開立造成了影響。準則的設定特別重要，因爲它能戲劇性地增加被診斷爲某疾病患者的人數，使得需要治療的病患隨之大增。而當服藥族群擴大，副作用的發生率就會上升。非商業的科學論文則不會出現上述所有的效應。就這點而言，即使沒有對研究數據做出不實陳述，藥廠的操作可能還是會傷害病患。

藥廠對醫學研究的幽靈管理帶來了全新型態的科學。這種協作式的科學是由許多隱形的工作者完成，目標是行銷，而權威則來自傳統的學術科學。高昂的商業賭注意味著所有相關人士都有理由（或誘因）加入與支持，並逐步使這種新科學變爲常態。這個現象應該會持續一陣子。

此時或許很適合分享那則廣爲流傳的玩笑話：「醫學科學要賣嗎？」「不賣，因爲目前的業主對它非常滿意」。

IV

鬼屋裡的主與客

在我參加的第一場發表規劃師研討會上，有一項爭論是關於論文掛名作者是否應獲准閱覽論文中公布的數據。你沒看錯，是爭論，也就是有人贊成有人反對！早在研討會前，主辦單位就已決定要發起小組座談會，以促進出版倫理的相關討論。成員包含當時已成爲吹哨人的醫學研究者奧伯利．布倫松（Aubrey Blumsohn）醫師，而這場討論到最後所關注的竟是作者讀取數據的權限議題。

事情怎麼會發展到如此地步？

大開門戶的醫學期刊

在幽靈管理的論文生產過程中，醫學期刊的定位爲何？想必爲了自身信譽，他們會盡其所能地將那些幽靈驅逐在外吧？

幾乎每一場發表規劃師研討會都會邀請幾位醫學期刊編輯參與座談活動，有時還會邀請一位期刊出版社的代表出席。在這些會議上，期刊編輯不會對發表規劃師展現任何敵意，反而會聲稱自己相當看重發表規劃師的工作和他們提供的論文原稿。伊頓博士（Dr. Eaton）爲某一極受推崇的期刊擔任編輯，他強調：「我們很樂於發表藥廠的論文——前提是它們要夠好。」

這些期刊編輯與規劃師有廣泛的業務往來，但通常都是透過論文作者中介。埃奇博士（Dr. Edge）是一般科醫學期刊的編輯，他用推銷員的口吻爲學術報告開場：「我們的期刊有高達八萬七千份的發行量，另外還有高達數百萬的網路點閱率……期刊影響係數則是13.25，在所有醫學期刊中排名第五。」

其他期刊編輯的發言也極爲相似。在另一場發表規劃師的會議上，期刊編輯艾克蘭德博士（Dr. Eklund）如此宣傳自家的高度專科化期刊：

這裡有些統計資料。在呼吸胸腔科的領域裡，我們的論文發表量比其他期刊要來得多，每年新的投稿量約為三千四百份……過去期刊是紙本印刷時，發行量計算容易，但現今許多事物都已電子化了，計算起來有其困難。如果不談紙本發行，我們的期刊在全世界的胸腔、睡眠、重症照護領域擁有最高的流通量。……影響係數……是讓你能稍微了解期刊論文品質的一種方法，在四十三種被收錄於美國科學資訊研究院（Institute of Scientific Information，簡稱ＩＳＩ）具影響係數的期刊中，我們在去年排行第三，今年的排名則尚未公布……如果現在你仔細看所謂的特徵值，也就是將大量引用期刊內論文的自我引用率考慮進去的話，我們幾乎可說是排名第一。

在他結束發言不久後，又輪到剛才提到的伊頓博士：

我稍微介紹一下（期刊名）：這是（此一領域中的）旗艦級期刊。與我們最接近的對手當中，有另一個期刊具有差不多高的影響係數，但發行量並沒有我們那麼高……我們的期刊發行量約為兩萬四千份，去年也被專門圖書館協會列為百大期刊之一。而且我們的影響係數超過8，是非常好的期刊。

期刊編輯爲何想在發表規劃研討會上宣傳他們的期刊統計資料，又爲何會與競爭者搶占有利位置，並且鼓勵藥廠投稿論文，這些都是有明確原因的。在這些論文當中，有一部分記述的是資金充裕的臨床試驗。有鑑於臨床試驗被視爲最寶貴的醫學資料來源，當埃奇宣布自家期刊不僅有意招募藥廠的臨床試驗報告，也設立了新的分流系統，使團隊能迅速決定是否該盡早刊登臨床試驗論文時，我們不該感到驚訝。臨床試驗論文很可能廣受閱讀和引用，而在近期引用數最高的臨床試驗論文當中，絕大多數都是由製藥產業所資助。[1]

這些高引用次數可能部分源自一種特殊的自我引用模式，而這也是幽靈代筆論文的特色。[2] 一項涵蓋五十或一百篇論文的發表計畫爲其參考文獻提供了許多潛在條目。後來發表的論文幾乎肯定會引用較早的那些論文，而且所有的論文都能引用先前發表計畫中的論文。醫學撰稿人瑪麗蓮・拉金（Marilynn Larkin）如此描寫她的其中一項工作環節：

> 我答應為一期增刊號撰寫兩篇回顧論文，並將論文掛在幾位受敬重的「作者」名下發表。[3] 我拿到了題綱、參考文獻和藥廠批准的措辭清單，然後被要求簽署合約，聲明我不會透露這個計畫的任何訊息。我也被施壓要改寫草

稿，使產品定位能更有利於藥廠。

據推測，拉金拿到的參考文獻應該也和措辭清單一樣經過藥廠批准。醫學撰稿人和發表規劃師都將文獻回顧視爲論文發展的關鍵步驟。如果參考文獻清單**沒有**偏好採用藥廠之前操作發表的論文，那就太奇怪了，畢竟那些論文擁護的是藥廠的商業利益，而且那些論文或參考文獻都是手邊現成的資源。

不過期刊之所以歡迎幽靈管理的論文投稿，爲的不只是高引用次數。有些期刊允許藥廠資助特定議題的增刊，藉此以資助金補貼整個期刊的發行。個別論文能成爲期刊的重要收入來源，因爲藥廠業務代表會拿複印論文到醫師辦公室裡作爲論據，也會拿到會議上發放或用作其他用途。如同我在第二章提到的，默克藥廠針對一篇止痛藥偉克適（Vioxx）大型試驗的論文購買了九十萬份複印。[4]雖然這個數字是極端異常值，然而，當我要求《新英格蘭醫學雜誌》針對一篇八頁論文的一萬份黑白複印進行估價時（當時市值爲一萬五千九百七十四美元），對方在數小時內便回覆了。這類業務顯然有利益衝突，但期刊方卻也欣然接下。[5]

編輯在發表規劃會議上做出非常一致的陳述。他們想維護科學的誠信，而他們的方法是堅決要求臨床試驗要嚴謹，試驗報告要誠實，且遵循學術寫作和利益衝突揭露的規則。他們秉持著科學學術出版的公認見解，不會去區分試驗是否由藥廠贊助。只要藥廠遵循科學和醫學的學術出版規則，他們就是受器重的研究投稿者。

許多期刊編輯在發表規劃會議上發言時，都會簡單講述試驗的設計與發表流程。不過，考量到聽衆大多數是出版醫學論文的專家，這些資訊反倒顯得過於基本。伊斯特博士（Dr. East）是一位閱歷豐厚的編輯，任職於非常知名的醫學期刊。在介紹自家期刊的利益衝突政策時，爲了向聽衆提供背景資訊，他概略提及了出版誠信的相關議題。艾利斯博士（Dr. Ellis）是某大期刊的副主編，但在會議上是以科學編輯委員會（Council of Science Editors）一員的身分，著重於講解利益揭露和著作權的程序問題。伊頓博士的演說同樣也強調她和同事針對資金援助的充分揭露所採取的改善措施。埃奇博士則建議：「你我的目標都是要讓論文發表的過程更不費力，而爲了做到這點，必須要避免一切會導致流程延宕的做法，以免各位太晚享受到在主流期刊發表論文所帶來的名聲和收益。」——由此可見，他很清楚這些論文對藥廠而言有多少貨幣價值。

如果醫學期刊是製藥研究這幢鬼屋的主人，他們所做的就等於是邀請幽靈擔任座上賓，並清楚認知到對方能帶來有價值的貢獻。期刊對幽靈的唯一要求就只有守好規則，才不致於惹出太多麻煩。

意見一致的出版社

如果說期刊有意與製藥產業合作，那麼出版社的意願就更高了。波特（Porter）先生是一間出版社的經理。他抱怨期刊編輯與出版社釋出的訊息混亂不一：「從出版社那裡，我們通常接收到的是對方的強力推銷、熱誠和意願，期待能共同合作。而從編輯那裡，我們通常接收到的是不干涉和保持距離的態度。」波特希望期刊能解決此一分歧，但他也理解這種現象其來有自：「我們很了解也很清楚雙方之間氣氛緊張。對我來說，這其實相當貼切地反映出製藥產業內醫療與行銷的關係……也就是商業需求和科學誠信之間的關係。」如同我們在前一章看到的，發表規劃師以自己能滿意的方式處理這段關係。或許他們希望期刊也能這麼做。

愛德華茲（Edwards）先生代表某間旗下有許多期刊的出版社出席了這場發表規劃研討會。根據他的解釋，如果期刊「明顯與業界有所聯繫，那麼你的投稿歷程可能會比較平順」。不過獨立期刊（例如醫學會所經營的那些）往往會有較高的發行量、名聲和期刊影響係數，他們的編輯也具有較高的自主性，這些都會「連帶影響他們對製藥產業的態度」。愛德華茲在此處和針對其他方面發表看法時，都將出版業和製藥產業劃爲同一陣營，並將通常處在兩者間的科學期刊編輯歸爲對立陣營。

在愛德華茲的談話中，他也向期刊編輯表達支持：專題小組中來自各方的成員應要求列出了他們的怨言，而他也應對得很好，能幽默地譴責聽衆，引人發笑。愛德華茲是個年輕又善於表達的英國業務主管，言談中流露出倫敦人的泰然自若，而他的聽衆則大多是感覺較爲樸實的美國人。他強調大多數的期刊編輯都是自願爲學術認眞付出的人，需要被好好對待：

數年前，任職於主流醫學期刊的史坦（Stan）曾要求一位藥廠聘雇的作者投遞幾篇論文給他們。他們將這些論文送交同儕審查，得到的回覆是「還不錯，需要稍加修改但基本上可以發表」。結果這些評語回覆給那位作者後，完全沒有任何回應，從此石沉大海。一個月前，同一名作者又投稿了一篇論文。史坦問他：「所以那時到底發生什麼事？我們花時間交付同儕審查又送還給你的那些論文後來怎麼了？」對方回答：「喔，那些論文啊，因為當中討論的藥不再是公司的主打產品，所以我們就不打算在那些論文的發表上費心了。」讓我們再停下來想想：如果你得到同儕審查的專家意見後，卻把它給丟進水溝裡，那麼當你想要繼續在同一個期刊中發表論文時，你的形象應該也不會太好。

然而從愛德華茲砲火四射的發言中，可以看出他無疑是站在藥廠那一邊。他想要談成這筆生意：

如果你有截稿時間，盡早客氣地告訴我們會是個好主意。如果你有特殊需求，例如需要廣告、商標或是任何處方相關資訊，也請告訴我們。不要等到稿子付印前才帶給我們這些壞消息。

愛德華茲在替公司宣傳時提到一個新期刊：那是一個線上公開取用的同儕審查期刊，經費由發起人贊助，將用來發表統計上不具顯著性或無法定論的數據資料，而該期刊審查論文的主要標準只在於研究是否完善執行。「這本期刊服務的是製藥產業。你可能有大量的資料……而這是『輕度』同儕審查的期刊。」這本期刊就像是醫療版的無著郵件辦公室，讓不想被人看到的無用研究結果有個好去處。

出版社有意出版的不只是單篇論文，他們的野心更大。出版業巨擘「愛思唯爾」（Elsevier）曾爲上市藥物量身規劃一系列醫學期刊，以便相關研究刊登。[6] 舉例來說，出版規劃公司「醫學文摘」（Excerpta Medica）在還是愛思唯爾旗下分公司時，曾以中間人的身分促成相關交易，並以其名義出版期刊。其中，《澳洲骨關節醫學期刊》（*The Australasian Journal of Bone and Joint Medicine*，簡稱ＡＪＢＪＭ）就是爲了行銷默克藥廠的兩項藥物而創立。據推測，刊登在《澳洲骨關節醫學期刊》上的論文之所以被選中，是因爲它們能傳達具商業價值的訊息。這些論文很可能就是在這樣的心態下寫成，而其背後的研究設計也很可能是爲了得到有利於藥廠的結果。這類研究有些甚至可能只是爲了藥廠的公共形象而執行。這並非獨立事件：在科學領域非常著名的威立出版社（Wiley）也在自己的網站上刊登廣告，表示他們能爲健康照護相關產業「量身出版相關著作與期刊」。[7] 畢竟對藥廠而言，量身打造的期刊是極有效率的行銷工具。

制定規則：誰能當作者？

醫學期刊試圖要求論文作者對論文內容負起責任，藉以管理自身與藥廠間的關係。實際上，這意味著將作者身分限制在那些可被課責的人身上。

醫學論文的作者資格有不同的標準規範，但最重要且最多期刊採用的是國際醫學期刊編輯委員會（International Committee of Medical Journal Editors，簡稱ICMJE）的標準。國際醫學期刊編輯委員會認爲論文作者必須同時具備下列所有條件：

- 對研究的構思或設計，亦或對研究數據的收集、分析或解釋有實質貢獻；
- 起草研究論文或對其重要知識內容進行批判性修改；
- 對即將發表的版本進行最終確認；
- 同意對研究工作的所有方面負責，確保與論文任何部分有關的準確性或誠信問題能獲得妥善的調查和解決。[8]

前三項要求即便版本更迭，卻也施行了很長一段時間。第四項規定則是由國際醫學期刊編輯委員會於二〇一三年加入，雖然大致上是爲了防範不當的研究行爲，但同時也直接回應了對於幽靈寫手與掛名作者的相關疑慮。

國際醫學期刊編輯委員會的定義限縮了論文作者的資格。只有參與過多個研究與寫作階段的人才會符合要求。國際醫學期刊編輯委員會認可的作者較少，卻也較具影響力，這點很可能反映出醫界對於歸功論文貢獻的文化偏好。然而，就大規模的醫學試驗而言，限縮作者資格會造成一些問題。

臨床試驗近來越趨分散化也越趨複雜，團隊間廣泛分派各式研究工作。舉例來說，一項大型臨床試驗可能會涉及上百名醫師，而他們會在全球各地的試驗中心招募受試者進行研究。同一項試驗也可能會涉及統計學、藥理學、各式醫學專業和其他領域的專家。即使是完全獨立的研究，作者也不見得會親自撰寫論文，因爲這項工作可能會留給較資淺的後輩來完成。綜上所述，針對重大研究計畫所衍生的論文，很可能**沒有人**能符合作者身分要求。國際醫學期刊編輯委員會的定義是要強化作者身分的傳統概念，將學術貢獻和知識、道德責任綑綁在一起，但在實際狀況下，傳統概念中的作者往往不存在。[9]

然而，爲了回應這些問題，有些醫學期刊編輯已嘗試朝截然不同的方向邁進。一九九〇年代，曾有人嚴正提議以「貢獻者」取代「作者」的概念，並且比照電影片尾的工作人員名單，條列出其確切貢獻。[10]比起限縮資格使少數人符合作者身分，這項提案的做法反而是放寬限制，讓許多人都能成爲貢獻者。這個想法尚未付諸實行，不過已有少數醫學期刊（例如美國神經學學會的《神經學期刊》〔*Neurology*〕）對作者身分有較廣泛的定義，要求每一個對論文原稿有實質貢獻的人都列名爲作者。

醫學期刊在應對幽靈管理的科學時遭遇許多困難。首先，就如同我已提到的，期刊面臨到利益衝突，因爲他們想要那些有利可圖的藥廠論文原稿。其次，就實務層面而言，幽靈管理按照定義應該是「隱而不見的」。若要設法禁止，就必須從揭露開始。或許能藉由設計與執行流程來追溯論文原稿的歷史紀錄，但不論如何都會是艱難的任務。[11]

雖然大多數編輯在發表規劃會議上都明確譴責幽靈寫作，但也有人認可醫學撰稿人在改善原稿上扮演的角色。艾利斯博士表示：「我們很感謝（職業寫手）扮演如同編輯的角色，原因是我們必須閱讀大量論文，也因此能分辨出哪些論文有專業寫手參與其中。」接著她談到**作者**要怎麼做才能確保醫學撰稿人不會成爲幽靈寫手：

> 一名學術研究員必須堅持在計畫案早期就積極參與研究。他們應該要拒絕為任何已完成的原稿掛名，尤其是回顧論文。他們也應該要堅決主張論文反映

出他們自身對於證據的詮釋。他們必須對資訊充分揭露這點抱持堅定不移的態度。

重擔於是都落到了學術論文作者身上，而這段話也暗示著他們有時會在一個或更多個重要關頭出錯。的確，作者偶爾會犯下很離譜的過錯：有位編輯曾私下向我透露，只要論文的第一作者曾經**讀過**他提交的論文，如今他正在處理的棘手問題就不會發生了。

在理想情況下，期刊方希望能平衡這些規定間的權重。我曾在前文中提到，期刊編輯伊頓博士喜好發表藥廠論文，並引述了她的發言。而數個月後，她又說出了相同的話：「我們真的很樂於發表高水準的臨床試驗，這是我們喜歡也確實想做的事。我們只是想確認每個環節都盡量透明，盡可能充分揭露：我們想知道是誰做的和做了什麼。」同樣地，艾利斯也熱衷於爲製藥產業提供公平競爭的空間：「無論作者或贊助者的所屬單位爲何，這些關於他們的意見全都適用。因此贊助者有可能是美國國家衛生研究院（National Institute of Health，簡稱ＮＩＨ），有可能是私人機構，有可能是大學，也有可能是藥廠。」

雖然伊頓的看法表現出她對藥廠論文的偏好，但她是我所聽說過最具批判性的一位期刊編輯，這點在我訪談她時更加表露無遺。她似乎也有點無奈。在她看來，直到醫界和醫學研究的經濟結構產生改變前，藥廠都會在醫學期刊裡扮演重要角色。在一場發表規劃會議上演講時，她提到幾宗證據確鑿的學術欺詐案例，並很快向觀眾強調這是最近發生的事——可見她早有準備會聽到製藥產業一貫的回應，表示道德過失早已是過去的事了！此外，伊頓也敘述她和同事所作的努力，包括試圖改善作者定義的標準，試圖實施這些新規範，以及試圖針對業界對發表論文的涉入確立充分揭露的做法——這些就如同國際醫學期刊編輯委員會追加第四條規範所作的努力。最後追加的這條規範要求作者同意「對研究工作的所有方面負責」，用意是要說服作者在未能掌握足夠研究和數據資料的狀況下，不要爲研究掛名，並且也試圖確保同意成爲作者的人都有閱覽數據的權限。但這項規範完全基於誠信，因此幾乎不可能實行。

召喚作者

在發表規劃師的研討會中，最受突顯的倫理問題與作者身分有關。發表規劃師在應對作者定義標準時有其難處，因爲他們的職務包括協調藥廠統計員、藥廠與機構研究員，以及醫學撰稿人等人的工作，而這些人通常都不想成爲作者。或許有少數的藥廠員工能符合作者定義標準，不過考慮到國際醫學期刊編輯委員會對於作者身分的傳統概念，較有可能的情況是沒有一個人會成爲作者。舉例來說，發表規劃師和藥廠不給醫學撰稿人確認原稿最終版本的權限，以致他們無法達到作者身分的要求。[12] 也因爲如此，發表規劃師所管理的研究難以符合國際醫學期刊編輯委員會的標準。更糟的是，他們的研究直接抵觸那些標準裡隱含的道德立場。

就幽靈管理的論文而言，大多數作者扮演的角色相當有限。某位任職於大型藥廠的發表規劃師曾繪製流程圖，將「決定作者身分」放在論文準備的第四個步驟，前三個步驟則分別是：藥廠職員發表數據並針對其內容和意義進行討論、擬定「戰術計畫」，以及確認目標期刊。[13] 然而，規劃師希望論文背後大部分或全部的重要工作看起來像是由作者一手包辦，或者更精確地說，由恰好是作者的關鍵意見領袖負責。

如同愛德華茲先生所解釋的，關鍵意見領袖是衆所周知的專家，受同儕高度器重，且具有產品經驗，「能對其他醫師造成影響」。在此一脈絡下，關鍵意見領袖的構成要素在於是否有能力擔任藥廠和醫師間的調停者。而實際上，這個名詞只適用於那些與藥廠脫離不了關係的人，並不會用來指稱完全獨立的專家。就原稿可信度和整個發表規劃計畫而言，關鍵意見領袖的角色至關重要。

關鍵意見領袖願意擔任藥廠原稿作者的理由可能有數個。首先，他們在幾乎不用出力的情況下，就能將好幾篇表現傑出且引用數超過平均值的論文，加進自己的學術簡歷中。再者，藥廠雖然不會付錢找人來擔任作者，卻時常邀請作者就研究或相關內容進行發表，並給予豐厚的報酬（支酬給關鍵意見領袖違反優良出版實務的指導方針。有名律師在某場發表規劃會議上針對此一做法提出強烈警告，原因是支酬可能被視爲交付回扣，也可能被視爲操控開立處方者的部分意圖）。最後，被人吹捧爲專家可能會令他們感覺良好，而論文原稿本身甚至可能是更有效的恭維手段。以下的簡短問答可作爲例子說明。這段對話是摘錄自某位發表規劃師的口供證詞，內容論及一篇幽靈管理的回顧論文：

問：好，所以在布林卡特（M. Brincat）博士（最後掛名的作者）看完研究大綱前，「設計寫作」（涉入訴訟的發表規劃公司）就已完成醫學研究和文獻回顧，以評估是否有足夠的科學證據能支持這篇論文出版。大綱擬好後，接著（「設計寫作」）與布林卡特取得聯繫，然後布林卡特同意擔任作者一職。是這樣沒錯嗎？

答：沒錯，因為這篇論文大多引用布林卡特博士的研究。[14]

擔任作者的關鍵意見領袖通常給發表規劃師的印象是懶惰又貪婪。根據發表規劃師的說法，他們通常對自己掛名的論文原稿幾乎沒有實質貢獻，回應速度也慢，而且會錯過截止期限。他們認爲自己理當是列名在前的重要作者，有時還會爲他們的貢獻索取酬勞。這些作者甚至會違反倫理守則，例如將醫學撰稿人從致謝名單上移除。

爲了維持正當性，並遵守優良出版試驗規範，發表規劃師會希望作者對於論文原稿能有所貢獻。然而，作者需要有人哄勸和指引他們。當某位會場聽眾用大概是在開玩笑的語氣詢問如何應付不做事的作者時，發表規劃師佩斯（Pace）女士建議用非常具體的問題引導作者對論文做出貢獻：

你其實可以透過引導來選擇你希望他們回饋的部分。所以不要只是說「這裡有份論文初稿，我們希望您能給予建議」，而是要說「這裡有份論文初稿。

我試著弄清楚研究方法，也盡力符合用詞要求，但還是不太確定。您能幫忙看看嗎？還有我的論點是正確的嗎？」

佩斯試圖依國際醫學期刊編輯委員會的標準創立作者（儘管對其標準採取的是較寬鬆的解釋），做法是將十分具體的寫作職責賦予關鍵意見領袖。在極端的案例中，作者的毫無貢獻反倒成爲了對論文原稿的一種貢獻、認可和背書。

發表規劃師一方面抱怨不做事的作者，另一方面卻也爲那些作者創造出游手好閒的條件。根據帕爾默（Palmer）先生的統計，有半數的公司只向作者提供倒數第二版的論文原稿，以徵求對方的意見。對於一份精心寫成的倒數第二版原稿，作者很可能沒有什麼要補充的意見，尤其是截止期限緊迫時，這種狀況更有可能發生。他們可能會在論文摘要提交給研討會（並受到採納）後才看到內容，並且在投稿期刊截止日的幾天前才收到論文原稿。口頭報告和論文發表有條不紊且有效率，就代表作者很可能幾乎沒有貢獻，因爲他們是造成混亂的潛在原因。

發表規劃師對「幽靈寫手」一詞充滿敵意，一聽到就會立刻強調醫學撰稿人並非幽靈寫手。

> 現在我們很常聽到「幽靈寫作」一詞……在我看來，我們有時會任意使用這個詞彙，而完全不去考慮其他管道——特別是記者和媒體——會如何解讀其意涵……事實上，幽靈寫作和醫學寫作完全不同，而這正是我所關心的重點。也因此，我懇切地呼籲大家要謹慎使用這個詞彙，因為它具有負面的隱含意義，會對參與論文發展過程的我們帶來嚴重的危害。（波特先生，大型發表規劃公司〔220名員工〕的負責人）

爲了防堵可能會引發的批評，越來越多醫學撰稿人會在完稿論文裡以「協助寫作」的名義受到表揚。而爲了盡力減少幽靈寫作的相關指控，發表規劃協會也制定了倫理守則。雖然大多數的發表規劃師認爲這是往正確的方向邁進，但並非所有人都對倫理守則這項做法感到滿意。醫學教授克萊茵博士（Dr. Klein）在一場會議發表評論時一開頭就說：「我要告訴你們的是……別在胡扯什麼學術誠信之類的廢話，**是時候該反擊了**！如果再發生任何沒完沒了的學術誠信事件，我就不會再回到這裡了。」所以誠信到底有什麼問題？問題就在於它阻礙了醫師和藥廠間有利可圖的互動。

倫理守則通常的作用是推動某種學術上的準透明化（quasi-transparency）。

舉例而言，下列是一段描述詳細的典型致謝辭，取自近期發表的論文。當中提到的前五位作者是大學教授，後三位則是葛蘭素史克藥廠（GSK）的員工：

> 作者要感謝所有的研究參與者與其家屬、所有參與該試驗的臨床研究機構人員，以及下列的研究協調者／貢獻者：多明尼克・迪斯坎普斯（Dominique Descamps）、卡琳・舒爾茲（Karin Schulze）與潘・卡洛迪莫斯（Pam Kalodimos）。也要感謝莫妮克・多戴（Monique Dodet）在原稿修改期間的寶貴意見，以及貝娜迪克・布拉瑟（Benedicte Brasseur）針對人類乳突病毒血清學試驗的管理工作。另外要感謝商業與決策生命科學平台（Business & Decision Life Sciences platform）代表葛蘭素史克藥廠協助撰寫、編輯和協調原稿內容，其中是由強納森・蓋斯奇埃爾（Jonathan Ghesquière）負責協調原稿發展和編輯支援的工作。最後要感謝薩西・塔內賈（Sasi Taneja）與卡洛・納丁（Carole Nadin）提供醫學寫作上的協助；兩位分別任職於葛蘭素史克藥廠印度分公司，以及代表葛蘭素史克藥廠的弗利特維斯有限公司（Fleetwith Ltd）。[15]

迪斯坎普斯、卡洛迪莫斯、多戴和布拉瑟都任職於葛蘭素史克藥廠分布於全球的不同分公司。舒爾茲替一家名為「生命科學解方」（Solutions for Life Sciences）的瑞士醫學教育與傳播公司工作，而蓋斯奇埃爾任職於比利時的受託研究機構「商業與決策生命科學」。在此，準透明化指的是我們不清楚學術作者對論文背後的研究和寫作付出多少，但我們**確實**知道許多直接或間接替葛蘭素史克藥廠工作的人做出了實質貢獻。

幽靈寫作的概念通常意味著違背了列名作者的傳統標準。在典型的案例裡，單一作者的寫作會由一位幽靈寫手代替完成。然而，醫學寫作同時也是企業生產知識過程裡的一個小環節。某位大藥廠的副總裁對發表規劃師演說時，如此提醒他的聽眾：「最後我想把握機會對各位說的是，請記得我們所任職的產業體制就像是一條輸送帶。每個人都負責其中的一部分。」論文由團隊負責生產，而在團隊中可能沒有任何一個成員符合作者身分的要求。在多半不為人察覺的過程中，藥廠發起並贊助論文的規劃、研究、分析、寫作與投稿，且通常從頭到尾都會維持對研究數據的控管。在企業的知識生產中，醫學撰稿人就如同發表規劃師、藥廠科學家和統計員一般履行自己的職責。作者的作用則是為論文添上正當性和獨立性的光采。

作者是否應該擁有取得數據的權限？

讓我們回到本章開頭提及的布倫松醫師以及數據讀取權限的辯論。布倫松原籍南非，但很早就搬到英國定居，是一位笑容可掬、鬍子略顯邋遢的骨骼代謝領域專家，全心全意投入於科學理念的追求。寶僑公司（Procter & Gamble，簡稱P&G）曾要求布倫松的研究團隊對一些舊藥進行新試驗：即便已有證據暗示其骨質疏鬆藥物的療效較競爭藥物差，但寶僑仍要他們進一步確認該藥物是否有可能在臨床上同樣有效。由於實驗對研究者有盲化設計，因此布倫松無從得知受試者使用哪種藥物，也無從得知受試者的用藥史。[16] 在將研究成果交給公司不久後，他和直屬上司就成為了三篇期刊論文的作者，並受邀到數場研討會上發表研究。這些論文由寶僑聘用的醫藥撰稿人瑪莉（Mary）負責統整。寶僑透過電子郵件將瑪莉介紹給布倫松和他的上司理查德・依斯特爾（Richard Eastell）博士：

瑪莉在紐約工作，不僅相當熟悉利塞膦酸鹽藥物（risedronate）和公司產品的關鍵訊息，也對競爭藥物和一般的骨質疏鬆相關論文瞭若指掌。[17]

順帶一提，同一封電郵裡還包含了其他論文的相關資訊：

瑪莉和我剛（和另一位研究者）完成一篇論文（理查德，你會接到通知，因為你是共同作者！），而且瑪莉從一開始就參與了整個過程，從零開始寫作。

或許這段資訊被加進郵件裡，是爲了要向兩位收信人保證他們不必爲論文做太多工作。

然而布倫松注意到數據有些奇怪：「這三篇論文有一項共同的主要結論，那就是藥物反應曲線從某一便於銷售的劑量點開始達到平穩，而這樣的發現具有臨床相關性。」當他要求查看解盲數據時，對方完全閉口不談：

他們聲稱「不需要為了讓幾個人滿意，就要求獨立人士分析數據」。18

這裡所謂的「獨立人士」指的是布倫松，也就是這項試驗的主要研究者兼未來相關論文的第一作者。在他的懷疑變深前已有一篇論文正式發表。從第二篇論文開始，他拒絕簽署醫學期刊的利益衝突聲明書，因內容要求作者證實自己擁有完整存取數據的權限，並且要爲研究結果負責。而拒簽聲明書的結果就是後續的兩篇論文未能出版。與此同時，寶僑仍不願讓他讀取數據。

不幸的是，布倫松由於公開談論他與寶僑公司的衝突，並指控直屬上司爲了藥廠利益參與學術詐欺，因而失去了工作。當布倫松終於看到數據時，他證實了自己的懷疑：原來是藥廠誤導性地聚焦在研究結果中最支持自家藥物的部分，並刪去了顯示藥物無效的相關分析。

麥格拉斯博士（Dr. McGrath）是某間藥廠（**不是**寶僑）的醫藥學術經理。他接到了一項不值得羨慕的任務，那就是以「業界的觀點」針對這個案例進行報告。雖然他任職的藥廠是寶僑的直接競爭對手，但他仍爲寶僑的立場辯護。麥格拉斯用生硬的語氣，宛如宗教儀式般地唸出他在投影片上羅列的重點，並進行這樣的比較：

在理想世界裡，研究數據會自由地提供給每個人，每個人也都會有時間和能力，準確有效地分析數據並記錄結果。沒有人會抱持成見或私心，而且每個人都會認同研究結果。

但是在現實生活中，幾乎每個人都有私心，即便有時藏而不露。也不是每個人都具備足夠的能力，以分析和描述研究結果。解讀上的不同有可能也確實會發生，而且在決定作者、數據讀取權限和課責等重要問題上也存有灰色地帶。從追求知識的立場來看，我們都很喜歡科學爭議，尤其是期刊、學術作者和大眾媒體，更是獲益良多……任何有新聞價值的事物都會被這些關係人視為獲利，特別是因為這類事物不但能吸引關注，也能帶來未來相關出版品的出版機會。

麥格拉斯接著開始談論投影片之外的內容，但態度仍舊謹慎。他提醒聽眾數據分析有多複雜，以及人們可能會如何錯誤解讀這些分析：

我知道有些情況是外行人會試圖分析資料庫，卻無法用編碼串連資料庫。舉例來說，他們會從不同資料庫合併分析變項，最後得到完全沒有價值的結果。如果你對資料庫並不熟悉，就無法辨識出分析是否有效。這導致資料庫發起人陷入一種局面，就是他們必須要回頭驗證任何來自外部的分析。這個過程相當費時，而且可能會產生非常難解決的爭議。

最後，在一場面對懷疑論者的溫和辯論中，麥格拉斯指出從未有人清楚定義何謂數據。數據是針對個別受試者的紙本記錄嗎？還是電腦裡的電子化記錄？電子試算表算是數據嗎？或者說經過整理與分析的電子試算表才算數據？沒有任何一組資料肯定會是「研究數據」，因此，針對研究者讀取權限所提出的要求也顯得含糊不清，容易造成混淆。[19]

在這場辯論發生的當時，遊說團體「美國藥品研究及製造商協會」（PhRMA）有一項適用於其會員公司的明確政策，吸引到麥格拉斯的注意：「身為研究資料庫的所有者，發起人有權決定誰能存取資料庫檔案。……美國藥品研究及製造商協會的會員公司承諾要製作一份摘要，列出哪些是可提供給研究者的研究結果。」此一規範的修訂版在二〇〇九年發布，聲明「研究者若同時為研究相關論文的原稿作者，將會取得所需的全部研究數據，以協助論文順利發表」。[20]然而，這些公司能自己決定何謂數據（不論是手寫或電子化的病患記錄、已分析的報告，還是根據報告做出的統計資料），以及作者需要何種程度的權限來支援論文發表。

結論

醫學研究者已將他們和製藥產業間的關係視爲常態，就連那些最頂尖的專家都與業界有著顯著的關係[21]而發表規劃更將常態化的過程向前推進了幾步。**公開露面的**專家爲幽靈管理的研究擔任首要作者，站在鎂光燈前。在他們身後則有一群人，很可能爲了生產論文知識而做了大量的腦力活和組織工作。之所以需要這些公開露面的專家，並不是因爲他們具有實際專業知識，而是因爲他們代表權威和獨立性。在我持續描述的商業化科學裡，發表的研究之所以受到重視，是因爲具有行銷潛力。幽靈管理的研究不僅形塑學術圈文化與其生產的知識，甚至也導致這些文化變得無關緊要，唯一的作用只是提供權威性。

既然如此，那麼在論文的幽靈管理中，究竟何謂作者？作者是看過原稿的人，但那些精心創作的原稿在送交給作者過目前，已經過許多科學家、撰稿人和行銷人員的審查。此外，作者只能取得有限的數據存取權限，也只會在特定問題上被徵詢意見，而且還得在短時間內完成工作。基於上述和其他原因，業界供稿論文的作者在分析、寫作和發表研究的過程中，大多處於邊緣位置。在這樣的狀況下，作者不太可能對論文的分析或寫作有重大貢獻。

在醫學研究的幽靈管理中，作者因具有權威而受到重視，而這也掩蓋了其他人的工作成果。那些對研究、分析與書面材料有貢獻卻隱身幕後的人，儘管完全能靠自己產出文本，但如果沒有關鍵意見領袖，他們的成果就會失去大半價值。

正如醫學研究方大致已將他們和製藥產業間的關係視爲常態，醫學出版方也是如此。期刊編輯可以一方面向四百多位發表規劃師喊話，警告他們不要從事幽靈寫作和不恰當的數據操作，另一方面卻搶他們的生意。而在此同時，發表規劃師又相當注重科學規範，因爲只有合乎這些標準，他們才能和行銷人員有所區別，進而達到他們的行銷目的。他們的工作是說服別人卻又不著痕跡，向人銷售卻又不被察覺。

幾乎每一個人只要和發表規劃有系統地建立起關係，都會想要在正式的行爲準則下做事。身爲分包業務的一方，出版規劃師希望能降低不確定性，以便能準確生產出所需論文，來滿足所有與他們互相影響的不同當事人。發表規劃師和藥廠雙方都想要有一套適用於其工作內容的正式規範作爲指引，進而使工作正當化，以致曝光時不會自動演變成一件醜聞。當發表規劃師訴諸倫理時，他們只是把倫理規範當成防禦性手段，讓工作得以順利進行，而不是把它們當成實質目的。在此同時，期刊編輯們則表示希望能結合作者資格的準則、臨床試驗執行與分析的標準化程序，以及期刊論文的標準格式，藉以控管研究偏誤的問題，即便發表規劃通常都和相關準則及標準背後的目標背道而馳。監管機構欲藉由規範來管理醫學期刊論文的使用情況，原因是這類論文具有內在的利益衝突。然而這些部門不是不夠強大，就是根本懶得處理，以致這些利益衝突只能被控制在一定的程度，而無法完全剷除。

眾所周知，用來指引優良科學出版或行銷作爲的任何規範都具有相當大的詮釋彈性。[22] 這可能無關緊要（的確，對某些當事人來說這點可能很有吸引力），因爲這些規範的設計大多爲了避免機構和個人受到行爲不端的指控，而不是爲了實踐具客觀價值的科學或符合倫理的行爲。優良出版實務的管理規範也許能創造出某種形式上的客觀，藉以形成互信基礎，[23] 但其主要目的是要讓人能推諉不知情（plausible deniability）。

製藥公司、發表規劃師和其他相關人士在面對明顯的幽靈寫作事例時，其中一種標準停損方式就是堅持主張幽靈寫作是過去式。舉例來說，某家藥廠在二〇一〇年接到記者聯繫，表示要針對二〇〇〇年代初期的幽靈寫作論文進行報導時，他們的回應是宣稱自己已制定相關政策，要求作者必須參與整個寫作過程。而針對同一起報導，經常撰寫與發表支持業界評論的哈佛大學湯瑪斯．史塔索（Thomas Stossel）教授則聲稱：「這種行爲發生過，但我認爲並不常見，而且很有可能不是最近發生的。」[24]

我在二〇〇七年發表了第一篇關於發表規劃的論文後，當時國際醫藥規劃專業者協會的理事長曾親筆回應，表示我的論點整體而言已經過時了。他更暗示如果我曾參與國際醫藥規劃專業者協會的會議，就會有截然不同的看法。但他不知道的是我早就已經這麼做了，而且我在會議裡收集到的資訊，包含我在這裡提到的部分內容，都充分證實了我過往的論點。[25]

我和研究助理出席了二〇〇七年到二〇一七年間的發表規劃會議。就發表規劃師如何介紹其業務而言，相較於先前討論到的實際工作內容，我並沒有看出在那段時期有任何實質的差異。的確，後來在會議上報告的發表規劃師都會強調他們有新的倫理規範、準則和作業流程，但他們的業務核心在這十年來並未有什麼改變。

儘管標準持續變化，但核心衝突從未消失。藥廠希望對發表論文的形式和內容盡可能維持控制，這樣才能以最有效的方式推銷自家產品。他們也希望獨立作者的名字能出現在這些論文上面，以增加論文的可信度，而這麼做同樣也是爲了用最有效的方式推銷產品。然而到頭來，製藥產業的控制和獨立的作者身分終究無法和諧共存。

V

著魔：打造與管理關鍵意見領袖

完美的關鍵意見領袖

凱塞爾（Kessel）醫師走上了演講台。這位五十多歲的醫師兼教授面帶微笑且整潔體面，身上穿著像是泡泡紗材質的涼爽西裝，搭配藍白直條紋襯衫與黃色領帶，正適合今年費城夏日這樣酷熱的天氣。凱塞爾的個人介紹提到他寫了五百多篇學術論文，並且被譽爲「神經科學界的閃亮新星」。他在這天的演講不會用到PowerPoint簡報。據他表示，這是他多年來第一次這麼做。當天早上他的貓和筆電之間的突發狀況，導致他不得不在倉促間重新整理筆記，爲了這場和下午在同一研討會上的另一場演講做準備。儘管如此，他仍舊表現得充滿自信，從容地向大多爲藥廠經理的聽眾闡述他的觀點。他完全展現出關鍵意見領袖是如何在製藥產業的研討會上，掌握他和像他一樣的人之間的關係。

在解釋完他的貓如何讓他的報告消失後，凱塞爾醫師向聽眾透露了自己的利益衝突。這是一種慣常做法。明顯得意的他聲稱：「在過去十年間，我持續擔任特定製藥商的顧問。該廠商的產品包括每一種開發來治療憂鬱症或躁鬱症的複方藥，以及一些未能通過多重開發階段的其他種複方藥。」在正常情況下，他會用兩張投影片來報告這件事，並且在裡面列出過去這三年來付錢請他演講的六間製藥公司，以及近期贊助研究計畫的另外四間公司。

凱塞爾醫師是高階關鍵意見領袖的典範：一位有魅力、擅長演說又受到全國認可的專家。凱塞爾在一九八〇年代開始與製藥產業有所往來，起初是擔任晚宴講者，後來也會從事推銷性質的演講、服務各種諮詢委員會，以及協助進行講者訓練課程。關鍵意見領袖的類型各有不同，以符合藥廠雇用他們的種種需求。凱塞爾走到職涯的這個階段，已經歷過關鍵意見領袖最常見的所有角色了。

爲了設法在觀念上贏得醫師的信賴，藥廠經常求助於關鍵意見領袖。這個稱呼是業界的正規用法，不過偶爾也會出現「意見領袖」（opinion leaders）或「思想領袖」（thought leaders）這兩個較謙虛的名稱。

關鍵意見領袖的概念有社會學的淵源，大部分是直接源自哥倫比亞大學社會學家保羅．拉扎斯菲爾德（Paul Lazarsfeld）的研究著作。在研究一九四〇年美國總統大選的政治觀點與投票行爲後，他創造了「意見領袖」一詞，用來指涉在人際網絡裡和同儕之間特別有影響力的人。[1] 這個概念與名稱後來從政治與公共事務延伸到其他領域，包括流行、電影與行銷，範圍變得更爲廣泛。[2]

意見領袖在醫學上的應用始於一九五〇年代早期。當時，在輝瑞藥廠的資助下，拉扎斯菲爾德的學生埃利胡．卡茲（Elihu Katz）和卡茲的同事著手研究如何擴大四環黴素（tetracycline）的處方開立範圍。十年後，該研究出版成廣受好評的《醫療新方法》（*Medical Innovation*）一書，[3] 並成爲社會網絡理論的重要著作。根據他們看到的數據，卡茲和同事建議輝瑞藥廠有系統地利用意見領袖。除了說明該如何做到這點外，他們也在交給輝瑞的研究報告中提供了與該建議有關的細節。輝瑞發現意見領袖的概念非常有用，甚至付錢給這些哥倫比亞大學的研究者，要求他們別在任何期刊上發表這些研究結果，這樣輝瑞才能稍微搶先競爭者一步。不過沒多久後，其他的藥廠還是採用了同一概念，並將之付諸實行。[4] 儘管此概念的使用率並非持續成長，但關鍵意見領袖如今已是藥廠在行銷努力上至關重要的一部分。配置資訊於分子周圍是為了創造成功的藥物，而在此過程中，關鍵意見領袖是主要的環節。

醫師關鍵意見領袖

某一產業分析將關鍵意見領袖定義為：

> 在其領域內受到高度尊崇的醫學專家，也因此在採納新的想法、產品或服務上，他們的想法與行動對同儕有較大（且不對稱）的影響。換言之，在創新做法的傳播上，關鍵意見領袖有巨大的影響力。[5]

此一定義反映出一種相對學術的研究取徑，而這樣的研究取徑是源自一九四〇年代與五〇年代有關意見領袖的社會學研究。該定義的作者與他的公司進行不同類型的分析，為的是要辨識出占據於社會網絡核心的既定與新興關鍵意見領袖，而他們的分析也呼應了拉扎斯菲爾德的研究。

不過也有另一種較不學術的研究取徑存在。醫學教育與通訊公司草甸醫藥寫了一篇文章，探討以他們自己提出的條件聘用關鍵意見領袖有何重要性。在這篇文章中，他們敘述關鍵意見領袖這個專有名詞通常是：

> 一個方便的簡稱，用來指涉那些被我們吸收並納入發展與行銷策略的人。他們通常是傑出人士或醫師。[6]

關鍵意見領袖是藥廠的代理人，被派去說服醫師開立特定產品。這個直白的定義與一連串行動有關，而這些行動的目的不僅是要找出關鍵意見領袖的人選，還包括計畫與執行活動以善加利用這些人——讓他們去取得醫師的信賴和改變其行爲模式。

我將關鍵意見領袖分爲兩組：主要被認定是臨床醫師的人和被認定成研究者等級的醫師。藥廠和那些與他們合作的機構都會依據自己的目的，對關鍵意見領袖有一套自己的分類方式，我的方式是從幾乎存在於所有分類的重要劃分原則中截取了其中一項。

在今日，藥廠一般雇用醫師關鍵意見領袖，只是為了向其他醫師進行藥廠規劃好的演講，而且通常只限於他們執業所在的地區。相較而言，研究者級關鍵意見領袖則可能受雇在大型研討會上或是繼續醫學教育的課程中演講，他們會為臨床試驗或諮詢委員會擔任行銷或研究的顧問，亦或是透過執行研究與擔任藥廠論文原稿作者來和藥廠互動。然而實際上，這兩組關鍵意見領袖並不能截然二分，因為當中有的人可能是橫跨兩組。

講師團

儘管在「意見領袖」前面的「關鍵」一詞可能暗指研究者才是典型的意見領袖，但醫師關鍵意見領袖的人數更多，而且他們參與的是廣泛許多的產業計畫。製藥產業在利用醫師關鍵意見領袖時，規模有時大得驚人。通常針對每一種強力推銷的藥品，藥廠一年會舉辦上千場演講。舉例而言，在人口稀少的澳洲，四十二間藥廠的公開資訊顯示在二〇一一年到二〇一五年間，他們每週平均舉辦了超過六百場活動，出席人數超過一萬人。其中現場提供食物的活動在當中占了九成。[7]

由於規模浩大，負責規劃講師團的人通常都會將溝通重點擺在後勤學

（logistics；或譯「物流」）上：如何以更好的方式記錄出席人數？競爭對手是如何標準化講者的請款程序？如何更有效率地向講者支付代墊款項？能否用電子記錄取代紙本記錄？對講師團的管理人來說，數量是個問題，也因此他們對能夠精簡業務的軟硬體很感興趣。

藥廠經理馬（Mah）先生在一場關鍵意見領袖管理研討會上演講時，提到政府對演講人計畫的調查令人擔憂：「當你說『這個活動我需要七百到一千位講者』時，在調查中拋回來給你的問題會是『你爲何需要那麼多（講者）？每一位講者會演講幾次？之前你爲何需要一千位？』」馬先生若有所思地表示，在那麼多講者的情況下，政府的調查人員可能會斷定演講費是用來要求講者開立處方的賄賂金。

當然，演講人計畫的核心目標是要幫助藥廠對醫師發揮影響力。藥廠派關鍵意見領袖將訊息灌輸到醫師的腦海裡，並將處方開立習慣刻印在他們手中。麥當諾德（McDonald）先生是一家關鍵意見領袖管理機構的行政主管。他清楚地表明：「（在演講人計畫、醫學研討會等活動中）眞正重要的是宣傳效果，也就是要有能力說出：『我們要怎麼抓住那群聽衆的心？比起之前他們是否更準備好了呢？』」

然而是爲了什麼事而準備？前藥廠業務代表金柏莉・艾略特（Kimberly Elliott）表示：「關鍵意見領袖是我們的銷售員。我們會追蹤他們演講前後的處方開立情況，以定期計算我們的投資報酬率……如果講者無法發揮公司所期望的影響力，公司就不會再請他回來了。」[8]計算關鍵意見領袖講演或其他活動前後的銷售量，對製藥產業而言是極其常見之事。正因如此，業界人士也承認此事可能具有風險，因爲可能會暴露關鍵意見領袖背後的金錢利益關係。憂心於政府審查的藥廠經理馬提亞斯（Matthias）先生提出警告：「你想透過關鍵意見領袖接觸一群醫師，然後計算他們接觸前後的銷售量，這可能不是進行計畫的恰當方式。」關鍵意見領袖的演講活動必須要看起來具有教育目的。

一般來說，醫師關鍵意見領袖是由藥廠的業務代表提名，因爲他們察覺得出對方是否有能力。勒格杭（Legrand）女士是法規遵循（legal and regulatory compliance）的專家。她暗示業務代表會知道「他們的台風」如何，或是「他很適合繫領帶」——不過她很快就插話表示後者不是令人滿意的推薦理由，因爲外表體面與教育潛力並無關聯。

在《紐約時報》（*New York Times*）的一篇文章中，精神科醫師丹尼爾・卡雷特（Daniel Carlat）描述他受邀成爲關鍵意見領袖的過程：

二〇〇一年在新英格蘭一個颳著大風的秋日，一位態度親切的惠氏藥廠代表來到我在麻州紐伯里波特（Newburyport）的辦公室，給了我一個難以拒絕的提案。他問我是否願意在其他醫師面前，談論用「速悅（Effexor XR）」治療憂鬱症的好處。他告訴我這會是一份很輕鬆的工作，只需要在午餐時間巡迴各醫師的辦公室，講述速悅的一些特色。惠氏會提供我一組投影片，甚至至付費讓我去參加講者訓練課程。接著他很快地拋出一些數字：在地區醫師辦公室的「午餐與學習」（Lunch and Learn）演講，每一小時他們會付我五百美元；如果我必須多花一小時的車程，他們就會付我七百五十美元。我將會飛到紐約參加「員工成長計畫」（faculty-development program）；到了那裡，我會被招待到市區的飯店住兩晚，並得到額外的「報酬」。[9]

當業務代表提名關鍵意見領袖時，藥廠就等於是在雇用他們的顧客，這創造了潛在的利益衝突。業務代表可能藉由提供演講合約的方式試圖獎勵好的顧客，而沒有考慮到那些講者對其他醫師是否具有說服力。基於這個原因，多數公司會透過他們的行銷與醫療部門來審查被提名的關鍵意見領袖——法律專家勒格杭女士強調過程中業務的意見不會被列入考慮。儘管必須進行專業查核，藥廠似乎仍舊認爲擁有同時身爲講者的顧客有其益處。

如同卡雷特所述，關鍵意見領袖計畫會以訓練課程作爲開端，以確保講者能熟知產品的優點，並且能在談論產品時給人深刻印象。訓練課程能讓關鍵意見領袖在演講時具有說服力，並且有能力解答聽衆的疑惑。科赫（Koch）是一位精神科醫師，光是替製藥產業演講，一年就能賺進十萬美元以上。在一次訪談中，他這麼解釋：

> 通常（演講者訓練課程）就是二到三天的會議。在這幾天，你可能會從早上大約八點到晚上大約五點都在開會，除了學習臨床研究和熟悉食品藥物管理局的藥物核准過程外，也有機會和一些曾參與原創性研究的人對談，試著對細節有更多的了解。

醫師關鍵意見領袖在接受訓練後，會成爲藥廠講師團的一分子，並等待機會上門。他們可能會在各式各樣的場合中演講，但最常見的情況是在診間或晚宴上對醫師演講；偶爾也會被要求對社群團體進行演說。在多數情況中，演講會由業務代表負責安排。會先預訂好交通工具、敲好時間地點，寄出或回寄邀請函、架好設備，食物也會事先擺放就位。關鍵意見領袖要做的就只有發表演說而已。

醫師關鍵意見領袖不太需要為了能自己做簡報而接受訓練，因為他們不得更動預先規劃好的投影片，也無法脫稿演說。如同金恩（King）醫師所述：「假設我要為藥廠做推銷活動，我必須要使用他們提供給我的投影片。我無權以任何方式修改投影片。裡面的每一個字基本上都已經由他們內部的法律顧問檢查過了。」

除了投影片與講稿外，針對標準問題的答覆也有腳本，講者被訓練成不得以可能違法或違反公司利益的方式回答問題。針對這點，金恩醫師提出警告：「當你真的上場演講時，你一定要確確實實地遵守那些規則。如果你沒有做到，那麼……你知道的，你可能會因此而破壞程序。而且就我看來，你甚至可能會因此而犯法。」由此可見，這些演講完全是由幽靈所操控。

在聊到她身為藥廠業務代表與關鍵意見領袖共事的經驗時，艾略特說：「我會把我希望他們在演講時提到的所有資訊都給他們。我會給他們投影片，然後他們會上完一系列特定的訓練課程，學習什麼該說、什麼不該說，以及如何回答特定問題，如此一來才會對我的公司有所助益。」[10]這些關鍵意見領袖真的是「著魔」了，整個人被他們幫忙站台的藥廠幽靈給占據，就像是海地民俗信仰當中的殭屍。

認同關鍵意見領袖並與之共事的公司甚至會開設培訓班，使那些關鍵意見領袖更能發揮影響力。舉例來說，獨立醫學教育機構浪潮醫療保健（Wave Healthcare）在官網上宣稱：

> 倡議者要能思路清晰且信念堅定地交流意見與影響同僚，這是極為重要的一件事。為了確保講者處於最佳狀態，我們已針對臨床醫師發展出一門溝通技巧課程。[11]

旗下擁有演講經紀機構醫師世界講者管理局（Physicians World Speaker Bureau）的行銷服務公司知識點三六〇（KnowledgePoint360）提供講者訓練課程。從課程的宣傳資料看來，他們似乎是用相同的條件對待關鍵意見領袖與公司員工：「無論是針對外部資源（例如講者）或內部員工（包括業務代表和醫藥學術專員），健全的訓練課程對任何製藥、生技或醫療器材公司的長期成功而言，都是不可或缺的要素」。[12]

關鍵意見領袖可以是非常有力的銷售人員。根據默克藥廠的研究，相較於業務代表主導的醫師會議，關鍵意見領袖主導的會議投資報酬率幾乎是兩倍。[13]醫師關鍵意見領袖是製藥公司與醫師間絕佳的協調者。

即使在極度受限的情況下，關鍵意見領袖還是能發揮相當大的作用，原因之一在於他們不只能分享資訊，更是其他人效法的典範。當他們演說時，通常不只會傳達試驗結果，同時也是在依據那些結果採取行動。他們的聽眾不需要將研究數據轉譯爲行動，因爲關鍵意見領袖早已默默地展示該如何做到這點。[14]只要關鍵意見領袖能被視爲優良且負責任的醫師，他們所示範的便是大藥廠想要鼓勵的行爲。

挑戰邊界

某些參加培訓班的醫師可能不只是新進的關鍵意見領袖，同時也是宣傳活動的目標對象，被培訓時提供的精采廣告說服而開立特定藥物。[15]這呼應了藥廠業務代表的主張，即演講人計畫的目標之一就是增加**講者開立**的處方。前業務代表沙赫拉姆・阿哈里（Shahram Ahari）寫道：

身為業務代表，我一直在尋找對藥廠友善的「思想領袖」，以期能推薦為講者人選。醫師一旦被選上，就會在這個地區四處做演講……這些醫師集會的主要目標是該位講者，而聽眾對他的評價可能會反映在增加開立公司產品的處方箋上。[16]

有時，藥廠與關鍵意見領袖及其聽衆的互動會越線而導致違法。美國司法部已起訴諾華藥廠（Novartis）爲高血壓與糖尿病藥物舉辦「假的」講者培訓班。比起教育醫師，這些培訓班的目的比較偏向設宴款待醫師，當中或許也包含講者。二〇一七年，諾華藥廠遭勒令交出七萬九千兩百場活動的記錄，包括每人約數百美元的晚餐花費（在少數場合中甚至高達數千美元，例如二〇〇五年在達拉斯的知名日本料理餐廳「信」〔Nobu〕，一頓三人晚餐就花了九千七百五十美元）。[17]這些活動的地點也包含那種不太適合舉辦標準醫學教育課程的場所，例如以袒胸露肩的辣妹服務生聞名的貓頭鷹美式餐廳（Hooters）。該訴訟宣稱有許多場合「幾乎不可能進行任何簡報，比方說在佛羅里達州沿海的釣魚行程」。[18]甚至還有多場晚宴的出席者是同一群醫師；他們會重複參加聚會，甚至聽同一位講者說相同的內容！

少數公司可能會爲了直接換得處方開立量而聘請講者。在一起針對吩坦尼止痛藥Subsys製藥商因希斯製藥的法律案件中，前業務代表翠西・克蘭（Tracy Krane）敘述早期跟著業務主任艾力克・柏拉科夫（Alec Burlakoff）舉辦的「湊熱鬧型」講者培訓課程。柏拉科夫告訴克蘭：

> 真正的目標對象並非聽眾，而是講者本身。如果講者對Subsys展現忠誠，應該說也只有在這樣的情況下，他才會持續受聘演講。這就是交換條件，或是美國司法部後來所說的「回扣」。「他直接講到了重點，」克蘭回憶道，「我們付錢給醫師，要他們開處方。這就是講者計畫的目的。」[19]

雖然講師團活動有時名不符實，有時在高級餐廳的晚宴間進行，然而「那些全程免費、並以豪華餐宴、貝都因大帳棚和肚皮舞圓滿結尾的死海之旅，如今已不復再」。[20]在此必須向各位聲明，宴會、貝都因帳棚和肚皮舞都不是加油添醋，而是實際發生過的教育活動內容。曾經有一段時期，只要牽扯到暢銷藥物，就一定免不了與奢侈粗鄙之事掛勾。這段時期在一九九〇年代後期達到高峰。

今日的關鍵意見領袖與昔日的那些不良事蹟形成強烈對比。「過去在醫師身上的揮霍無度令人反感。人們認爲這是不道德的行爲。」克萊姆（Kramer）醫師表示。然而對某些醫師而言，例如高倫（Koren）醫師，如今似乎又太矯枉過正了：

> 我的確同意過去的做法是有點過火，也很可能已經產生了太多的負面影響，但現在我認為情況完全相反——創新逐漸遭到抹殺，而且我坦白告訴各位，我遇過那些拒絕參加任何宣傳活動的醫師，老實說，他們通常都是最不了解專業領域內新產品的那群人。

較年輕的關鍵意見領袖則對這些改變一方面感到惋惜，另一方面又表達尊重：

> 我從未有機會去看芝加哥公牛隊的比賽，或是被帶去旅遊或任何同性質的活

動……我知道那些事情以前發生過，嗯……那時候他們會編一些假的理由，然後把錢花在玩樂或諸如此類的事上……我認為在我們的專業領域裡，這種事情實在不應該發生。（卡漢〔Khan〕醫師）

目前已有新的法規對藥廠加以控管，使其無法透過慷慨頻繁的贈禮、豪華的旅遊及其他更多形式，對臨床工作者與研究者造成影響。也因爲如此，那些藥廠如今設法以較透明或較隱晦的機制發揮影響力，而這樣的做法看起來似乎相對無害。

研究者關鍵意見領袖

建立關係

藥廠爲自己找出多數研究者關鍵意見領袖的方式頗不相同。由於這些藥廠希望關鍵意見領袖多多益善，獨立公司因此應運而生，專門協助藥廠尋找關鍵意見領袖與管理雙方關係。數十間公司在國際間從事關鍵意見領袖的鑑定、影響力考察、招聘與管理工作，但更多公司著重於國內與區域市場。其中一間較主要的公司名爲「思想領袖選拔」（Thought Leader Select）。該公司的廣告主打多重服務，內容包括「思想領袖身分」（Thought Leader ID）、「思想領袖影響力」（Thought Leader Impact）與「思想領袖洽商」（Thought Leader Engage）」，[21]也就是關鍵意見領袖的鑑定、考察與接洽規劃。其他公司的廣告描述了部分重疊的服務與技術。有些公司宣稱自己精通社會網絡分析法、引用文獻分析與其他科學計量工具；[22]有些則聚焦於關鍵意見領袖的關係管理，並擁有專屬的軟體系統，能用來規劃與追蹤互動情況。關鍵意見領袖是藥品行銷成功的關鍵，因此所有的聘雇與接洽工作都會帶來龐大的商機。

研究在醫學領域中受到高度重視，以致許多醫師會透過參與研究來享受與追求較高的地位。醫師關鍵意見領袖有機會發展成爲研究者關鍵意見領袖。庫拉基斯（Kourakis）是一位有研究經驗的醫師關鍵意見領袖，他表示：「任何把你推到人前的事物都會給你機會，讓你能提升自己的專業地位。」有些研究者關鍵意見領袖是靠多年的互動交流養成。舉例來說，爲本章開頭的凱塞爾醫師花了多年的時間，用藥廠提供的投影片替他們進行宣傳演講。在他確立了研究者身分後，他還是繼續替藥廠演講，但通常都是科學性質的內容。他原本是一名人脈廣闊、思慮周延的醫師，在演講上傳達他人的研究數據，但後來逐漸成爲一位科學家，在演講上報告自己的研究成果。醫師關鍵意見領袖的地位有機會晉升。他們一路上從贊助者提供的平台、網絡與資源獲得協助，使影響力得以擴增。等到成爲研究者關鍵意見領袖時，他們也建立起自己的名聲了。他們從個別藥廠那裡獲得了某種程度的自主性，因爲他們的身分地位符合藥廠所需。

大學裡的醫學演講通常會以講者表明自己的利益衝突作爲開場，有時那些衝突的數目甚至多達數十種。一位醫學研究者告訴我，醫學界外的人（例如我）對涉入那麼多利益衝突的講者感到不以爲然，但醫學界內的標準想法卻是：「我希望像他一樣。」[23] 藥廠人脈代表的是金錢、地位、額外的補貼與令人欽羨的事業。透過這些人脈關係，醫師和醫學研究者就有機會成爲各自領域中的「玩家」。對於許多醫學界的人來說，利益衝突是可以被公開、操縱與利用的。

因此，對研究者關鍵意見領袖來說，比起提供建議與演講所獲得的酬勞，與藥廠建立關係會得到更多好處。其中最明顯的好處就是，藥廠會向他們認爲較有價值的關係人提供研究支援。有時，這類支援是來自於那些想完成特定臨床試驗的藥廠。他們除了提出自己的臨床試驗計畫外，也會提供研究職務和後續論文的作者列名。如同我們在前幾章所見，關鍵意見領袖甚至有可能受聘爲幽靈操作的藥廠原稿擔任作者，而這又是另一種對雙方大爲有利的關係。由於擁有合適的作者在營利上有其重要性，因此發表規劃師會設法找出願意在文章上掛名的關鍵意見領袖。這麼一來，規劃師就能讓文章看起來像是由獨立的研究者撰寫而成，而不是由他們配合的企業團隊所寫。由關鍵意見領袖擔任作者不僅能增加文章的認知可信度，也能掩蔽研究過程中引人注目之處。

關係需要靠時間累積，而且是從新產品的開發初期就要開始建立。諮詢委員會與顧問公司，如同字面上的意思，是藥廠得益於外界專業人士的管道：顧問與諮詢委員會能協助制定研發計畫與行銷方案。但另一方面，這些單位也使藥廠能夠付錢給醫師，並且與醫師建立關係。根據《製藥產業行銷電子報》（*Pharma Marketing News*）的發行人約翰．梅克（John Mack）所述，他認爲在規劃新產品的脈絡下，「藥廠在培植意見領袖時，會將關鍵意見領袖諮詢委員會的設立視爲首要且最有影響力的活動」。他更表示「藥廠若在產品開發早期就召集諮詢委員會，便能與這些專業人士建立長期的緊密關係，進而從中獲利」。[24]

整體而言，相較於集結建議，徵召盟友才是諮詢委員會更重要的功能。蘭格（Lange）先生是一位製藥產業顧問，他用一則故事解釋諮詢委員會的功用：

> 有一件關於調查工作的事值得一提，這件事與諮詢委員會尤其相關，那就是

他們召集了這個委員會，規劃了一個很周全的議程，也做了會議記錄，結果什麼事都沒發生。有人問：會議的成果在哪？就在這附近的某個地方。我們往那裡的文件櫃裡一看，找到了一些資料，吹掉上面的灰塵，發現根本沒有任何更動。接著他們又召開了相同的委員會，一次（停頓）又一次。後來他們每季都會召開一次，然後又變成地區性和全國性的都有，但成果還是一樣，原封不動地擺在文件櫃裡。

那些成果甚至可能不在文件櫃裡。根據某位前業務代表的描述，她會聘請醫師擔任顧問，請他們在行銷簡報時提供專業建議，藉以宣傳藥品：

有時藥廠會支付與會者「酬金」，要求他們充當行銷顧問，並且只要「聆聽、給予回饋和填寫問卷」就好。在把支票開給對方後，這件事就會被當作沒發生過。[25]

針對諮詢委員會在培養盟友的過程中所扮演的角色，我們可以從歐洲產業法規遵循專家林德（Linder）女士提出的警告中看到另一條線索。她在當中解釋付錢請人擔任諮詢委員有其風險，因爲可能會被看作是付錢請人開立特定處方：

> 這類服務的背後一定存在著合理的需求。我們有意見的地方是，諮詢委員會很可能太多了。或許你不需要用到三十個諮詢委員會，只為了研究一項新產品的某一特定部分。又或許你可能真的有理由需要用到那麼多委員會，但你需要有能力證明這麼做有其正當性。我認為在走上這條路之前，預先準備好為自己辯護的說法一定會有幫助。尤其當你與關鍵意見領袖有所牽扯時，這點更是無庸置疑。

在本章稍早前，我們已從因希斯製藥與諾華藥廠的刑事起訴中，看到林德所顧慮的風險。

散布消息

如同醫師關鍵意見領袖，研究者關鍵意見領袖也被利用來影響醫師與研究者。他們受雇替藥廠發聲：有酬勞地在繼續醫學教育課程中講課、在專科醫師與其他重要醫師團體的面前演說，以及在工作坊和研討會上（甚至包含其他關鍵意見領袖的培訓課程）簡報。這些重要講演的酬金為兩千五百美元甚至更多，相形之下，[26]大多數醫師關鍵意見領袖的簡報酬金為五百到一千美元。根據產業分析，藥廠將15%至25%的行銷預算花費在演講活動上。[27]歐美的「陽光」法案要求藥廠公開揭露他們付多少錢給醫師。[28]在那之前，依據法律協定和陽光法案舊版本所進行的報告顯示，有些醫師能藉由演講活動獲得巨額收入：他們光靠一年的演講費就可賺取數十萬美元。

某些政府正針對醫師的報酬制定法規，將金額降低至「公允市價」，然而困難之處在於如何評估。在產業研討會上針對關鍵意見領袖的討論中，公允市價是經常出現的主題。所有的產業報告也都會對此進行探討。[29]這個主題之所以重要，並不是因為公司想付少一點錢，反而是因為他們想要避免法律上可疑的給付，畢竟這類給付可能會被看作是不恰當的施壓甚至賄賂。

儘管研究者關鍵意見領袖不像當地的醫師關鍵意見領袖那樣直接從事銷售／宣傳活動，但他們卻對處方的開立同時造成了直接與間接的影響。根據行銷研究公司「洞見研究」（InsiteResearch）的調查，在開立最多處方的美國專科醫師當中，有七成的人與該領域的前五大意見領袖有直接或間接的關聯。[30]宣傳與教育性質的資料也可能以關鍵意見領袖執行或掛名的研究或論文作為依據。當然，關鍵意見領袖也能透過直接在人前演講，以及藉由改變其專業領域的醫學知識全景，影響那些尚未與他們建立關係的醫師。

繼續醫學教育

雖然許多醫師認為關鍵意見領袖的講演（不論內容是否涉及明顯的宣傳）屬於教育性質，然而在多數情況下，正式的繼續醫學教育是以小型課程的形式呈現，醫師必須修課以維持其認證。繼續醫學教育被認為應該要獨立於企業利益；換句話說，產業贊助方不得操控課程內容。對藥廠來說，這是最佳的行銷方式：向樂於傾聽的受眾灌輸他們有教育自己的需求，然後再由受眾有理由相信的來源負責提供課程。

舉辦多數這類課程的獨立機構通常有權給予行政支援、支付講者費用、協助講者準備演講內容，以及提供與會者餘興節目。就二〇一二年在美國的繼續醫學教育而言，商業贊助（包括廣告與相關的收益）在經過認證的繼續醫學教育提供者的收益中，粗估占了四成（與幾年前相比已大幅減少）。[31]

經過認證的繼續醫學教育提供者受法規管束，而針對這點最重要的部分就是，諸如藥廠這類的贊助者可能無法操控課程的內容。儘管如此，在美國與加拿大，藥廠還是能夠爲繼續醫學教育提供資金、協助規劃課程、支付關鍵意見領袖講師費用、協助他們準備講演，以及提供與會者餘興節目。在某些案例中，即便是全然獨立的機構，也可能會找藥廠來影響內容：舉例來說，加拿大醫學學會爲了替繼續醫學教育拉贊助而發了一封信件，當中提到「主要的贊助者將有機會提名與會者，以代表產業利益積極參與該研討會」。[32]不過在理論上，當涉及實際演講內容時，藥廠必須給予講者完全的自由。

對藥廠而言，在繼續醫學教育方面基於自身利益與關鍵意見領袖合作，並不算是太難的挑戰。若是提供後勤、科學與財務上的支援還不夠的話，藥廠也有更進一步的方法能間接策劃繼續醫學教育。如果贊助者妥適選擇他們的講者、支援這些講者的研究，並向他們提供講演腳本與投影片，繼續醫學教育課程就會將他們偏好的訊息傳達出去。

藥廠設法謹慎地管理關鍵意見領袖、操控他們的宣傳講演，以及掌握他們對繼續醫學教育的貢獻。至少有一件事藥廠做到了：那些講演往往會爲贊助者的產品強力背書。如同某家醫學教育與通信公司的廣告所述：「醫學教育是有力的工具，能夠將您的訊息傳達給主要受衆，促使那些受衆採取行動，讓您的產品從中獲利。」[33]由此可見，宣傳性質與繼續醫學教育的講演皆屬於藥廠的促銷活動。他們的講演所提供的任何教育以及所帶來的任何健康益處，都必須被理解爲依據贊助藥廠的利益所形塑的成果。根據某位業界的教育專家所言，理想的繼續醫學教育就是「全面掌控——絕不留下任何漏洞」。[34]

促進管制

關鍵意見領袖能夠使疾病與藥物被接受的過程變得順利。珍妮佛・費雪曼（Jennifer Fishman）描述研究者如何在女性性功能障礙的議題上，扮演藥廠、美國食品衛生管理局、醫師與潛在顧客之間的協調者。舉例而言，二〇〇一年研究者舉辦了一場「女性雄性激素缺乏」（Androgen Deficiency in Women）共識研討會，目的是建立此發展中疾病的定義與診斷標準。研討會還搭配了一門繼續醫學教育的課程，藉以將這些議題傳播得更廣。[35]

這場「女性雄性激素缺乏」研討會是由數家爲女性開發睪固酮（testosterone）產品的藥廠所贊助，對於這些產品是否能成功起了很大的作用，因爲食品藥物管理局只會核准那些用來治療已確立醫學疾患的藥物上市。基於這點，針對以「女性雄性激素不足症候群」（female androgen insufficiency syndrome）的形式確立女性性功能障礙在管制上的合法性基礎，該研討會所發布的共識文件是關鍵的一步。食品藥物管理局除了會審閱這些文件外，也會向主辦與參與研討會的研究者尋求協助，以判斷文件的正當性：這些關鍵意見領袖具備專門知識，能協助食品藥物管理局下決定。總結上述幾點後，洞見研究公司聲稱：

> 與勝任的研究者、有法規審查經驗的醫師、知名且受人敬重的講者、以及高發表量的作者互動，將有助於有效率地處理產品關鍵路徑（critical path）內的任務，以及向開立處方的末端受眾傳播產品訊息。[36]

藥廠在各式各樣的情況下利用關鍵意見領袖的影響力，同時也將他們放在更適當的位置以徹底發揮作用，使他們成爲更好的關鍵意見領袖。曼德爾（Mandel）女士在一家小型藥廠擔任醫藥學術專員部門的主任。她列出了自家藥廠內高階關鍵意見領袖的功能與「接觸點」（touch points）：「諮詢委員會與科學高峰會、內部訓練、顧問、出版、媒體活動、在當地與國內的會議上演講、國會、同儕之間的溝通、病人溝通與教育，以及政策、倡議與社群媒體活動。」在這家藥廠裡，關鍵意見領袖應要求扮演許多種重要的對外推廣角色。

管理關鍵意見領袖

夢露（Monroe）女士在一家中型藥廠擔任醫藥學術專員部門的資深主任。她強調醫藥學術專員在所有與關鍵意見領袖的互動中，都必須要有目標：

當你開始互動時，你的目標、你的目的可能僅是持續發展這段關係。這沒什麼問題，只是在某個時機你需要擴大你的目標……因為到最後，我們確實需要從他們那裡有所收穫……我們有醫療業務方面的需求，而這些需求必須靠關鍵意見領袖達成。

理想上，醫藥學術專員與關鍵意見領袖的互動應該是一般「關鍵意見領袖管理」計畫的一部分。意思是說，那些負責管理關鍵意見領袖的人知道這個計畫名稱意味著這是個單邊的關係，並且可能暗指關鍵意見領袖的主要用途是行銷產品。即便管理關鍵意見領袖是爲了讓產品與疾病的科學知識傳播得更廣，進而達到行銷產品的目的，然而，與關鍵意見領袖密切接觸的人往往會（在他們的公開聲明中）堅持一個不切實際的理念，那就是關鍵意見領袖是獨立運作的個體。關鍵意見領袖的作用一般被描繪為傳遞科學資訊。舉例來說，在大型藥廠工作的馬席斯（Mathis）女士這麼解釋：

尤其當你開始進入藥物開發的第一期、第二期時，你知道這些藥物分子正有所進展，看起來似乎有望成功。該藥物的作用機制或許有其獨特的面向，因此，協助著手教育醫師社群、病人社群與專業社群，使其了解該藥物在此一疾病狀態上如何發揮作用，將會是一項非常重要的工作。

讓我們將焦點轉回凱塞爾醫師身上。在他以典型關鍵意見領袖的身分進行某場演講時，他描述自己曾不經意看到一份為他量身打造的「個人管理計畫」。在正常情況下，這類資訊照理說應該會受到公司嚴格保密。該計畫書的內容甚至包括「某某某會在某個日期與他會面，以達成預期的結果。接著我們會要求他做這件事」。不用多說，凱塞爾當然會感到有些不悅。他拒絕被人管理，並表示他和他的同事替藥廠工作時，希望能被當成夥伴來對待，而非只是被視為工具。

凱塞爾講完這個故事後，聽眾的反應是認為應該要尋找另一個替代的**詞彙**，以避免使用「管理」（management）一詞。一位醫藥學術專員主任建議以「意見領袖經營」（opinion leader engagement）取代之。之前在大型藥廠擔任顧問的萊爾德（Laird）女士則建議不要將重點擺在如何管理關鍵意見領袖，而是要討論如何「管理與關鍵意見領袖的關係」。（一年後在類似的契機下，萊爾德女士捨棄了「關鍵意見領袖」一詞，改爲支持以「利害關係人」〔stakeholders〕作爲稱呼，以期將關鍵意見領袖併入規模較大的藥廠管理利害關係人計畫中，這些利害關係人包括病人團體與其他相關人士。然而，萊爾德的利害關係人關係模式仍十分近似標準的關鍵意見領袖關係模式。）

喬杜里（Chaudhary）先生是另一間大藥廠的資深行銷主任，他提議從「管理經驗」（managing experiences）的角度去思考。麥克斯威爾（Maxwell）先生在一間小型藥廠負責管理醫療事務，他則是視關鍵意見領袖爲「藥物周邊聯盟」（coalition around a drug）的一部分；這樣的聯盟涵蓋範圍較廣，亦可包含倡議團體、非營利組織與其他公司。聯盟的形成需仰賴眞正的合作，而就這點而言，麥克斯威爾先生的看法是對的，因爲與關鍵意見領袖的關係不僅是單向或單一面向。儘管藥廠想要左右這些有影響力的領袖，但他們同時也會提供獎勵給這些領袖，甚至有時也會想要從他們身上學習。

如果這個聯盟的比喻能夠成立，那麼與關鍵意見領袖的關係就會帶領藥廠跨越其形式上的界線。其他對關鍵意見領袖提出評論的人也呼應了此一主題：馬切斯（Marchese）先生認爲建立關鍵意見領袖網絡就等同於在公司外部「建立專業資源」；喬杜里先生則提到關鍵意見領袖隸屬於藥廠爲特定產品建立的「活化網路」（activation networks）。依上述觀點來看，關鍵意見領袖就是藥廠的代理人，他們與藥廠的利益已達成一致，使行動能夠延伸至新的領域。[37]

由於發展與實施關鍵意見領袖的管理系統是會議的一個核心主題，因此這些發表人多半很快又回頭使用「管理」這個常見又存在較久的詞彙。而且他們從未暗示需要改變任何**活動**。[38]

雖然可能有人努力想擺脫「關鍵意見領袖管理」這類用詞上的工具主義，然而如同我在之前所提到的，具影響力的醫師和研究人員實在是很好用的資源，也因此有公司會提供關鍵意見領袖的名單給藥廠的研究計畫、設計關鍵意見領袖的管理計畫、整合這些管理計畫與發表計畫，甚至訓練關鍵意見領袖於公開場合演講，使他們的演講更有效果。在藥學雜誌《次世代製藥》（*Next Generation Pharmaceutical*）的一篇文章中，洞見研究公司表示「管理」一詞完全正確。該公司援引字典的定義，主張管理應該包含「處理、指揮與控制」（handling, direction and control）——恰好是打造有力的關鍵意見領袖所需的元素。[39] 該企業更進一步主張全面性的計畫必須要「整合各種不同的專家，包括倡議者、非倡議者或中立人士。最好的做法是在多樣的計畫活動中，盡可能讓更多的專家參與，即便那些活動的目的是要使非倡議者轉爲中立」。

非倡議者與倡議者的差別相當顯著。馬格亞爾（Magyar）先生在一間主流的醫療器材公司擔任總監。在多數由藥廠的醫藥學術專員和經理組成的聽眾面前演講時，他說：

> 你們應該很常遇到對審查通過的臨床試驗持反對意見的「逆向意見領袖（anti-opinion leader）」，而且還是一整群持反對意見的意見領袖，損害了臨床試驗的效度（validity）、意義或相關性。對於逆向意見領袖你完全掌握不了，你只能控制意見領袖，也因此意見領袖扮演著至關緊要的角色。

他繼續說道「要確實除去那些持反對意見的意見領袖」是個極大的挑戰。對馬格亞爾來說，「逆向意見領袖」一詞無疑表明了只有能被公司掌控，才是眞正的意

見領袖。[i]

馬格亞爾並沒有具體地解釋如何「除去」非倡議者，但目前已有多個眾所皆知的案例。舉例來說，大衛．希利（David Healy）醫師描述了藥廠是如何透過有系統的努力，挑戰與壓制抗憂鬱藥的相關批評。[40] 藥廠對於意見領袖的掌控能夠消弭反對聲浪，並確保臨床試驗的結果以藥廠偏好的方式獲得詮釋。約翰．維拉彭（John Virapen）是一位在一九八〇年代任職於瑞典大型藥廠的營運總監。他如此描述自己與某位意見領袖談好的交換條件：

> 只有在我們或我們的產品有壞新聞時，他才會開始行動。諸如出現非預期的副作用、含有不純物、病人病情惡化，這些都是壞新聞。他會立即在醫療期刊上撰寫正面的文章——醫學團體因而受到安撫，能夠繼續無條件地接納我們的業務代表。[41]

這位意見領袖的酬勞是一張金額可觀的支票，在他於瑞典境外旅行時由藥廠代表親手交付，如此一來便追蹤不到他的文章與報酬之間的關聯了。

i 「逆向意見領袖」的原文字首 anti 有反對、抵抗後面接續字詞的意思，因此馬格亞爾的用詞 anti-opinion leader 在作者來看，暗指了藥廠的意見領袖才是「真的」意見領袖，其他持反對意見的人只是在反對、抵抗這個代表藥廠意見的主流。

在做法正確的情況下，關鍵意見領袖的管理應該要能傳播知識以及改變輿論和開藥習慣，創造出良好的投資報酬率，儘管這種投資報酬率無法計算——對於負責制定與參與醫藥學術專員計畫的人來說，這點相當令人遺憾。

若是從不同的觀點來看前兩章的內容，我們可以說發表規劃牽涉的是另一種關鍵意見領袖的管理形式，只不過比起建立關係，它更著重科學內容。發表規劃被包裝成像是在爲發展與傳播科學知識而服務。產業顧問蓮（Lane）女士開玩笑地詢問她的發表規劃師聽眾：「對了，你們做的事有任何一件被用來宣傳嗎？噢對，有耶！」健康照護顧問公司草甸醫藥的官網則提到：「我們將確保您的產品與市場會透過具說服力的專業溝通服務，獲得完善的準備和支援。」他們的服務包括「撰寫各種類型的手稿，例如初級手稿（primary manuscripts）、次級手稿（secondary manuscripts）、文獻綜述、信件、社論、會議記錄附錄，以及摘要和海報」。[42]這些形式各異的行銷工具都需要關鍵意見領袖的協助。

不同於醫師關鍵意見領袖的是，研究者關鍵意見領袖得到地位與效能的關鍵在於獨立性。產業顧問里昂尼（Leone）先生在關鍵意見領袖管理研討會上問道：「從關鍵意見領袖與思想領袖身上，你能加以運用的一項最重要的資產是什麼？就是公信力（credibility）。」這些研究者對藥廠來說很有用，主要是因爲他們並不是藥廠的雇員。假設關鍵意見領袖看起來只是銷售人力的一員，那麼他很快就會在他或她的同儕之間失去地位與效能。不論是施予控制的藥廠或是被控制的關鍵意見領袖，都很重視獨立形象的呈現。

基於這項理由，關鍵意見領袖的部分管理在某種程度上就如同幽靈般隱於無形。關鍵意見領袖自己很可能看不到藥廠管理他們的所有方式，因爲這種管理通常不是透過金錢交易，而是以較隱微的手段達成。他們受重用的方式不僅有助於推進他們的職涯，也能促進藥廠的利益。在大多數的情況下，他們從事的工作都會涉及科學研究：包括執行、傳播，或是爲此接受表揚。

當關鍵意見領袖發表演講時，他們同時也增進了製藥產業在醫學知識上的巨大影響力。關鍵意見領袖們參與的宣傳講演與繼續醫學教育課程全然是依贊助藥廠的利益塑形而成。他們向外傳播的往往會是健全完善的醫學科學，而這正是關鍵意見領袖願意成爲傳播管道的原因。儘管如此，這樣的醫學科學仍舊是經過篩選以協助販賣產品的科學。

設法辯護

就整體而言，醫學界對自己與製藥產業的互動態度矛盾，許多個別的醫師對此立場也不一致。[43]不過，此一衝突並未阻卻關鍵意見領袖以一系列方式與業界互動，其中大多數都包含發表藥廠的數據、論述、主張與看法。他們對於自己與業界的互動有何解釋？要如何合理化那些互動關係？對關鍵意見領袖而言，哪些因素會決定他們與藥廠的交流可被接受或不可被接受？他們清楚自己被控制的程度嗎？他們在意嗎？

我將這類疑問放在心上，和十四位關鍵意見領袖安排訪談。他們所有人光是一年就能從不同藥廠那裡賺進超過十萬美元。負責進行訪談的是比我更擅長這項工作的研究助理茲丹卡．可魯波瓦（Zdenka Chloubova）。在此，我會聚焦於訪談內容中最顯著的部分，以他們所說的話來辯護與解釋他們的立場。[44]

事實證明，我們根本無需直接詢問這些關鍵意見領袖要如何為自己與業界的互動辯解。他們一旦開始講話，還沒等我們發問，就全都回答了我們的問題。在一項類似的研究裡，人類學家艾蜜莉．馬汀（Emily Martin）曾訪問業務代表與經銷商。馬汀很好奇她的受訪對象是如何在個人操守以及產業遭詆毀的「貪婪求利」形象之間，找到調解衝突的方法。結果完全吻合我們與關鍵意見領袖的訪談經驗，她寫道：「在沒有太多引導的情況下，近乎每一位訪談對象都花了相當多的時間，告訴我他們的工作哪裡有意義，以及為何有意義。」[45]由此可見，這個問題顯然嚴重困擾著許多製藥產業的工作者，或是與業界合作的人。

金錢

金錢無疑是醫師為藥廠演講的一個主要原因。然而，克萊姆醫師是極少數願意公開承認的受訪關鍵意見領袖之一：「我喜歡做宣傳性質的演講，實際上我也嘗試去教學，但真正讓我決定要接這些工作的原因，說穿了就是想多賺一些錢。」

高酬勞的關鍵意見領袖會用一種方式淡化金錢的角色，那就是一方面承認自己有收費，另一方面則強調收取報酬的合理性，或是他們的生活有多麼需要這筆收入。「我的小孩正在成長……我將這些收入的一大部分都拿去扶養雙親。」庫拉基斯醫師說。當酬勞成為討論的焦點時，合理性與適當性也會跟著被提及；這些關鍵意見領袖想要否認任何與酬勞有關的揣測。「我們的報酬優厚，但我認為這是我們應得的。」金恩醫師表示。演講時間取代了看診時間，加上他們都展現出成功臨床工作者的形象，因此會期待得到適當的補償。卡漢醫師更加詳盡地說明了酬勞的合理性：

如果說和金錢無關會很荒謬，當然和金錢有關。我做這些演講得到的酬勞很優渥，但另一方面，我認為我的酬勞完全反映出合理的市場價值，因為當中包括去程的交通費、演講費、回程的交通費，從日常行程中抽空做這些事的時間成本，那些時間我原本可能會用來看診之類的。

關鍵意見領袖也會提到他們因講演而獲得的其他回饋，藉以轉移他人對演講酬勞的關注。這些回饋包括知名度或地位的提升、與其他醫師建立聯繫、得到轉診病人的可能性、未來從聘用他們的藥廠那裡獲得好處的機會、認識新產品、成爲臨床實務的先驅，以及純粹從演講與教學中獲得的樂趣：「主要的理由就只是我眞的很享受（給予演講）。」卡漢醫師堅稱。舉例來說，許多人會自豪地強調他們身爲教師或講師的專業能力，就如同克萊姆醫師談到能力被認可時有多榮幸：

我被選為……講授疾病狀態的講師，接著每個人開始對我的教學能力很感興趣，於是我成為一位宣傳演講人。既然你在從事這項研究，也許你想像得到，宣傳演講這種活動真的很受歡迎。而現在，我聽說過的每間公司都在傳訊息給我，要我成為他們的宣傳演講人。

關鍵意見領袖的身分使私人執業醫師得以位居醫學前沿。金恩醫師對此傳達了他的興奮之情：

我在一個房間裡，身邊大約有十五個人，其中有十三位我可能看過他們的論文，或是他們正在進行睡眠的最新研究，而我……我是私人診所的醫師。難得有機會能和這些絕頂聰明的人坐在一起，並且向他們學習，令我對睡眠有了更多的了解，也使我成為病人眼中更好的醫師。這件事真的讓我感到十分興奮。

不過，關鍵意見領袖深知替藥廠工作也會爲名譽與自我價值認同帶來潛在的威脅。一位業務代表曾要求業界的關鍵意見領袖在午餐講座後和某一特定醫師談談，結果這位關鍵意見領袖發現自己「簡直就是藥廠業務，不斷拜託這位醫師撥給他一分鐘的時間，就像一隻英國可卡犬向人乞討著桌上吃剩的肉」。他隨即放棄了爲製藥產業演講的工作。[46]

針對爲藥廠演講一事，多數圈外人與許多醫師很可能抱持著負面的看法，至少當他們從理論去思考時可能會如此。對柯克（Kirk）醫師而言，「不去從事宣傳演講主要是因爲這麼做可能會使名譽受損……若是表現出我對賺錢或推銷藥品有興趣，並且把業務代表的角色看得比臨床專業還重要，那麼就可能會發生這種後果」。歐美的陽光法案便是以誠信問題作爲前提。凱恩（Kane）醫師說道：「如今我的名字……會被刊登在報紙的頭版，而我賺了多少錢也會出現在上面——我指的是我做了多少場演講等諸如此類的資訊。所以問題就在於這是一種公開的記錄……會讓臨床醫師看起來有點像是在出賣他們的靈魂。」

如同人們所料，關鍵意見領袖擔心該如何捍衛自己的誠信。任何看法只要暗示他們可能不獨立、無法傳達自己所看到的眞相，或是正在從事任何其他會被質疑的事，他們就會視之爲侮辱。「你並不只是一隻收錢去讀投影片的猴子。」凱恩醫師強調。「（我不會）當一個被錢收買的傀儡。」高倫醫師這麼宣稱。爲藥廠演講「並不表示你是藥廠買來招攬生意的誘餌」，庫拉基斯醫師說。「我是非賣品。」金恩醫師直言不諱地聲稱。而正因爲關鍵意見領袖在意誠信問題，他們針對爲業界所做的有酬演講，提出了一些熱心公益的理由，其中多半與教育其他醫師以及協助病人有關。

提供教育與促進健康

我們訪談的關鍵意見領袖以他們的教學爲榮，而教學正是他們用來包裝的方式；即便是宣傳性質的演講，也能被他們說成是一種教學。「我在教育我的醫師同僚。我用白天的時間教育病人，再用某幾個晚上的時間教育醫師同僚」，庫拉基斯醫師解釋道。這些關鍵意見領袖皆援用教育作爲代表藥廠演講的理由，即便他們做的是純粹宣傳性質的演講。儘管他們對宣傳演講與繼續醫學教育演講的價值有不同的看法，但他們總認爲自己從事的是重要的教學工作。

由於公共機構並未提供醫師太多的繼續教育，柯克醫師於是將希望寄託在藥廠身上：「我認爲專業教育的大部分資金都投注在宣傳上，這點並不是很有幫助。在我看來，宣傳式教育最大的缺失並不在於它屬於宣傳性質，而是你會被這個標籤給局限住。」

儘管如此，科赫醫師發現正因爲宣傳性質的商業演講受到更密切的控管與關注，因此反而更具教育價值：

> 根據我的切身經驗，坦白講，所有人都相信繼續醫學教育講座是一種適當的互動形式……，但事實上這可能是你有史以來看過最偏頗的簡報演講——你永遠查不到繼續醫學教育團體的資金是由哪幾間公司提供；他們把其中大部分的錢都撥給了那些演講人經紀機構。因此，當繼續醫學教育被賦予正當性並以此作為掩護時，它們實際上對公眾教育經驗可能會造成很大的危害。

基斯（Keith）醫師對製藥產業的批判則多了許多，尤其是針對業界在宣傳演講中所扮演的角色，儘管他定期會擔任這類講者。「舉辦宣傳演講是爲了幫助藥廠販售藥品——我的意思是從根本上來說——這就是宣傳演講的意義。」克萊姆醫師也贊同此一觀點，但還是設法從爭議中找出了教育價值。「若要誠實地回答，宣傳演講的確不是爲了教育——我自己就做了大量的宣傳演講——……不過有些講者比其他人還擅長把宣傳演講轉化成教育性質的演講。」如同我在之前所提到的，克萊姆對於靠演講賺錢一事態度相當坦率。因此，儘管他貪圖錢財，但並不算是一個憤世嫉俗的人。

與教育密切相關的是促進病人健康成果的假想目標。在談論他身爲關鍵意見領袖所從事的教育工作時，庫拉基斯充滿了熱情：「噢，演講還幫助了其他地方的病患。這是在傳播訊息——是傳福音啊。」而根據金恩的觀察，這是用來幫助病人的一個特別有效的方法：

> 這份工作也賦予你能力，使你在某種程度上得以拓展自己的影響力。我的意思是，在辦公室裡，我可能一天會看二十位病人。但如果我去外面參加講座、如果我對著二十或三十位基層醫師演講、如果我幫助他們在治療某一疾病狀態時掌握得更好，那麼我就算是以此方式拓展了我的潛在影響力。

誠信

關鍵意見領袖是否能夠以教育和幫助病人的名義來描述自己的工作，部分是取決於他們在面對別人指控自己只是被錢收買的藥廠傀儡時，是否有能力反駁。幾乎每一位受訪的關鍵意見領袖都態度強硬、不加思索地表示他們對自己宣傳的產品有信心，並表明他們不僅有誠信，也獨立於藥廠和他們所收到的報酬：

> 如果我不相信這些數據，我就不會從事這份工作。如果我不認為這個藥物有實質的作用或利基，又或者那得不到我的支持，那麼我就不會做。如果我感覺到藥廠銷售商品的力道多於宣傳恰當的治療用途，那麼我也不會接。

爲了作爲證據，他們會說明自己的開藥模式與習慣：

> 我對自己推薦的產品有信心，也不會說出任何沒有事實根據的話。藥品宣傳演講是一個簡單的方法，讓我能輕易地在同儕間提升能見度，並藉由推薦產品賺取外快。我推薦的都是我平時在一天內會介紹給病人許多次的產品。[47]

在極端的事例中，證據甚至會涉及切身經驗而引起共鳴，就像是庫拉基斯醫師所說的：「我父母吃的藥當中有許多都是我代言的。我認爲他們很了不起。總之，我並沒有因爲我爲這家藥廠代言，就讓我父母服用這種藥——而是因爲這是最棒的藥。」而對產品的信任甚至可能導致他們對其價值抱持著強烈的態度。金恩醫師聲稱：「我必須要對這個藥有某種程度的熱衷，才能把講者的工作做好。如果我覺得自己沒辦法把工作做好，就不會想要為他們演講。」

應該要表明的是，在這些醫師當中，有些人提到至少有幾位**其他的**關鍵意見領袖會以開立處方的方式換取藥廠的特殊待遇，其中包含演講活動。在我們的訪談裡，大約有六位受訪者提到其他醫師要求以演講邀約作為開立藥廠處方藥的交換條件，或是業務代表以演講邀約換得那些處方。[48]但是納普（Knapp）醫師為所有受訪的同僚辯護：「我所認識的絕大多數醫師與藥廠業務代表都非常道德，真的從沒做過任何類似的事。我當然也從未參與過那種交易。」

然而，至少在三種情況下，儘管關鍵意見領袖秉持著誠信觀念，仍未能成功處理與藥廠委託工作有關的重要政治和認識論議題。第一，針對那些他們接觸已久經營甚深的關鍵意見領袖，藥廠極盡所能地在其行動、習慣、信仰與忠誠度上取得掌控。關鍵意見領袖受到全面控制，就連他們的誠信觀念也不放過。也確實，關鍵意見領袖的獨立與誠信形象有助於藥廠達成目標。第二，即便那些藥廠幾乎未曾對合作的關鍵意見領袖做任何事，但還是會有一些利益衝突的議題存在：關鍵意見領袖經常獲得極優渥的報酬，很難想像這點不會對他們造成影響。

第三，藥廠付錢要關鍵意見領袖成爲訊息的傳播管道；受藥廠青睞的關鍵意見領袖負責傳播資訊，使藥廠偏好的訊息得以流通，而藥廠的龐大資源也因此得以不成比例地影響醫療內容。

結論：創造關鍵意見領袖

關鍵意見領袖由藥廠及其代理人招募、訓練、開發、引介參與，以及調動部署。那些藥廠的利益幾乎總是緊隨在側，攸關著每一次的互動。對他們的受衆來說，藥廠的利益在關鍵意見領袖的中介下，不是部分遭到掩飾（在宣傳性質的演講中），就是完全被隱匿（在幽靈管理的繼續醫學教育與研討會簡報、期刊論文，以及其他種類的行動中）。

成功的醫師關鍵意見領袖在開始爲藥廠工作前，並不需要成爲意見領袖。在此一階段，關鍵意見領袖只需要有能力成爲優秀的講者，以及在按照藥廠準備的內容演講時，有能力維持他們在醫師圈內的地位。意見領袖的概念是由保羅・拉扎斯菲爾德及其學生在一九四〇年代與一九五〇年代提出明確定義，但跟他們目前在藥廠現行實務中所扮演的角色，實際上並非那麼相似。拉扎斯菲爾德是在既存的社會網絡中發掘意見領袖，而製藥產業則是爲目標觀衆創造關鍵意見領袖。

此一差異引人關注，值得回溯哥倫比亞大學最初針對意見領袖所做的研究工作，以助於更進一步探索。克里斯多福・范・登・巴特（Christophe Van den Bulte）與蓋瑞・利里恩（Gary Lilien）重新回顧了輝瑞藥廠在一九五〇年代中期所資助的研究，以檢視當中的數據資料。意見領袖的概念就是由該研究引介至製藥產業。范・登・巴特與利里恩認爲該研究實際上從未針對以意見領袖爲主題的「社會濡染」（social contagion），提供有力的支持論證。[49] 此外，該研究也未能考慮到廣告的效應。哥倫比亞大學的研究者一開始就聚焦於意見領袖，以致忽略了推銷四環黴素的廣告與業務代表。雖然輝瑞並未強力宣傳四環黴素，但其競爭對手立達藥廠（Lederle）——也就是將此藥打入美國市場的第一家藥廠——持續在打廣告。范・登・巴特和利里恩以「廣告量」（advertising volume）作爲變量，並發現它有顯著的作用。而一旦此一變量被採用後，從數據中就看不出顯著的社會濡染效應了。這似乎表示美國醫師之所以在一九五〇年代早期開始開立四環黴素，背後較大的影響因素是廣告，而不是因爲社會網絡中具影響力的成員在開立此藥。

此一重新分析牽涉的意義值得關注。藥品行銷者借用了該研究的核心詞彙

「意見領袖」，也許還擷取了其他內容。於是製藥產業圍繞著意見領袖發展出一整套實踐做法，然後找出一項最多只顯示出醫學意見領袖具微弱影響的研究（甚至可能還具有更嚴重的研究瑕疵），從那裡開始著手。那麼，我們要如何才能解讀業界對此一模型的投資，以及其明顯的成功？

製藥產業擁有加速職涯晉升的所需資源。它提供機會給幽靈管理的簡報與出版物，以及兩者的受眾。醫師關鍵意見領袖在業務代表所召集的同僚聽眾面前演講，並藉此賺取優渥的報酬。

在經由藥廠部署之前，大多數的醫師關鍵意見領袖都不是既有的意見領袖，至少對他們的演講聽眾而言並非皆是如此。他們不是早已具有影響力的醫師，也不是在社會網絡裡占有一席之地而得以發揮影響力的醫師。醫師關鍵意見領袖是因爲受到藥廠雇用才獲得影響力的。他們與其他醫師建立人脈網絡，將他們轉變成重要的社交節點。接著重要的是，藥廠會藉由提供適當的訓練、資源與場地，賦予這些醫師影響力，進而將他們打造成關鍵意見領袖。即使地方上的意見領袖在一九五〇年代對醫療實作並未發揮太多作用，但他們現在的影響力已經不同以往了。在業界的支持下，意見領袖的研究成爲了自我實現的預言（self-fulfilling prophecy）。[50]

同樣的模式也可套用在研究者關鍵意見領袖身上。首先，藥廠掌握了能提升研究者名聲與地位的有用資源。在過去的五十年間，若按金額計算，製藥產業已成爲醫學研究最大的資助者。儘管其中大多數的產業資助都分配給了受託研究機構與生技公司，但產業資助的總額對學術界的醫學研究者來說仍舊極具吸引力。其次，即便沒有研究資助，發表規劃師還是會讓關鍵意見領袖成爲論文掛名作者，以及擔任研討會、工作坊和其他活動的講者，藉以建立名聲，使他們成爲更具影響力的意見領袖。只要他們保持獨立於贊助商的形象——或許甚至就算他們並未保持獨立——就能藉由演說提高聲望。在不斷被宣傳爲權威專家的情況下，一個人就能眞正獲得權威專家的地位。卡茲（Katz）醫師在思考自己爲何同意去演講時，理解到這點：「受邀擔任思想領袖正好符合了學者的心意。他們也想成爲思想領袖。」

社會世界（social world）的模型也許能發揮作用。其中，參與者會依據該模型來調整他們的行爲，然後改變世界以符合該模型的描述。對該模型的眞理或價值秉持信念，也會促使人們與機構挹注投資，並圍繞著它來重塑世界。[51]

意見領袖的塑造使業界得以改變醫學傳播的社會地景。業界爲醫師與研究者提供受眾及建立事業的同時，也深化了影響力的階級分層。診所與晚宴活動的科學簡報不僅變得稀鬆平常，而且也是傳播資訊的普遍方式，假定上有助於輿論的形成。研究界新星或崛起人才的研討會與繼續醫學教育簡報也一樣尋常。同一群新人的期刊論文會經複印大量分發給醫師。這些經傳播的科學代表的是最受重視的資訊，也就是形成許多輿論基礎的資訊。不論在一九五〇年代美國醫師之間的意見領袖結構爲何，製藥產業如今已在任何能適用於關鍵意見領袖的情況下，穩固地建立起社會濡染的模式。

VI

消耗與約束能動性

第一節：改變習慣

儘管醫師可能會欺騙自己（而且令人意外的是他們經常這麼做），但造訪醫師辦公室的業務代表在行銷時，倒是相當光明正大。行銷的手法千變萬化，有些看起來不太像是高壓式的銷售，比方說確切地「詳述」欲推銷的藥品，包括提供關鍵的生理學、藥理學及處方開藥資訊。不過到頭來，業務代表終究很清楚自己的角色，於是他們當中有些人成了製藥界裡較顯而易見的手，有些則成了這本書中較不像幽靈的行銷者。

在本章的前半部，我會說明業務代表為了形塑醫師的行動所做的一些工作——他們的目的是要使這些行動不如表面般獨立。業務代表能運用各種手段影響醫師；換句話說，他們能針對不同的醫師與情境而做出不同反應。不論目標醫師怎麼做，他們都能獲得優勢，因此結局幾乎免不了以開立更多的處方收場。在本章的後半部，我會說明一群專門追蹤病患的無形之手所從事的工作。這群無形之手是擅長增進病人服藥配合度的專家，能夠提升一般與連續處方箋的開立比率。如同業務代表，服藥配合度專家也有許多手段，能依據病人和情境採取不同的應對方式。由此可見，業務代表與服藥配合度專家皆能有效地消耗與約束其目標的能動性。

幾乎在每一則關於其工作內容的詳細描述中，藥廠業務代表的首要目標都是「改變處方開立習慣」，或是以一些換湯不換藥的說法來陳述。業務代表想要增加自家藥品的處方或「藥單」（script）開立數量，並且「改變醫師」開立處方的行爲，以利於那些產品的銷售。在這些階段，我們可以看到套用在醫師身上的行爲主義模式。換句話說，受到討論的是行爲與習慣，而不是決策。

傑米・雷迪（Jamie Reidy）是《強迫推銷》（*Hard Sell*）一書的作者（電影《愛情藥不藥》〔*Love and Other Drugs*〕就是以此書爲靈感）。平易近人的他也直言：

> 藥廠業務代表工作內容的官方描述應該會這麼寫：伴隨產品資訊提供健康照護上的專業知識、回答客戶對產品使用上的疑問，以及遞送產品樣品。非官方但較為精確的描述則應該會是：改變醫師的開藥習慣。[1]

在業務代表對其行銷策略的描述中，醫師被含蓄地描繪成一種開藥機器，當思索著眼前病人的狀況時，手上的筆會不斷地盤旋於處方箋上方；而在筆接觸到處方箋的那一刻，他們會寫下什麼呢？這就是業務代表的工作了：引導他們開立特定的處方，一份供醫病雙方遵守的特定「腳本」（script）。從業務代表轉行爲人類學家的麥可．歐丹尼（Michael Oldani）寫道：「一旦醫師養成了這些習慣，若要改變，不是需要經改良的新藥物種類，就是需要大量的資源（專業講者、金錢和更多的贈禮）才能做到。」[2] 我們已談過專業講者的部分了，所以我會將焦點轉向贈禮與金錢。

贈禮與金錢

歐丹尼主張策略性的贈禮是業務代表與醫師關係中最重要的元素。人類學對禮物的研究有很長的歷史，而從那些研究中，歐丹尼歸納出兩個值得注意的要素：禮物所蘊含的「精神」，以及送禮過程中「第三方」的重要性。就藥廠來說，我會從兩個角度來解釋這兩個要素，那就是人脈關係以及對病人照護的考量（姑且不論後者有多難察覺）。

送禮的目的幾乎總是為了建立或表明關係。理想上，這些禮物是為了收禮人精心挑選而來，或者能傳遞與送禮人有關的訊息。這說明了為何現金（最中性的物品）在多數情境下不適合作為贈禮，除非是附上精美的包裝和專為某人準備的卡片，或許就還算妥當。正因為送禮所傳達的意義是人際關係的建立，因此必須要互惠。在這當中存在著矛盾，因為送禮和經濟交易不同，表面上不用回報，但實際上卻需要這麼做。

當藥廠的業務代表送禮給醫師和他們的診所時（最標準的禮物是為員工準備免費的午餐），這同時也是某種關心病人照護的表示，或者可能是針對影響病人照護的醫學教育或研究表達關切。這點賦予了禮物合法性，使它們有別於賄賂。

當歐丹尼設法使其推銷的某種抗生素達到銷售額度時，他鎖定了一家醫院，並設計了一份人人適用、幾近完美的禮物：一張可在醫院咖啡車兌換十杯免費精選咖啡的卡片，並在卡片背面附上抗生素的名稱。這張禮物卡很快就在住院醫師、主治醫師與醫院藥師間受到極大的歡迎。免費咖啡傳達的訊息是歐丹尼很清楚醫院的睡眠剝奪文化，並且很關心在那裡工作的人。「銷售量遠超乎我所預期，於是我成功達到了銷售額度。」[3]

金柏莉・謝里爾（Kimberly Cheryl）是《逃離藥廠販毒集團》（*Escape from the Pharma Drug Cartel*）一書的作者。這本內容沉痛的書是關於她從前擔任業務代表的生活，以及最終被製藥產業背叛的感想。對謝里爾來說，「無論醫師感受到何種義務而開立我的產品，這種義務通常是來自送禮儀式所隱含的一般意義上的互惠」。[4]這種情況有時會變得失控：

> 我的「餐飲服務」職涯就此展開。整整一年的時間，我每天都得為某幾間私人診所的員工買午餐。我經常邀請一群醫師和他們的客人到高檔餐廳，替他們的酒飲和奢華餐點買單。我還設法為我喜歡的醫師弄到了體育賽事的門票。[5]

她描述自己發送了「無限制的教育補助金」，而另一位前業務代表也提到相同的手法。

開立最多處方的人會得到較好的禮物。有些業務代表說他們的前十強（處方開立量達到頂峰的人）可以得到無限制的「教育」補助金。雖然我並沒有以個人名義提供任何補助金，但寬鬆的限制使補助金根本等同於禮金。[6]

研究或教育補助金若以恰當的方式撥付，即便無法兌換成現金，還是能輕易地用來當作禮物。有一次，我因爲研究的關係和一位前業務代表聯繫（嚴格來說是一位「醫藥學術專員」，但他表現得就像是一位業務代表）。他將數年的時間投注在一項昂貴產品上，負責的區域僅有十多位專科醫師。此外，他還握有相當大筆的研究補助金預算，供他作策略性的運用。每次當某位醫師的處方開立量低於他預期的程度時，他就會拜訪對方，並且提供一或兩萬美元的無限制研究補助金。處方開立量在那之後就會開始增加。

小禮物就更普遍了。其中有兩種特別顯著：食物與藥物樣品。食物的部分顯而易見，因爲在各行各業中，食物是建立關係時最常用的手段。雷迪開玩笑說：「要抓住男人的心，可能得透過他的胃，但是要抓住醫師的心，就得直驅他辦公室員工所有人的胃了。」[7]業務代表會設法搞清楚辦公室員工想要什麼，然後還得夠有創意，才能從競爭者中脫穎而出。試著和接待人員以及護理師培養融洽關係，就等於是在爭取自己與醫師互動的時間。雷迪充滿想像地說：「我知道現在肯定有人會說：把藥廠銷售員給趕出去！不過，要是少了藥廠業務代表，還有誰會每天帶免費的午餐給接待人員和護理師呢？」[8]

藥物樣品有多種用途。醫師收到藥物樣品後，能將它們再轉送給病人——或許能讓病人省下前幾次拿藥的錢和時間。這使得藥物樣品成爲了值得仿效的禮物範例，因爲它們不僅對醫療照護有直接的貢獻，也會促使醫師開立手邊有樣品的處方藥，而不是其他的藥物。[9] 謝里爾觀察到：

> 發送樣品可能是導致藥廠業務代表成功的最重要因素。一旦病人開始使用藥物樣品，成效又不錯的話，醫師通常會很不願意更換藥品。因此，藥物在醫療辦公室的樣品櫃裡看起來顯著突出，是很重要且必要的一件事。[10]

約翰．維拉彭描寫他在一九八〇年代擔任業務代表時，曾因工作所需走訪於瑞典鄉下小鎮，並提到當時他將樣品擺滿醫師櫥櫃的故事。在流行性感冒的季節剛開始時，他向醫師解釋自己會有幾個月的時間不會回來。藥廠不准他留下大批的樣品存貨，但是：

「我們能解決這個問題。這只會為你的病人帶來好處。你看，我幫你帶了一些額外的收據，這一張是給這個月的，而這些是給接下來幾個月的。」……（醫師）聳了聳肩，開始在那些預先押好日期的收據上簽名。[11]

於是櫥櫃裡塞滿了他從公司帶來的藥物，而非那些競爭者的產品。歐丹尼的工作則是需要較定期地向醫師提供藥物樣品。他如此解釋這門藝術：

實際將樣品放置在「樣品櫃」內，就能影響醫師開立處方的習慣。在許多情況下，特別是當你的產品和其他類似的藥物放在一起時，你需要將樣品放在「視線的水平高度」。業務代表積極參與「樣品戰爭」，也就是將競爭者的樣品移到櫃子後方，或是移出視線之外，為的是讓醫師與護理師只注意到我們的產品。……其中一個典型的做法是將樣品擺在醫師桌上，以提醒他或她曾允諾要使用（訂購）你的產品。[12]

樣品有助於增加特定處方的開立，並且讓醫師知道這位業務代表有多麼在乎病人。除此之外，樣品也很有用處，因爲可以轉送。不過到頭來，只要適合對方，所有的禮物都很重要。某個網站如此提醒業務代表：「一定要記得，說服任何醫師最快的方法，就是依照他們的人格特質來送禮。」[13]這或許能解釋爲何在二〇一〇年，一場控告諾華藥廠歧視的訴訟裁決發現，該藥廠期待女性業務代表「在拜訪醫師時，若面對對方的性挑逗，態度要順從」。[14]

戰術手冊

一般而言，業務代表在進入某位醫師的辦公室前，就已知道許多關於那位醫師與其臨床業務的資訊。他們通常有辦法取得處方記錄，因爲有一些專門從連鎖藥局收集數據的公司，會將處方記錄賣給他們的藥廠。他們早已知道醫師習慣開哪些藥，對其臨床實作的狀況也瞭若指掌。如同某一訓練指南所述，「每一位醫師的個別市占率報告……都會準確地找出開立處方者的現有習慣」。[15]業務代表上門時也會備妥戰術手冊：不論他們的目標對象如何行動或反應，他們都已準備好應變之道。若業務代表有充足的資訊、良好的直覺與夠詳細的戰術手冊，他們就能有效地拿下目標，使對方在當下的情境中不具任何有意義的能動性。

業務代表的戰術手冊會依據各種不同的「個人概況」（profiles）與「性格類型」（personality types），將醫師分門別類。一篇寫給業務代表看的幽默網路文章列出了他們會遇到的六種醫師性格類型：科技迷型、壞脾氣型、摯友型、學徒型、超級自我型、以及沒搞頭型。[16]這份清單之所以能讓人覺得幽默，是因為還存在著更嚴肅的清單，是根據具爭議藥物的開立或業務代表能使用的戰術來分類。謝禮爾個人的戰術手冊是以當下的情境作為依據。「如果醫師在忙或正在處理緊急事件，聰明的業務代表會謹慎地留下樣品、要到簽名後就離開……要是對方的肢體語言顯示他們只有幾秒鐘的時間，我會直接開始我的六十秒報告，介紹產品、特色、好處，然後收尾。」[17]

就算業務代表沒有正式的戰術手冊，他們也會保留醫師的詳細記錄。在描寫關於一九八〇年代在瑞典的經歷時，維拉彭針對他與同事進行的醫師個人概況記錄作出說明，記錄當中包含這些醫師的病人與開立藥物相關資訊。為了獲取那些資訊，業務代表可能需要先建立關係，查出醫師的「年紀、婚姻狀態、子女數目以及他們所有人的生日。你得跟他們維持良好關係，越緊密越好。他們的嗜好、喜歡的車、喜愛的酒、喜歡的音樂是什麼？……你必須創建一份心理側寫報告（psychological profile）。」[18]任何資訊都能派上用場。翠西・克蘭在受訪當時還是位新人業務代表。她描述自己曾與業務主任艾力克・柏拉科夫，以及將來可能會經常開立某種昂貴藥物的醫師史蒂芬・鍾（Steven Chun），一起共進晚餐。克蘭表示自己：

> 驚訝於柏拉科夫如何善加利用關於這位醫師的豐富資訊——這些都是過去數年來收集的情報——卻又不洩漏他知道了多少。在為因希斯藥廠工作前，柏拉科夫任職於瑟法隆製藥公司（Cephalon），也就是因希斯的頭號競爭對手。而且他知曉一些鍾醫師的情史……他也知道鍾醫師喜歡去坦帕（Tampa）的賭場玩，因此特意提到自己對賭博的嗜好……她不清楚他說的是不是實話。[19]

在阿德里安・福—伯曼與沙赫拉姆・阿哈里的一篇有用且充滿洞見的短文中，我們可以看到一份策略導向的清單。[20]福—伯曼是一位對製藥產業有所研究的醫師，阿哈里則是一位前業務代表，曾在美國的一場法庭訴訟中擔任專家證人。在下列的案例與文章中，阿哈里對業務代表平時運用的策略有著豐富的描述。他簡單將醫師分為幾類：「友善外向型、自命清高的懷疑論者型、唯利是圖型、頻繁開立處方型、偏好有競爭藥品型、百依百順型、不碰面／沒時間型，以及思想領袖型。」阿哈里在每個分類旁都附上簡潔俐落的圖表，並在圖表中提供自己應對這些醫師的方法，以及解釋這些方法要如何應用。我將以其中幾個分類為例作詳盡的闡述。

自命清高的懷疑論者型

阿哈里的其中一個分類是「自命清高的懷疑論者型」醫師。這類目標對象自認比業務代表優秀，聲稱自己完全是依據確切的證據來開立處方。克魯格（Krueger）醫師是本書訪問的一位關鍵意見領袖，或許可將他視爲自命清高型醫師的範例：

> 如果藥廠試圖推銷不正確的東西，醫師一定會發現……身為醫師，我想我是有些偏頗，但我的想法是，藥廠業務又沒有讀過四年醫學院，也沒有當過住院醫師，因此不管醫師的專科為何，他們應該都能很輕易地洞察業務的話孰真孰假。

由於懷疑論者型的醫師在開立處方時是以科學爲基礎，因此他們很可能認爲自己極不容易受業務代表影響。然而事實上，相較於任何其他的處方開立者，藥廠在面對這些醫師時，反而有更多的資源能用來對付他們。

藥廠業務代表會將藥廠偏好的知識直接傳播給醫師，例如將幽靈管理的論文複印提供給他們，就是其中一種做法。而他們提供知識的這項事實則賦予了他們出現在醫師辦公室的正當性。前業務代表蓮女士如今是一位熱情激昂的產業顧問。在一場大型研討會上對著發表規劃師聽衆演講時，她針對期刊論文的重要性向大家精神喊話：「順帶一提：各位，他們非常需要你們的工作成果。醫藥業務代表每天都十分渴望能從你們身上獲得更多的成果。你們也心知肚明，是吧？因爲那些成果是要給醫師看的東西。」

歸根究柢來說，無論是透過翻印的科學論文，或是產品資訊的宣傳單，業務代表提供資訊的這項事實，就是他們能正正當當出現在醫師辦公室的理由。醫學知識的傳遞使業務代表有理推銷產品、建立交情，並且說服醫師開立特定藥物。

歐丹尼寫道：「用來發掘新產品的這些龐大研發預算及整個知識與資訊的流量，皆取決於公司是否有能力說服那些有權開立處方的人……爲他們的特定產品開立處方箋。」[21]對於持懷疑論的醫師而言，上述的關係也會朝反方向發展；也就是說，「整個知識與資訊的流量」是**用來**說服醫師「爲他們的特定產品開立處方箋」。

阿哈里描述到自己在應付持懷疑論的醫師時，是如何「裝傻並讓醫師自己解釋期刊論文的重要性」。接著，「我只剩下一件事要做，就是積極地拜託醫師根據他們自己的解釋，在他們之前從未考慮過的情況下試用我的藥品」。[22]這是很巧妙的一招，因爲期刊論文得以使醫師在口頭上爲新開立的處方藥提供證據。業務代表僅需要求醫師爲接下來有適合症狀的五位病人開立這種處方藥。這麼做或許就足以建立起新的處方開立習慣。

業務代表雖然有時會選擇裝傻，但他們其實對自己代言的藥品、競爭藥品，以及所有藥品開立的可能條件，都擁有廣博的知識。這些資訊全都在培訓活動中反覆灌輸給業務代表；從那時起，他們就已經在持續研究這些資訊。謝里爾回想起她最初的訓練課程時表示：「訓練是爲期四週的地獄生活。」

> 我永遠不會忘記那幾天持續的磨練。我們站成兩排，一排扮演醫師，另一排

則是業務代表。我們依照隊伍順序輪流詳述關於藥品的資訊，直到能夠完美無誤地傳遞公司指派的訊息為止。我們了解每個產品的重要資訊，也知曉圖表上的數據，以及如何利用它們來銷售，使我們的藥品看起來比競爭對手的還要好。[23]

不過她也得意地宣稱：

我依然能針對每樣我賣過的產品詳述所有資訊，包括藥品的分子量。我們（可以）在任何一場有關於任何醫療議題的討論中，直接與醫師爭辯，也不會對自己擁有的知識感到不安。[24]

雷迪也敘述自己曾花數週的時間去了解他要推銷的藥品與其藥理學特性，以及學習推銷的話術。「晚上我開始夢到自己對扮演醫師的培訓師敘述藥品細節。……一遍又一遍，我們向彼此詳述藥品資訊；有人在午餐時排練，有人在走廊上排練，甚至有人在浴室裡排練。」[25]面對這類反覆演練而成的專業知識，持懷疑論的醫師會讓步屈服。不過還是有許多醫師堅信自己有能力獨立思考，高倫醫師也不例外：

我的意思是，指稱我們無法分辨與過濾偏見，這對我來說是一種對醫師的侮辱。我想說的是，比起任何決策攸關生死的專家，我們受過更多的訓練。因此，批評我們需要減少接觸藥廠提供的資訊，基本上就是在說我們不夠聰明，無法自己下結論——但如果我們夠聰明，那麼這就是許多藥廠都在出錢提供的寶貴資訊來源。

友善外向型

業務代表會利用他們能找到的任何共同興趣，以及阿哈里所說的「精準滴定的友誼劑量」，藉以和所有的目標醫師建立關係。大多數的業務代表不需要太多訓練，就能表現友善。雷迪描述他在輝瑞時為了擔任業務代表而參加的訓練營：「我的一百四十九位同學個個都異常友善，幾乎沒人例外。我從未花時間跟那麼多像我一樣健談的人相處，還挺煩人的——什麼時候才會輪到我說話啊？」[26]

阿哈里回憶當時，表示：「在訓練期間，講師告訴我，和醫師外出吃晚餐時，『醫師是在跟朋友吃飯，而你是在跟客戶用餐』。」醫師有時的確將業務代表視為友人：「有時我們甚至不談藥品，就只是聊小孩的事。像朋友般吃頓悠閒的午餐，這種感覺很好。」一位醫師解釋道。[27]而且他們有充分的理由相信自己和業務代表是真正的朋友，金恩醫師就是其中一例：

我的摯友當中有許多都是業務代表。……我想要把那些看作是真誠的人際關係，純粹就只是因為那是一種聯繫——即使他們改到其他公司工作，或是沒賣任何與我負責的疾病有關的產品……就像上週末，我邀請了兩對同為業務代表的夫妻，來我家吃晚餐和參加泳池派對——當時他們之中早已沒有人和我有業務往來。[28]

儘管友誼是能應用在所有人身上的一種工具，但針對那些友善外向的目標對象時，友誼就成了最重要的工具了。「我將一切都營造成一種友誼的表示。」阿哈里解釋道。

我並不是因為工作才給他們免費的樣品，而是因為我太喜歡他們了。我提供辦公室午餐是因為比起拜訪其他的醫生，拜訪他們實在是一件很輕鬆愉快的事。我很少會在共進晚餐時提到我的藥。……等到時機成熟時，我就會借助我的「友誼」之力，讓更多病人使用我的藥……例如我會告訴對方，這麼做會幫助我達到銷售配額，或是這麼做會令我的經理對我刮目相看，又或是這麼做對我的職涯至關重要。

在此同時，這些醫師則是眞心地珍惜這些互動。某位醫師講了一則故事：

他們不准業務代表再進到辦公室裡，但這個人有資訊要提供給我，所以我跟她說她可以和我一起慢跑。她不只多跑了一哩，而是多跑了兩哩，一路上都在和我談論產品的資訊。那真的很有幫助。可想而知，只要她想找我，我還是會和她碰面。[29]

再重申一次，想和業務代表一起跑步或游泳的「友善外向型」醫師只是多個分類中的其中一類。不過在針對其他類型的醫師時，還是有其他的手段能加以利用，例如「唯利是圖型」可用禮物換取處方量；「頻繁開立處方型」可與他們建立緊密的個人連結；「偏好有競爭藥品型」可打持久戰耗盡他們的耐性；「百依百順型」可用承諾搭配禮物攻勢；「不碰面/沒時間型」可將焦點擺在員工身上；「思想領袖型」可提供他們演講機會。

影響力

大多數的藥廠顧客都希望藥品存在於一個以健康爲重的理性世界：選擇藥品時應該要完全依據其健康益處與成本的相關可靠證據，而非廣告、傳聞或流行。雖然處方開立習慣可能是一個已被鑽研透徹且準確掌握的行銷切入角度，但醫師還是照常聲稱自己不會被藥廠拋給他們的一切事物所影響。藥廠也樂於維持這樣的想像，因爲他們完全不想要因爲明顯的行銷而掩蔽住科學的重要性。業務代表很清楚這點。謝里爾描述醫師和業務代表之間有一種微妙的互動，其中醫師會假裝（通常是裝給自己看）自己不受業務代表的行爲所影響：

當醫師與藥品業務代表的會面都很順利時，雙方就會開始遵循一種僞裝和自

> 欺欺人的巧妙慣例。我會開始假裝自己仍在向醫師提供公正無偏私的資訊，醫師則會假裝自己很看重我。我的工作是在醫師告訴自己不會受他人影響的同時，盡我所能地去影響他們。[30]

於是，在能夠讓醫師維持正直信念與形象的情況下，處方習慣有了改變。業務代表私底下嘲笑醫師：

> 最可笑的事情是醫師的態度。你不可能聽到醫師説「這件事情在影響我」。他們太自大又太天真了。[31]

醫師不僅往往相信自己在藥廠的影響下能不爲所動，他們的自信甚至會隨著和業界代表接觸的次數而增加。[32] 這項發現恰好呼應了認知失調（cognitive dissonance）的理論：內在衝突越大，拒絕承認的可能性與力度也會更高。

戰術手冊中可能包含的所有手段都是能發揮影響力的手段，目的是要改變醫師的行爲。此外，整本戰術手冊的用途就是要消耗與約束醫師的能動性。不論醫師轉換成何種作風，或是覺得自己對於決策有多大的掌控程度，業務代表皆有回應的方式，能夠將他們推往開立特定藥品的方向。

第二節：配合度的問題

如同我們先前所見，藥廠投資巨額資金以生產與形塑醫學資訊、傳輸該資訊給醫師、引導那些醫師以特定的方式根據該資訊行事，以及刺激病人帶著表達明確的陳訴走進醫師辦公室。最後得到的結果就是開立處方。

然而在那之後，有很大比例的病人根本就沒有依照處方拿藥。在其餘的病人當中，也有很大的比例是只拿了一次就沒有**再繼續**拿藥。按處方拿藥的人數持續在下滑。對銷售藥品的藥廠來說，這些未領取的處方藥就如同滯銷的產品。它們是錯失的機會，連帶使其他一切將處方箋弄到病人手中的干涉行動降低了投資報酬率。某則播客（podcast）的廣告寫道：「隨著管理障礙增加與產品線萎縮，藥廠必須尋求新的收益動力來維持成長。訴諸病人的服藥配合度，從而提升健康照護成效與增加潛在收益，是此一問題最常見的解方。」[33]

並非只有製藥產業認為「病患服藥配合度」（或稱「病患順從度」〔patient

compliance〕；不過此一用詞因父權主義的色彩較明顯，已逐漸無人使用）是一大問題，藥品經銷商和藥房也從滯銷的角度慎重看待此一議題：現實中的顧客被引領到非常接近交易談成的地步，卻在最後一刻轉身離開。對許多醫療從業人員而言，不配合服藥不僅危險，也會造成大衆的健康狀態不佳。假設一名醫師開立了處方，那麼在其他條件不變的情況下，按處方領藥應該會爲病人帶來最大的利益。

有鑑於此，產業研討會上針對病患服藥配合度的發表內容混合了不同面向的理想主義，包括健康照護成效、服藥或不服藥影響因素的科學興趣、以及投資回報率的冷靜計算。舉例來說，在某個二〇一〇年的簡報當中，有一張投影片呈現了被廣泛引用與重複提及的一項數據：美國每年有十二萬五千的死亡人數和11%的住院率都是因病患不配合服藥所致。[34]這項數據不僅確認了該議題的複雜程度，也意味著美國產業每年都因病患不配合服藥而損失三百億。到最後，投資報酬率還是首要的考量，因爲在同一張投影片的粗體字寫道：「機會：每增加3%的服藥配合度，就能爲製藥產業帶來十億美元的收益。」

考慮到所牽涉的銷售機會，許多發表人通常會在探討服藥配合度的產業研討會上，光明正大地進行兜售。他們所代表的公司提供產品、服務與專業，而他們希望製藥產業能爲他們所推出的方案買單。他們也一再表示，增加銷售會爲這些方案帶來良好的投資報酬率。[35]

悖論？

對製藥產業而言，病人不配合服藥的問題有一個很糟糕的特徵，就是看起來難以解決。即便測量方式有相當大的差異（在研究者之間、疾病類別之間以及治療種類之間），但就整體而言，病人不配合服藥的比例始終高居不下。

在針對服藥配合度的產業研討會上，典型的發表人可能會先呈現一般與連續處方箋的領藥人數數據，作爲報告的開場。舉例來說，艾倫（Allen）先生的公司是在協助大型組織管理健康福利，而他提供了這些數字：配領藥完成的處方箋有88％，服藥完成的有76％，而連續領藥完成的則有48％。任職於大型藥廠的安德森（Anderson）博士聲稱就許多疾病而言，大約有15％的處方箋未完成配領藥，而在那當中有28％是在三十天後都未完成配領，另外有50％則是在六個月後停止治療。阿瓦雷茲（Alvarez）先生是一位獨立顧問。他依據病況分析病患服藥配合的比率，表示就第二型糖尿病的治療而言，在三個月後還繼續服藥的病人只有53％，六個月後只有41％，十二個月後則只有38％。在阿瓦雷茲的簡報裡，許多其他病況的比率都相當類似，但憂鬱症例外，只有30％的病人在三個月後還繼續服藥。

這些估算數值或多或少會依據測量和記錄的方式而有所變化，但較引人注目的一點是它們都非常相近。此外，安德森博士更強調在他長期研究此議題的期間，大致的狀況都沒有太多變化——即便在科學上對於此議題的理解已改變了相當多。病患不配合服藥似乎是此一產業長年的問題。其他的研究也同意：隨著時間的推移，概觀與系統性回顧皆顯示出相當一致的服藥配合度。[36]

然而，許多人都在這些研討會上提出解決方案，設法推銷給藥廠與其他感興趣的團體。他們不僅向外展示解決方案，而且講得一副這些方案都**證實可行**，也都附上數據以證明確能奏效。這些解決方案的種類廣泛，包括在整個領藥期間，藥師、護理師與其他人要和病人保持聯繫——專業化的代理機構很樂於向藥廠銷售這類服務。有些手機應用程式是當病人服藥時透過手機記錄，就會給予病人回饋。有些計畫則是能讓連續領藥變得更簡便，例如將藥包直接寄送給病人。也有些裝置可協助病人與健康照護提供者追蹤藥物是否和何時已服用。

任職於大型藥廠的亞歷山大（Alexander）女士描述了催生某項計畫的一個

分析報告；該計畫聚焦於一群需要開立司他汀類藥物以降低膽固醇含量的特定病人。爲了將這群病人的平均「治療天數」從一百六十二天增加到兩百一十六天，他們的藥費勢必會調降，不過只會有微幅的改變。而這麼做的結果增加了五千八百萬美元的銷售額，但總批發價卻只降低了三百萬，也就是投資報酬率爲18：1。另一位簡報者亞諾德（Arnold）先生則在報告時公開銷售產品。他的小型裝置能貼附在藥瓶頂端，到了該服藥的時間就會發光，錯過服藥則會鳴響一小時，並即時透過無線網路傳遞藥瓶被打開的訊息。這使得監控者（也許是由藥廠出錢委託，並且在電話客服中心進行工作）能夠發現病人哪天沒吃藥，並以電話通知對方。只要病人按下一個大按鈕，藥瓶瓶蓋甚至會聯繫線上藥局寄送補充的處方藥。根據亞諾德的公司進行的研究，這套系統提升了27％的服藥配合度。

面對持續存在的不配合服藥問題，以及這麼多創新又有效的介入方式的發展和運用，我們該如何協調兩者？

幾乎能肯定的是，一直到開立處方的那一刻爲止，有效的藥品行銷反而增加了不配合服藥所帶來的挑戰。在裝配行銷中，最終需求是最初需求與行銷效能的產物。若是沒有做到審愼應對病人，行銷效能可能會如同某些病人所相信的增加成本並減少利益。

爲了解釋這點，請容我稍微岔開話題。在一篇具挑釁意味的文章裡，生命倫理學家霍華德・布羅迪（Howard Brody）與社會學家唐納德・萊特（Donald Light）主張藥物行銷本身會使藥物變得較無療效也較不安全。他們稱之爲「逆向獲益法則」（inverse benefit law）：「在服用新藥的病人之間，利害比往往會與藥品行銷的規模成反比。」[37]他們的核心論點直截了當。想像某一理想的病人族群在使用某種新藥：對他們所有人來說，獲益與風險比都在合理或較高的程度，不論所謂的「合理程度」究竟爲何。藥物行銷的目的是要增加服藥的病人族群，但是新增的病人相較於原本的理想族群，獲益與風險比會較低，因此並不會在合理的程度。

布羅迪和萊特指出製藥產業的許多技術策略都直接落入了逆向獲益法則的框架之中。舉例來說，製藥產業企圖透過支持能減低某一疾病診斷門檻的研究與指導方針，進而達到拓展病人族群的目的。產業研究也推動聚焦於替代指標（surrogate markers）和風險因子的研究，而非這些指標與因子背後牽涉的疾病本身；像是膽固醇含量上升的案例就遠多於心臟病發的案例。

若是病人在衡量成本、風險與獲益後覺得不值得，就會傾向於不配合服藥。而既然如此，那麼所謂的自相矛盾也就不存在了。製藥產業爲了減少不配合服藥的情況而推出計畫，但是在提升處方量上的成功卻又容易增加不配合服藥的情況。於是不配合服藥成了一個難以解決的問題。服藥配合度提升計畫因而成爲裝配行銷中新增的一環，需與其他一切的行銷要素相互配合。

形塑病人的行動，改變病人的行為

病患不配合服藥除了明顯增加產業成本外，也是個所知甚少的問題。令我訝異的是，在服藥配合度研討會上，幾乎每個人都以不同的取徑來理解該議題的起因，以致在討論如何解決時有一些分歧的意見。

安德森博士在該領域的資歷豐富。她在某場服藥配合度研討會上發揮了領導作用。其他人似乎都對她畢恭畢敬，並且提及她許多次。六十五歲左右的安德森是一位看起來很和善的社會科學家。她在一間大型藥廠工作，並將職涯大半投入在研究不配合服藥的問題與相關現象。她在研討會上的簡報概述了不配合服藥模式的變革歷史，以及她從上一代針對該主題的質性研究中整理出的關鍵資訊。特別值得注意的是，她聲稱病人不配合服藥是成本效益分析所導致的結果，而這樣的分析涉及了疑慮、利益與需求；換句話說，針對是否按處方領藥與服藥，病人主動做出了合理的決定。由此看來，不配合服藥的人格特質並不存在（一九六〇年代在研究此一現象時所關注的重點），也沒有所謂的不配合服藥人口。

許多講者都對上述看法表示認同。他們將重點擺在溝通上的問題，以及要如何透過適切的介入方式加以改正。根據阿姆斯壯（Armstrong）先生的報告，25％的病人不會將自己沒有服藥的事告訴醫師，而醫師也難以預測哪位病人會不配合服藥。那麼，如果要從阿姆斯壯列出的事實中挑出最值得注意的一項，那就是當更換不同的治療膽固醇藥物時，若病人有被告知他應該服用新藥的理由，在這些病人當中，連續領藥的人會增加33％。由此可見，爲了使病人做出好的決定，就必須要提供他們資訊。

藥師在提供資訊上可能會特別有用，而且許多介入方式本身或涵蓋的計畫，就是付錢請藥師在病人最初領處方藥與再度回來領藥時，都花更多時間與他們交談溝通。不同連鎖藥局的代表描述了幾個幾乎完全相同的藥師介入計畫。其中一位講者更敘述藥師是如何接受「動機式晤談」（motivational interviewing）的訓練，使他們提供的二到五分鐘諮詢時間變得更有效率。

某篇在產業雜誌上的文章宣傳新科技能解決溝通上的問題。以下是該文章所列出的新科技種類，幾乎每一種著重的都是與病人的溝通，藉以引導對方做出更配合服藥的決定：「提醒病人在正確時間服藥的智慧型手機應用程式；呈現疾病與產品資訊的網站；聚焦於產品、疾病或病況的電子郵件；自動提醒來電；吸引病人與改善計畫的線上問卷調查；關注病人順從度的簡訊；溫順地處理來電的客服中心；關注病人順從度的電子郵件；用來（教育）和通知病人、病人家屬與照護者的應用程式；關注病人順從度的電腦桌面提醒工具；關注病人順從度的簡易資訊聚合摘要（RSS feeds）；以及關注病人順從度的行事曆便利貼軟體。」[38]

儘管安德森博士強調病人會做出理性的決定，加上她在該議題上被視爲最頂尖的專家，然而在同一場研討會上，還是有些其他的講者以因果關係的模式來討論此一議題。他們所提出的補救辦法是以改變病人行爲的介入方式作爲框架，而非改變病人的論據。對這些講者而言，好的介入計畫至少部分要以能誘導病人作出更順應的行爲，而非以促使病人做出理性的決策作爲目標。一位在大型藥廠負責擴大病人參與（patient engagement）的經理強調「知識**不是**力量」，而正因如此，她的公司已改爲投入於「行爲計畫」（behavioural programmes）。另一位講者則主張病人的知識與服藥配合度之間並無相關性，並宣稱已有「超過一百篇研究」證實這點。

雖然在這些研討會上，大多數的發表人服務於藥廠、藥物經銷商、連鎖藥房與專門機構，但在他們之中還是有少數的學術研究者。一群大學教授針對增進年長者服藥配合度的介入方式進行了一項大型量性統合分析，並在研討會上報告分析結果。他們所傳遞的重要訊息是行爲矯正（behaviour modification）最有可能成功：特殊包裝、劑量調整、促使病人用藥的刺激因素，以及針對某些成效的自我監控，例如血壓。他們主張教育病人普遍而言沒有效，除非是以簡潔的書面指示作爲提醒。針對此一議題，學術醫界與製藥產業有著相同的討論。

艾倫先生爲宣傳行爲論取徑而採用了其中一種直球式推銷話術：「我們長久以來都採取財務獎勵的方式……如今我們發現建基於行爲經濟學與心理學洞見上的手段，能帶來強大正面的效果。」[39] 艾倫以三個心理學的基礎作爲起點，爲他的行爲計畫建立了一套論述：(1)「規避損失」（loss aversion），即主張在多數情況下，人們較在意損失而非收穫；(2)「社會規範」（social norms）原則，意指消費行爲受社會比較（social comparison）[i] 所驅動；以及(3)「雙曲折現」（hyperbolic discounting）[ii]，概念是比起未來的較大回饋，人們更看重即時的小獎勵。有了這一套背景論述後，艾倫聲稱其計畫中的訊息與其他介入方式皆衍生自這些原則。就我看來，他似乎只是利用科學來粉飾自己的成品，因爲這些論述與其計畫的連結有些晦澀難明。儘管如此，科學的糖衣仍突顯出之中某些層面的

i 社會比較意指由於缺乏客觀的比較標準，個人只好透過與他人的比較來評估自我的能力與表現。

利用價值，因爲在那些情境下，人們並不會做出一般被視爲合理的決定。我沒有理由去懷疑那麼做的價值。

分群與整合

大多數爲解決不配合服藥問題所投入的努力結合了不同的取徑，認爲典型的病人能做出合理決定，同時卻又會受到其他因素的影響。舉例來說，阿涅利（Agnelli）先生在一間以服藥配合度爲業務核心的公司擔任執行長，他搭配「行爲矯正」與「教育科學」（pedagogical science）——前者牽涉「古典條件反射（classical conditioning）、操作條件反射（operant conditioning）與社會條件反射（social conditioning）」，後者則包含「統整學習（integrative learning）、經驗學習（experiential learning）和定時學習（timed learning）」——並宣稱其成果是發展出一套「綜合行爲系統」（comprehensive behavioural system）。他的公司更以此系統作爲基礎，建立了一個爲病人量身打造的介入計畫，其中包含多種整合的行爲矯正途徑。我再次懷疑這項計畫在某種程度上也利用科學包裝掩飾，但在針對第二型糖尿病病患的一項隨機對照試驗上，該計畫提供的效力數據表現亮眼。

由於沒有一種取徑能完全成功地解決病人服藥配合度的問題，因此介入計畫

ii 雙曲折現是行為經濟學的概念，指的是人類在選擇獎勵或報酬時的一種非理性心理偏誤：即選擇較快實現但價值較低者，而非晚點實現但價值更高的報酬。

需要聚焦於正確的子群組上。「人們爲何不配合他們的醫療方案？」阿涅利問道，「關於這個問題，每個人都有自己的一套複雜又相互牽扯的理由。」

爲了對付這些理由，許多人從資料庫裡挖掘答案。針對其中一個藥物品牌，一對分別任職於大型藥廠與健康照護服務公司的發表人，共同擬定了一個提升服藥配合度的目標：增加10％的「治療天數」。他們用來說服別人的論點主要是圍繞在藉由病人數據提升服藥配合度的重要性，其中的關鍵是以問卷調查與數據庫爲基礎，將病人族群劃分成不同群組。有些病人可能對「共付卡」（co-pay card）的反應較好，因爲他們得以在自己所負擔的藥費上獲得折扣。有些病人可能對宣導活動的反應較好，因爲這類活動會提醒他們繼續服藥的益處與停藥的風險。有些病人則可能對直接面對面的接觸反應良好。服藥配合度的專家也會針對病人制定戰術手冊。

即便是在溝通取徑內，數據的分群也很重要。阿德勒（Adler）這位講者敘述了一個歐洲的案例研究，主題是「透過參與以促進有利行爲」。在此一案例中，受到討論的藥品是用來治療鴉片成癮的舒倍生（suboxone）。相較於多數其他種類的藥物，該藥的不配合服藥比率要高上許多倍。阿德勒將病人族群分爲四類，接著提供了有關於病人類型的「主要見解」（key insights），以及針

	正向積極型	輕信他人的樂天派型	焦慮的無知者型	被動冷漠型
主要見解	・主動求知 ・認爲自己才是掌控治療的人 ・視決定爲合作的成果	・具備中等程度的知識 ・認爲關於治療醫師知道得比較多	・不主動求知 ・交由醫師做決定	・對於病況的了解程度低 ・最不主動求知 ・交由醫師做決定
溝通策略	・讓他們握有掌控權 ・提供大量資源	・協助他們理解 ・協助他們與醫師溝通	・協助他們理解 ・促進品牌參與	
途徑策略	・多樣形式的接觸 ・途徑的選擇機會 ・促使他們上網回答問卷以收集更多數據	・多樣形式的接觸 ・途徑的選擇機會 ・提供工具與資源	・簡單又有效率的溝通 ・頻率較低	

圖 6-1　劃分病人族群以提升服藥配合度

對每一類型的「溝通策略」（communication strategies）和「途徑策略」（channel strategy）。圖6-1是針對他所提出的表格加以簡化的版本。

阿德勒繼續從溝通媒介的層面闡釋這些策略，不論是社群媒體、簡訊提醒、網站或電話聯絡，都在討論範圍內。針對每一個病人分群，溝通策略會搭配計時方案不同的現金支付方式，作爲參與的獎勵。但要如何衡量計畫是否成功，仍舊是個問題。病人的服藥配合度難以測量，但在阿德勒的個案研究，控制組的病人服用藥物但選擇不參加溝通計畫。而在一位病人只需花費五十五歐元的條件下，溝通組的配合服藥病人人數比控制組高了五倍。

某位發表人爲專門制定服藥配合度計畫的公司工作。他提出了一個非常全面的研究取徑。在和相當多連鎖藥局合作的情況下，這間公司發展出一個資料庫，內容涵蓋近50%的美國病人、他們的住址，以及可追溯到許多年前的藥局交易記錄（而且通常最近期的是上週的交易記錄）。該公司透過某一血壓藥的個案研究報告，提出了一個豪華版的計畫，當中包含五個不同的要素：(1)針對具高度不配合服藥風險的病人，進行信件宣傳活動；(2)透過藥物自動續領計畫，使病人能收到寄送到他們家的續領處方藥；(3)面對面順從度提升計畫，包括藥師的初次諮詢與後續電話追蹤，費用由藥廠支付；(4)藉由包裝協助病人記錄服藥量，並替順從性提升計畫打廣告；(5)透過電聯計畫追蹤病人是否按處方領藥，同時直接向病人進行見證式的藥品廣告。此一豪華版計畫使病人非常難以隨意停藥。而這家談論中的公司就是這場研討會上招待紅酒與起司的贊助商。

阿瓦雷茲先生敘述了數個個案研究，探討的內容都是關於如何增進「以病人爲中心」的醫療照護。這些個案研究主要聚焦於一項在墨西哥進行的宣傳活動，目的是提升特定司他汀類藥物的使用量與服藥配合度。「缺乏服藥配合度通常是病人感情用事且有意的停藥決定所致，（而）在這樣的情況下，由藥廠贊助發簡訊提醒服藥的傳統計畫，效果會很有限。」他爲藥廠找出了改善表現的機會，包括「提升顧客服務」，以及利用「病人權益倡議」（patient advocacy）與「點對點通訊」（peer-to-peer communication）。阿瓦雷茲的公司自認在這些領域特別創新，而他也以公司擁有的雜誌與網站作爲例子，說明公司如何利用這些媒介，讓病人組織得以與病人建立聯繫，使他們更配合治療。在上述的墨西哥宣傳活動中，他的公司建立了一個病人資料庫，提供已註冊的人五折的藥品折扣。此一資料庫成爲了與那些病人建立持續關係的基礎，而該活動就整體而言在藥品銷售上增加了百分之三百五十。

以病人爲中心的醫療照護能將藥廠與病友權益倡議組織拉攏在一起，而後者正是下一章探討的重點。寇德（Code）先生是一位非常深思熟慮的英國行銷顧問。在某次訪談中，他告訴了我關於他曾參與的順從度提升計畫，目標對象是沒有續領處方吸入劑或更新其處方箋的氣喘患者。他公司的看法是：「我們不需要更多的病人，我們只需要有許多順從醫囑的病人！」爲了達到那個目標，寇德表示：「我們與英國主要的氣喘病友權益倡議團體創造或種下了（一個）概念。」這個概念就是去贊助受過訓練的護理師，要他們「進到醫師的診療室內……直接向他們提出有些垂死的病人根本不該走到這一步。」接著，這些護理師會指認出那些很久沒來看診的氣喘病人，並安排讓診所聯絡他們、鼓勵他們來做新的評估或單純更新處方箋。該公司在一開始的幾年曾付費請護理師執行這項任務，不過那些費用是透過氣喘病友權益倡議組織進行發放。

我們不應該忘記那些理想主義的呼籲。即便是最重視收益的行動者，在提升服藥配合度時，也會辯解到他們的所作所爲是在幫助病人。他們認爲行銷與增進病人福祉能完全相容。有鑑於此，在不同的服藥配合度研討會上，以及在多次會談中，發表人皆引述了前美國衛生局長C・埃佛列・庫柏（C. Everett Koop）所言：「病人不吃藥，藥物就不會有效。」

「腳本」與藥單

業務代表時常稱處方箋爲「藥單」（script）。雖然藥單只是圈內人的簡略表達方式，不過就原本的英文字義來說，處方箋確實是一份「腳本」（script），而且周圍還圍繞著更多的腳本。處方箋包含給藥師的指示（售出藥品的名稱、劑量、數量與連續處方箋次數）以及給病人的指示（服用藥品的數量、次數、間隔時間與注意事項）。不過處方箋也可能是業務代表按照許多種腳本影響醫師，以及醫師遵從業務代表試圖讓他們採用的腳本後，所導致的結果。接著病人可能會遵從醫師和其他人給他們的腳本，並且可能在服藥配合度專家的協助下達成。總而言之，藥廠設法形塑醫師與病人的行爲，使他們看似具有能動性，但同時卻又盡可能地約束他們。

VII

希望的海妖、憤怒的巨魔，以及其他大聲疾呼的影武者

在食品藥物管理局裡一次令人滿意的交手

二〇一五年，人們見證了藥廠精心策劃的病患權益倡議行動贏得重大的勝利。在那一年，萌芽製藥（Sprout Pharmaceuticals）重新提交以「愛弟」（Addyi）為商品名的氟班色林（flibanserin）給美國食品藥物管理局，以取得上市許可。氟班色林的預定用途是治療女性性功能障礙，而這已經是第三次走申請流程了。儘管食品藥物管理局的諮詢委員會原先以十一比零的票數對該申請案打了回票，加上食品藥物管理局也對此申請案中的藥效（efficacy）及安全性數據有疑慮，但該局仍在藥廠第三次嘗試時核准了這項藥物。兩天內，規模較大的威朗製藥

（Valeant Pharmaceuticals）迅速以十億美元買下了小藥廠萌芽製藥與該項藥物。

萌芽製藥繳交的試驗資料顯示，使用氟班色林的女性每個月只比使用安慰劑的女性多0.5次令人滿意的性交。由於該試驗甚至也排除了有輕微憂鬱與焦慮的女性，因此食品藥物管理局無法確信安全性數據夠充足。事實上，相較於使用安慰劑，使用氟班色林的女性嗜睡及鎮靜的程度較高，而在使用氟班色林時飲酒則與危險的血壓下降有關。[1]

食品藥物管理局首次和最後一次針對氟班色林所做的決定之所以不同，幾乎完全是由萌芽製藥積極推行的公關活動「扳平分數」（Even the Score）所致。「扳平分數」將市面上缺乏女性性功能障礙藥物這件事歸咎於性別歧視，並加諸壓力於食品藥物管理局，使該局不得不核准氟班色林，以示對女性平等的重視。此一公關活動的其中一位主要設計者很了解她的目標對象：奧黛莉・薛波（Audrey Sheppard）在加入萌芽製藥的不久前，是在食品藥物管理局擔任女性健康部門主任。[2] 該活動涉及在推特、臉書與其他網路平台上的大量曝光，其中包括一些對威而鋼（Viagra）廣告的戲謔性模仿：「搞什麼？」一個女人在某則戲謔廣告中問道。「難道我們真的落後這麼多，認爲女人無權享受性慾嗎？然而我們又再次是第二個『到』的人。」[3] 此一公關活動也聚集了一些重要的夥伴，包括全國婦女組織（National Organization for Women）、黑人女性健康運動（Black Women's Health Imperative），以及許多其他的全國性婦女團體。全國消費者聯盟（National Consumers League）認爲愛弟是「自避孕藥以來對女性性健康而言最大的突破」，而其他團體也發表了類似的慷慨陳詞。[4]

當食品藥物管理局舉行該藥的聽證會時，大量女性現身支持這個「粉紅威而鋼」。許多人「拿著禮品袋、戴著搭配的圍巾，並且別上印有『扳平分數』活動標語的大徽章」——這些不怎麼低調的舉動暗示她們是被藥廠招募並載到會場的走路工。[5]確實，根據遭人揭露的事實，這些女性當中有許多人的花費都是由萌芽製藥直接支付，或是透過中介「眞理會議解決方案公司」（Veritas Meeting Solutions）給付；當中也有些人的泌尿科醫師同樣都是厄文・高德斯坦（Irwin Goldstein）——他是一位與萌芽製藥有關的關鍵意見領袖，負責招募她們到食品藥物管理局的會議上示威。專攻科學修辭（rhetoric of science）的學者茱蒂・西格爾（Judy Segal）也參加了這場會議。如她所述，有些講者似乎變成了萌芽製藥的「腹語娃娃」。其中一位講者說道：

我認為最令我生氣和失望的事情是，如果我去看醫生，而且我又是男性的話，在我描述這些問題後，他們就能在幾分鐘內開給我一張處方箋，上面的藥保險有給付，而且經過食品藥物管理局核准。[6]

此外，「食品藥物管理局會聽到的大多數證詞都來自已婚女性；那些人除了沒興趣和丈夫進行性行爲外，也覺得自己患有生理疾病，甚至認爲這個病正在威脅她們的婚姻。共有八位女性作證；其中六位講述了非常私密的故事，並且都以支持這類藥物的感性呼籲作爲結尾。」[7] 由此可見，該藥廠已培養出有效力的病患權益倡議者了。

儘管對萌芽製藥的業主而言，愛弟在食品藥物管理局取得了最終的成功，但該藥至今的銷售表現並不亮眼，仍有一些保險機構不願將之納入承保範圍。這可能是因爲它是一種需要每日服用的昂貴藥物，要求使用者必須禁酒，而且帶來的回報也很有限。「在哪裡？」「藥廠出局」（PharmedOut）這個組織的評論者問道，「那些性慾低落、高喊著支持愛弟的女性群眾到底在哪裡？除了公關公司的幻想之外，她們從未存在過。」不過光是公關公司的豐富幻想，就足以讓該藥通過一位關鍵守門員的審查了。[8]

利用病友權益倡議組織

對製藥產業而言，病患權益倡議者與病友權益倡議組織（PAOs）是優秀的發言人及潛在的盟友。他們同時身爲和代表藥物市場中關鍵的利害關係人。更重要的是，他們是政府監管單位與保險機構所認定的利害關係人，並且時常被視爲公共領域中重要的**獨立**聲音。因此對製藥產業來說，病友權益倡議組織是擔任幽靈之手的完美候選人。

利害關係人的概念在業界已有一定的重要性。「利害關係人關係」（stakeholder relations）與「利害關係人參與」（stakeholder engagement）是近期業界的流行語，也是談論各種裝配行銷工作時的切入層面。麥特．菲利普斯（Mat Phillips）是「參與健康聯盟—歐洲」（Engage Health Alliance - Europe）的共同創辦人。該聯盟是一個「多方利害關係人參與的組織」，堅決主張所有的利害關係人都應該達成「一致」，以「確保創新盡可能爲能獲益者帶來最大價值」。[9]在裝配行銷中，藥廠通常會把所有不同的行動者都當作利害關係人，但病患與代表他們的病友權益倡議組織才是最明顯的利害關係人，而且具有最大的正當性。因爲這一點，藥廠向現有的倡議人士與組織示好並試圖建立關係，以便將來不論何時何地，只要獨立病患的聲音有價值時，這層關係就能拿來利用。

病患權益倡議在過去三十年來已變得格外重要。雖然有影響力的病友權益組織在二十世紀中期就已存在，但是多虧有愛滋運動者團體在形塑研究上的成功作爲借鏡，聚焦於許多其他疾病與病況的不同組織才得以掌握前方的路徑。[10]病友權益倡議組織能做許多事，包括提升公眾意識、推廣或反對病況的醫療化、發聲要求特定治療、爲研究倡議、形塑或參與研究計畫、提供研究與其他資金、提供接觸病人的管道以及倡議有重大意義的立法，種類繁多不勝枚舉。[11]只要下一點點功夫，藥廠就能經常使病友權益倡議組織與其本身在利益與活動上達成一致。

「眾生罕見疾病基金會」（EveryLife Foundation for Rare Diseases）每年都在華盛頓哥倫比亞特區舉辦年會，名稱爲「罕見疾病立法倡議者研討會」。該活動提供病患與倡議人士一整天的訓練，讓他們學習如何壯大自己的組織、如何與政治人物和其他人進行成功的會議，以及「如何訴說自己的故事」。在那之後，與會者會前往美國國會參加「遊說日」（Lobby Day）。他們會與國會職員及立法者見面，竭力要求資金或特定法律的通過。每一項活動都是由眾生基金會負責策劃安排。根據眾生的主席埃米爾・卡基斯（Emil Kakkis）醫師所言，該基金會並未「告訴病友在國會山莊該做什麼，而是提供他們選項。」[12]

眾生有辦法提供旅行獎助給三百位與會者當中的一百位，而這大多要感謝藥廠的慷慨大方。事實上，眾生基金會本身就是製藥產業的傀儡，不僅收受二十四間藥廠的捐款，而且其中某些捐款金額十分龐大。卡基斯本身也是Ultragenyx製藥公司（一間探索罕見疾病療法的小公司）的創辦人。[13]

我在維也納參加藥物資訊協會的會議時，看到了前述做法的較收斂版本。藥物資訊協會的服務對象與項目包括涉及藥物審核的受託研究機構、法規支援與相關機構。該協會有一個「病友獎學金」的計畫，每年會爲十二位或更多病友權益倡議者支付參加年會的費用。這項計畫所發布的目標包括改進「病友團體與其他健康照護利害關係人之間的同盟關係」。[14]根據我所聽到有關於此一計畫的說明，贏得該獎學金的病友權益倡議者往往都是對倡議工作相對陌生的人，而且通常代表的都是罹患相對少見疾病的人。他們就和眾生年會的與會者一樣接受大方款待、獲邀至專家座談會與特別設置的媒體發表會上討論其工作內容，並受鼓勵參加藥物資訊協會的講座，幫助他們培養倡議成功所需的洞見與技能。此外，他們也被介紹認識公私部門中具有潛在利用價值的聯絡人。該獎學金計畫的代表將過去贏得獎學金的人稱爲「畢業生」，[15]彷彿他們參加的是一門課程。而其中一位這樣的畢業生在敘述她非常正面的經驗時，顯然將自己描繪成一位新手學生。[16]一位《藥廠之眼》（*eyeforpharma*）線上雜誌的專欄作家寫道：

「接觸新興的利害關係人並與之成爲夥伴，對藥廠而言已成爲至關重要的優先考量。」[17]

在一篇二〇一〇年刊登在藥物資訊協會會員雜誌《全球論壇》（*Global Forum*）的文章中，同樣任職於大型諮詢公司的安柏・史比爾（Amber Spier）和大衛・格魯布（David Golub）概述了業界可以使病友權益倡議組織「充分發揮潛力」的方式。他們想要提供「強而有力的理由，使倡議人士能在產品上市前充分參與」。[18]

促使病友權益團體參與並不代表只是以資金支持他們。在他們簡短的個案研究中，史比爾和格魯布描述他們的公司如何在第三期臨床試驗前召集病友權益倡議組織代表的工作小組。其做法就跟我們看到藥廠召集關鍵意見領袖擔任諮詢委員的方式差不多。工作小組可以收集重要的市場及醫療資訊，但他們在「與這些關鍵顧客建立持久的穩健關係」上也很有用處。若是引用史比爾和格魯布的話，這些被納入網絡的病患權益倡議人士接著可以：

- 在臨床試驗設計、執行與溝通的許多細節上給予協助
- 針對相關的監管程序提供意見

- 促成公司與有價值的關鍵意見領袖建立聯繫
- 針對「市場動態」（market dynamics）提供見解
- 協助設計服藥配合度和疾病管理的計畫
- 影響政策、公衆決定與治療準則
- 向監管者與其他政府機構提供證言並分享個人經驗

史比爾和格魯布以下列圖表總結病友權益倡議組織的影響力（圖7-1）。這張圖呼應了前幾章出現的一些示意圖。如同醫學出版物與關鍵意見領袖，病患權益倡議人士是被拉攏進行銷過程中的。

既有的病友權益倡議組織本身往往樂於接受合作關係。在《健康倡議工作

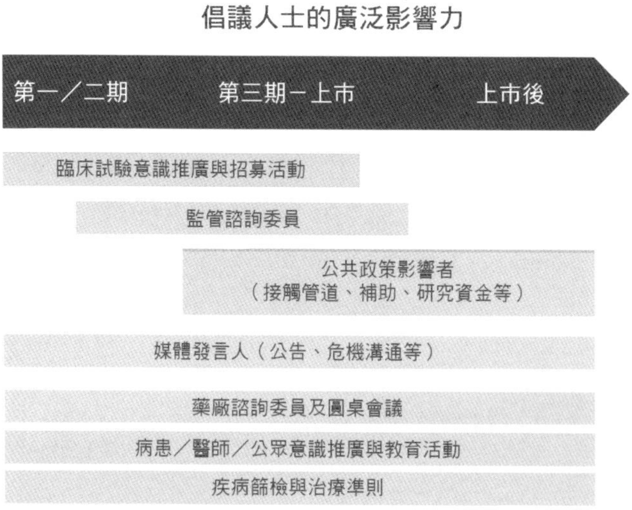

倡議人士的廣泛影響力

第一／二期　第三期－上市　上市後

臨床試驗意識推廣與招募活動

監管諮詢委員

公共政策影響者
（接觸管道、補助、研究資金等）

媒體發言人（公告、危機溝通等）

藥廠諮詢委員及圓桌會議

病患／醫師／公眾意識推廣與教育活動

疾病篩檢與治療準則

圖 7-1　倡議人士的影響力 [19]

股份有限公司》（*Health Advocacy, Inc.*）一書中，莎朗・巴特（Sharon Batt）記載了加拿大乳癌病友權益倡議組織於一九九〇年代初期至二〇〇〇年代晚期的變化。巴特是一九九〇年代其中一個這類團體的共同創辦人之一，她運用自己對此一領域與涉足其中者的豐富知識，以理解後續數十年的變化。在那段時期剛開始時，病友權益倡議組織得到了加拿大政府的一些資助，但很少來自業界的資金。一九九〇年代，公共資助的機會減少，隨之而來的是癌症病患權益倡議人士對於是否應與藥廠合作，在社群內部產生了意見分歧。那些支持業界資助的人通常在修辭上占了上風，論稱與藥廠建立關係能「助長信任、合作、資訊分享、橫向協作、人脈網絡、協商、共識及彈性」。除此之外，接受政府資助的病友權益倡議組織也有可能被視爲具有重大的利益衝突，因爲他們的立場不利於批評政府政策。於是到最後，業界資助成爲了常態。[20]

二〇〇七年，加拿大乳癌網絡（Canadian Breast Cancer Network）資助一項關於復發風險的調查，發現在十位女性中，只有一位意識到其使用泰莫西芬（tamoxifen，用於治療某些特定種類的乳癌）五年後的復發率。該慈善機構擬定了一份新聞稿與資訊事實表，並製作了一支在YouTube上播放的專業影片。巴特爲了她對乳癌病友權益倡議組織的研究而追蹤該機構的工作。據她所述，「這一整組工作成果的專業素養令人驚訝，而且具備所有求助廣告（help-seeking ad）的特點」。若視之爲廣告，會發現它的目標設定應該很精準，因爲這一整組成果透過該機構的成員與聯絡人流通，而這些人確實有理由要注意乳癌復發的風險。這整個專案是由諾華藥廠所支付，而諾華製造的某種藥物就是專門用在泰莫西芬治療五年後的追蹤療法上！[21]該機構所做的是透過分享有用的資訊，試圖在其權限範圍內貢獻己力。而在此同時，諾華則是在向自己的目標受衆精準傳播自己最在意的資訊。

傳播希望的同盟

如同氟班色林的案例所示，許多臨床試驗的結果本身並非支持該藥物有其價値的有力證據。希望能將無說服力或模稜兩可的數據，轉變爲某些在醫學上更有意義的事物。病患的意見（時常透過病友權益倡議組織收集、清楚表達與大聲疾呼）是傳遞希望最重要的管道，尤其對監管者而言更是如此，不過對醫學研究者來說情況也相同。病友權益倡議組織不僅能挑戰「冷酷的公共財守護者」，也能在此過程中改變數據的意義。[22]

許多病友權益倡議組織參與的是寄託希望的事業。他們提出主張是因為就改良藥物、其他介入方式及就醫管道而言，都希望有更好的治療。病友權益倡議組織在公眾面前（尤其是在他們的廣告、呼籲和網站中）時常從完美療法與解方的角度（那些醫學上的「魔彈」〔magic bullets〕）來呈現希望[23]：「您今日的捐助將有助於我們尋找明日的治癒方法」、「改變未來」、「現在就終結（X疾病）」。其他的病友權益倡議組織則以不同的方式傳遞希望，試圖將現存的治療推廣得更普及：「早期診斷，（Y疾病）就極有可能治癒。」

政府機構會聽取病患與病友權益倡議組織的意見——人們普遍接受的看法是，病患應該針對藥物和其他健康監管程序提供建議，而聽取意見則是大多數監管機構的職責。[24]單靠病友權益倡議組織自己提出請求，可能不足以讓監管者以某種方式採取行動。然而，它們可以使病患的困境顯得更加急迫，並且使治療蘊含的希望顯得更加突出。它們可以讓無說服力或模稜兩可的資料變得更加充足，並可能使監管者得以支持（或甚至說服他們支持）有爭議的藥物。

我們可以從萊爾德女士說的詳細故事中，見到業界與病友權益倡議組織結盟的某些價值。她當時在藥廠會議中推廣以「利害關係人」的方法行銷，這是她的顧問公司所設計的其中一部分方法。她先描述一間客戶公司投資五千萬英鎊於

「轉譯醫學」（translational medicine），以促進在蘇格蘭運作的病友權益倡議組織與其他利害關係人的參與，接著說了以下的故事，以表明這項投資以及其創造之互動的重要性：

> 我們的一項藥物在取得許可上遭到蘇格蘭藥物委員會（Sotish Medicines Consortium，簡稱SMC）否決。該委員會等同是蘇格蘭版的NICE，而這項否定決策勢必會影響六個月後NICE的決定。

NICE是英國的國家健康與照顧卓越研究院（National Institute for Health and Care Excellence）。該機構的其中一項職責是爲英國的國民醫療保健服務（National Health Service）評估藥物的成本效益。在英國，NICE的決定可以成就或毀掉一項藥物。

> 數據資料很健全，對於這些資料我們沒有辦法做得更多，也不需要其他研究或更多資料。這些資料絕對是無法再更充分了。……遭否決的原因在於成本。

這項藥物並未延長壽命。當他們在考慮ＱＡＬＹ（Quality Adjusted Life Years，生活品質校正後存活年）這種存活結果時，想到的是這個藥的效果能勝過（excel）〔原文如此〕病人的生命嗎？……而那並非這項產品所做到的事。於是遭否決的結果是，這項藥物在蘇格蘭沒有給付。可以想見，那天在辦公室不太好過。

在這項決定被放上他們的網站之前，我們有四週的時間來逆轉情勢或設法補救。而這就是為什麼跳脫框架思考並與外部利害關係人合作是很重要的事。我們聯繫了六位關鍵的利害關係人……現在（這些人）全都以自己的名義寫信給ＳＭＣ，不過是以病患選擇與病患尊嚴作為理由。

萊爾德的公司先前曾支持這六位獲選的利害關係人，並與他們所有人建立了良好的關係。但在她的簡報中，她堅持他們之所以全都進行遊說工作，主要是因爲他們直接或間接見識過這項藥物的藥效。

他們遠遠超過也超出我們向他們要求，以及我們要他們做的。這都是因為他們已有所體驗，見識到藥物對病人發揮的效用。

然後SMC就這樣推翻了否定的決策！就像我說的，這與科學無關；就是因為科學，我們才能走到現在這一步。如果我們那時不去理會其他所有的事情，產品還是一樣會遭到否決。總之我只是要讓你們知道，我們為病患達到了正確的結果，而從中得到的教訓顯然是……如果沒有這樣的人際網絡，如果一路上沒有把所有的相關組織帶在身邊，那麼這件事通常不會成功。

這些人在上市前的準備階段就跟我們在一起了。他們完全知道我們設法要達成什麼目標，也知道病患的用藥結果。他們親眼見識過。護理師也見識過，但他們看到成果就會明白我們到達了什麼地方。……無論你的數據有多好，你還是需要有計畫，而且要帶著其他人跟你一起走。因為如果我們在只剩四週時才接觸他們，我們就無法為病患爭取到這種結果了，因為他們不會跟著我們一路走來，不會了解這門科學、這些數據，也不會見識到試驗中的病患體驗。

可想而知，蘇格蘭藥物委員會看過病患體驗的數據，但起初並未確信數據充分到能使藥物的許可通過。萊爾德女士提到他們在考慮「QALY這種存活結果時，想到的是這個藥的效果能勝過〔原文如此〕病人的生命嗎？……而那並非這項產品所做到的事」；從這段話看來，該藥的好處較難以確定。然而這些病友組織被藥廠慫恿後，就覺得自己能看出這個藥好在哪了，這無疑是他們與藥廠先前建立的良好關係所致。目標明確的希望是藥物最有用的一種成分。

同溫層中的公共關係

在美國，前百大病友權益倡議組織中至少有六分之五收受來自藥廠或醫療器材產業的資助，所有的病友權益倡議組織中則有三分之二；12%有超過一半的資金來自業界。[25]在此同時，這些組織幾乎不太可能會公布業界資助：一份研究比較了禮來公司的撥款名冊，以及出現在該名冊中所有病友權益倡議組織的資訊揭露；只有四分之一坦承他們收受資金。[26]

食品藥物管理局曾邀請選定的團體參加聽證會，主題是針對能加速藥物申請案的證據所制訂的新規定，結果受邀的四十二個病友權益倡議組織中有三十九個收受藥廠資金，而當中至少有十五個有藥廠或生技公司的高層主管擔任董事。

一份報告指出，在這些聽證會中最滔滔不絕的講者，就是在國家健康委員會（National Health Council）的執行長馬爾克・布廷（Marc Boutin）。國家健康委員會是「一個爲慢性疾病患者及障礙者發言的團結之聲」，然而，不僅該委員會有77%的資金來自製藥與生技公司，這些公司還在其董事會與關鍵的委員會上充分獲得代表的席次。[27]

二〇一二年，當歐洲藥物管理局提出在藥物申請案中，所有遞交給它的臨床試驗資料都應公開時，製藥產業開始緊張了起來。如同我們所見，遞交給監管者的臨床試驗結果通常僅提供薄弱的證據證明藥物的療效與安全性。二〇一三年，歐洲製藥產業聯合會（European Federation of Pharmaceutical Industries and Associations）寄給一長串藥廠的一封電子郵件遭到外洩，內容闡述該會針對歐洲藥物管理局的舉措，擬定了一個四管齊下的反對活動。第一步是「動員病友團體，以針對非科學的數據再利用爲公共衛生帶來的風險表達疑慮」。（該活動的其他三個方法包括創造其他同盟：說服科學團體有關數據透明化的危險，從其他可能會擔憂商業機密外洩的產業中招募盟友，以及建立關鍵意見領袖網絡，以做好準備應付數據的特定解讀。）但爲何病友權益倡議組織要反對公開透明？而且爲何他們只針對在藥物申請案中遞交的試驗結果提出反對，而不是針對（比方說）所有發表在醫學期刊上的結果？[28]

當諾華針對不授予抗癌藥物基利克（Glivec）專利的決策挑戰印度的專利法時，病友權益倡議組織的動員對正反兩方而言都至關重要。該公司持續被否決專利的理由在於，基利克僅是針對先前在印度未獲專利保護的該藥前身稍作調整。[i] 對於圍繞著全球化的抗爭、製藥業者之間的競爭，以及針對健康照護的鬥爭，這個案例的象徵意義變得相當重要。結果是，兩方都拉攏了病友權益倡議組織作爲盟友。透過一個免費提供基利克給某些低所得病患的計畫，諾華招募到病友在政治的戰場上爲之聲援。同時，反諾華同盟的核心組織則包括癌症病友援助協會（Cancer Patients Aid Association）和印度製藥產業（基利克學名藥的製造者）。雖然諾華輸了印度法院的案子，但卻因爲其選擇性發送基利克的計畫，打贏了其他地方的公關戰爭，而這才是該公司首要關注的事。[29]

具利益衝突的病友權益倡議組織與發言人向監管機構發聲，但監管機構本身也時常充滿了利益衝突。全國性監管機構的員工一向往返於政府與業界之間。最高層級的公務人員和深刻影響藥廠的政策制訂者，也都走過同樣的旋轉門。在英國，安德魯．威蒂（Andrew Witty）從葛蘭素史克執行長的位子下台後六個月內，他就被要求領軍「加速准入審查計畫」（Accelerated Access Review

i 基利克主成分伊馬替尼（Imatinib）研發上市時，印度國內尚無相關專利法，使得諾華在伊馬替尼的全球專利布局中獨漏印度，基利克是針對原型伊馬替尼改良的新結晶型藥物，諾華為此展開第二輪的全球專利宣告。

programme）。這個計畫的任務是要更快速地帶給病患「創新」的治療——對藥廠來說是件有利的事。[30]在湯瑪斯．隆格倫（Thomas Lönngren）離開歐洲藥物管理局執行總監一職的兩個月之前，他在一間幫助藥廠獲得藥物許可的公司內設立了顧問職。[31]而在本書撰寫之際，禮來公司的前任總裁亞歷克斯．阿薩爾（Alex Azar）是美國衛生及公共服務部（the Department of Health and Human Services）的部長。[32]同時，曾任職於諸多藥廠董事會的創業投資人史考特．戈特利布（Scott Gottlieb），則是美國食品藥物管理局的局長。二〇一七年九月一日，著名的健康電子報《立即新聞》（*STAT News*）發布了一篇由羅伯特．亞龐迪克（Robert Yapundich）醫師所寫的專欄評論，標題是〈藥廠業務代表如何幫助我成爲更跟得上時代的醫師〉。[33]亞龐迪克是一位執業超過二十年的神經科醫師。他論稱業務代表應該要被允許討論藥物的仿單外使用（也就是藥物未獲許可的使用方式）。他表示，就病患的軼事看來，這會使他更能幫助他的病患。亞龐迪克的自傳提及他是美國組織「病患近用管道聯盟」（Alliance for Patient Access）的成員。另一家電子報《健康新聞回顧》（*HealthNewsReview*）很快便指出近年來，亞龐迪克從製藥產業收受了可觀的金額（事實證明超過三十萬美元），而且並未提到自己有這層利益衝突。《立即新聞》因爲這些報導與其他爆料顯得十分難堪，於是撤下了這篇文章。[34]

雖然「病患近用管道聯盟」看起來像是病友組織的名稱，但它據稱是由醫師組成。擔任其行政高層的醫師包括某些在業界酬勞最高的關鍵意見領袖，斯里尼伐斯・納拉瑪裘（Srinivas Nalamach）醫師就是其中一人。他在二〇一三年至二〇一五年間從藥廠收受了八十萬美元，而這筆酬勞與推廣鴉片類藥物及用來治療鴉片類藥物副作用的藥物有關。[35]

亞龐迪克並未就其利益衝突據實以報，但更重要的是，他刻意不去提及該篇文章是由一間公關公司為他起草的。亞龐迪克仍舊力挺這篇文章，不過他也坦承幽靈寫手若非捏造，就是寫錯了某些軼事的細節。[36]

問題還不只這些。該聯盟主要是靠藥廠與商業協會支付的會員費支撐，並由主導該篇代筆專欄評論的公關公司經營。也就是說，表面上是病友組織的團體，據稱是醫師組織，而這個醫師組織實際上卻是隸屬於製藥產業的組織——或者也可以說是業界的影武者。

由此看來，病患近用管道聯盟反對藥費支出上限的舉動就沒這麼弔詭了，儘管高藥費支出顯然影響了病患對藥物的近用管道。[37]強大的專利造成壟斷，進而使非常高的價格得以存在。儘管如此，從來不乏病友權益倡議組織願意以增進創新之名支持藥物專利保護。某場聯合國座談會上的討論將矛頭指向藥物專利，認為那就是造成急需藥物的價格居高不下、以致病患無法取得藥物的關鍵元凶。為了回應這些討論，五十個病友權益倡議組織寫信給即將擔任國務卿的約翰．凱瑞（John Kerry），表示支持美國政府強力捍衛專利系統。其中某些組織可能是出於對「魔彈」的希望而這麼做，某些則可能純粹是因為他們是製藥產業的影武者。美國病患近用管道聯盟的衍生計畫「全球病患近用管道聯盟」（Global Alliance for Patient Access）就是其中一個簽署的組織。[38]

在所有這些名稱相仿、訴諸的高尚原則也類似的病友權益倡議組織之中，有些是真心要倡議醫療的公眾近用管道及可負擔性。[39]但也有同樣多的團體是深陷於利益衝突當中。「醫學公共利益中心」（Centre for Medicine in the Public Interest）在百無禁忌的美國政界征戰，是所有支持製藥產業利益的病友權益倡議組織中最直言不諱、最像好鬥巨魔（troll）的一個。它把自己描述為「非營利、非黨派的組織，志在推廣創新的解決方案，以促進醫學發展、減少健康差異、延長壽命，並使健康照護更容易負擔、更注重預防也更以病人為中心」。其網站上的某個專欄描繪了該組織有多好鬥：這個專欄頒發了一個「藥廠白癡獎」

（Pharma Idiocy Award）給凱利・葛洛斯（Cary Gross）和阿貝・格拉克（Abbe Gluck）這兩位耶魯教授，原因是他們寫了一篇名爲〈癌症治療的飆漲花費〉的社論。爲該組織撰稿的羅伯特・戈德伯格（Robert Goldberg）聲稱那兩位「作者設法將所有針對藥廠的無聊和不成熟指控整合成一篇社論，使這類文章沉淪到一個新的境界」。戈德伯格寫道：

> 這篇文章的失敗之處……只要閱讀其中一段文字就能理解：（我是在幫你們省下辛苦念完整篇文章還要忍受陳腐庸俗之惡臭所浪費的時間）。

接著他從這篇受到討論的文章當中，引述了他認爲最冒犯的幾句話。以下是戈德伯格引述自葛洛斯和格拉克的話：

> 我們知道癌症藥物的成本暴增，即便大多數藥物上市時，並無強力證據顯示它們會延長壽命或改善生活品質。我們知道對沒有保險或甚至某些有保險的病患來說，這些高額成本導致最先進的癌症治療變得負擔不起。此外，與支

付癌症治療有關的財務困境也很常見，而且與壓力、服藥配合度降低、破產及更糟的結果都有關聯。最後，我們知道新藥的成本與其療效及競爭產品的存在並非密切相關。[40]

葛洛斯和格拉克的文字看起來並無特別之處。然而，戈德伯格卻對他們的看法感到極度不滿：

我不會通盤接受葛洛斯和格拉克（葛洛斯－格拉克聽起來就像紐約波希特帶〔Borscht Belt〕的猶太脫口秀橋段）為主張自己全面了解藥價上漲對社會造成的嚴重破壞，而引用的每一個例證。

戈德伯格在結尾時稱這篇文章爲「膚淺的扭曲誹謗」，並表示「醫學期刊竟持續發表（這類）反藥廠的垃圾文章，眞是無恥」。[41]

倡議人士與病友權益倡議組織在分散藥物成本帶來的關注上，能發揮重要的作用——而且做法也比上述的組織團體還要更細膩。幾乎每當病友權益倡議組織呼籲要多支持創新時，他們都是在呼應藥廠一再重複的說法，也就是聲稱高藥價是推動新藥上市的必要之惡。大部分的時間，病友權益倡議組織都把矛頭指向保險機構（公私皆然），指控他們未將所有藥物納入承保範圍，藉以移轉對藥廠的注意力。

推廣疾病與治療

二〇一六年時，公關公司ＣＧＩ集團（CGI Group）發布了一份新聞稿，邀請著名的加拿大報社與廣播電臺針對「陰道萎縮」這個主題，訪問家喻戶曉的加拿大喜劇演員凱西・瓊斯（Cathy Jones）。多倫多的《環球郵報》（*Globe and Mail*）接下了採訪瓊斯的挑戰，並刊登了訪談內容。身爲一位喜劇演員，瓊斯以自在的態度，對一個可能會令人感到尷尬的主題進行了輕鬆的討論。[42]

訪談中完全沒有提及瓊斯接受這些專訪是有收費的，而且也未清楚說明她是否有陰道萎縮的問題——根據她的說法，她只是在試圖說服女性要和自己的醫師討論，因爲「陰道健康是她熱衷的議題」。訪談中也完全沒有提及藥物，或者爲此一公關活動買單的藥廠。「包括ＣＧＩ在內，沒有任何當事人希望提到任何藥物或藥廠的事」，一位ＣＧＩ的聯絡人在某次推銷專訪中對加拿大廣播公司（Canadian Broadcasting Corporation）這麼說道：「這是一個沒有品牌的宣傳活動。」[43]

「陰道萎縮」是一個近期發展出的名稱，用來指涉定義寬鬆的綜合症狀，包括乾燥、搔癢、灼熱與疼痛。大多數提及陰道萎縮的著名醫學科學出版品若非由某一藥廠贊助，就是以該藥廠的直接研究作爲依據，而這家藥廠就是諾和諾德（Novo Nordisk）。這些出版物往往格外強調局部雌激素療法，至於該療法的製造商當然也是諾和諾德。二〇〇七年，北美更年期學會（North American Menopause Society）發表了一份針對雌激素療法用於陰道萎縮的實證陳述（positive statement）。那份陳述也是由諾和諾德所贊助，後來被編入醫師的繼續醫學教育課程中。

對於像陰道萎縮這樣的病況，讓病患聯繫醫師以尋求治療是有益處的。因此，諾和諾德想要讓病患與醫師雙方都採用該藥廠偏好的方式來理解症狀，甚至是其偏好的詞彙。爲了達到此目的，該藥廠的其中一個做法就是雇用公關公司在媒體上強力放送此一病狀的相關報導，並以凱西．瓊斯這樣的「病友權益倡議人士」作爲專訪人物。ＣＧＩ是對的，這的確是一個「沒有品牌的宣傳活動」：

沒有品牌在此的意思是正式的品牌潛伏在模糊的背景之中。然而在這項活動中，非正式的品牌其實是「陰道萎縮」一詞本身，而那絕對是最重要的一點。

此一陰道萎縮的宣傳活動範圍廣泛，旨在觸及許多報紙讀者與電視觀眾。尤其是在加拿大這樣的國家，由於政府部分限制了直接面對消費者（direct-to-consumer）的藥物廣告，藥廠發現同時採用廣泛與聚焦的宣傳活動很有幫助。

結論：安排病患倡議者的合唱

在本章一開頭，我談到了女性性功能障礙藥物氟班色林獲許可的案例。擁有該藥的藥廠與被診斷有性功能障礙的女性合作，進而培養出個別的倡議人士以協助說明患者急需治療。這只是其中一個案例，類似的情節不斷增加，尤其是就罕見疾病的藥物而言——這是製藥產業中的一個成長區塊。這些倡議人士是針對他們認爲符合女性最佳利益的事情採取行動，而他們的行動同時也符合藥廠的最佳利益。

若藥廠能獲得病患權益倡議人士的支持，便能以各種方式以及爲了各種目的來利用這些人。他們能清楚表達需求、急迫之處，以及可以帶來改變的希望。除了干涉監管機構外，病患權益倡議人士也能影響政策、傳播資訊、擔任公關活動的發言人，以及向其他病友宣傳治療與疾病。在有需要時，藥廠能憑空（以及仰賴金錢）創造出病患權益倡議人士與病友權益倡議組織，使符合其利益的意見能以具備正當性（或被認爲有正當性）的方式發聲。

謹愼地使吟唱希望的海妖參與其中，就能造就出分子與獲利藥物之間的差異。用腹語術操控偶爾出現的巨魔，使其爲藥廠利益大肆宣傳並壓制批評意見噤聲，就能更普遍地打造出一個可獲利的環境。

VIII
總結：藥毒一體的幽魂

裝配行銷與企業假面

當集結了衆多受藥廠形塑、調校、與組裝的元素後，市場就於焉誕生。這樣的醫藥市場實爲全新的產物，然而由於結合了醫藥科學與健康需求，使其得以披上人生必須的外衣。表面上看起來，這彷彿就是醫藥市場在社會中最自然的樣貌。

藥廠裝配行銷的目的是要建立先決條件，這些條件促使疾病診斷盡可能明確、也使處方開立與購買藥物都盡可能地頻繁。理想上來講，所有市場內的元素都能被導引到同樣的問題——藥品的宣稱與實質功效，如此一來，藥物上架了就能自然售出。藥廠可以藏身幕後並僅在需要時略施薄力。跟我在第一章中展現的裝配行銷原圖相較，藥廠企圖讓市場達成更接近圖8-1的狀態。在這樣的狀態下，藥物身處中心，受將其帶往成功的行動者、組織和資訊簇擁。以此觀之，拼裝不只是組成了市場，也成就了藥物。

雖然要達到**極完美**的緊密裝配只是一種理想，但不可諱言，藥廠有時候的確相當接近那樣的理想。現在應該可以很清楚地看出藥廠是有系統地去影響醫藥知識的生產、流動與消費。藥廠與其代理人的決策介入了臨床試驗的執行、數據的詮釋與醫藥科學的建立，同時也決定了文章和演講所傳遞的訊息、文獻刊登出版的地點與時機、作者與發表者的選任、業務代表溝通的內容、以及他們盟友的說辭。藥廠爲了完成這些工作，始終維持著這個龐大而部分隱藏於無形中的網絡，以利他們參與並創造這個滿布陰影的知識經濟體制。

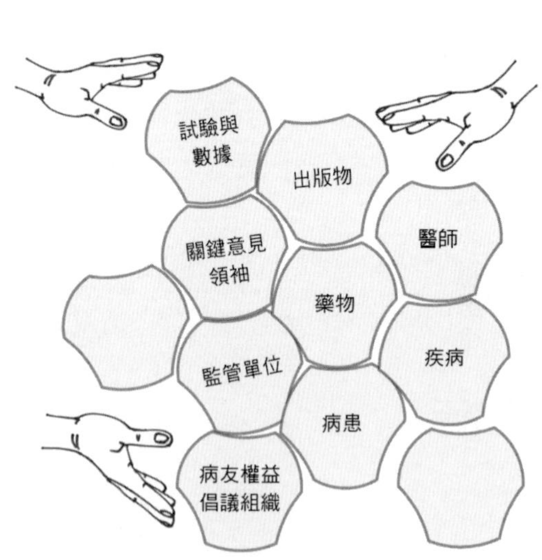

圖 8-1　裝配行銷的目標

在這套針對研究、發表、與知識傳播的幽靈管理中，藥廠發現讓看起來獨立自主的學術工作者與醫師作爲科學資訊傳播管道的價值，這些關鍵意見領袖因此可被視爲製藥產業所戴上的假面，讓藥廠可以透過更中性宣揚醫藥科學的方式來行銷他們的產品。

這樣的假面有時近乎完美。許多經幽靈管理的論文發表、醫學演講與繼續教育課程都或多或少地是以獨立研究的模式來呈現，有時候，不只是未揭露贊助公司，甚至連產品也是。就針對醫師與研究者的行銷而言，只要藥廠決定這麼做，他們可以完全讓自己隱於無形。

就算藥廠的角色被稍微看見，他們的代理人也能採用各種元素來掩飾。當藥廠在科學問題上站不住腳，醫師在演講時往往會用迂迴的言詞來閃避。舉例來說，在講師團的演講裡，如果關鍵意見領袖得到的實質利益是科學知識上的交流，他們就能表現地更加問心無愧。同樣的情況也出現在自醫學繼續教育課程中受惠，或得到公司業務代表的照顧時。儘管如此，不論幽靈管理的醫藥科學是否遮掩了藥廠的利益，以致藥廠**無法**被看見，抑或是單純**不需要**被看見，最終結果時常都一樣：藥廠被**視而不見**。

藥廠在暗地裡從事醫藥資訊的製造、傳播並且鼓勵這些資訊的消費，不僅是成群結黨地玷汙了科學。這種由藥廠主導，對醫藥科學進行的幽靈管理，為我們帶來了另一種全新模式的科學。這是一種結夥運營的科學，由許多看不見的工作者共同完成，一方面要達成行銷目的、一方面也要能被純熟地溝通與傳播，同時還要從傳統的學術性科學獲取權威性。然而，這種商業驅動的科學與純學術的科學不同之處在於背後的關注狹隘，因而由這些狹隘關注所產生的選擇也極其有限。不同於多數的獨立研究者，藥廠在特定種類的研究、問題與分析結果中具有顯而易見的強烈利益，他們想要的是開創市場並增進銷售數字。

我稍早提到的古老希臘字「**pharmakon**（藥毒一體）」，可以同時被譯為「藥方」或「毒藥」。根據逆向獲益法則，用於增加藥物市場所耗費的工夫與獲益與風險的比值下降呈相關。[1] 服用一個藥物的病人數增加時，會降低平均的效益，而且可能增加平均的風險——藥物的副作用目前在許多國家是排名第三或第四的主要死因，[2]「**pharmakon**」變得不太像治療，反而更像是毒藥。

假如幾乎每個在研究與發表過程中的決定都推動研究往某個固定的方向前進，即使都只是很微小的一步，那這仍然會是研究的去向。我們可以合理地期待——而且也有很充足的證據來支持這個期待——製藥產業的選擇自然是要支持它的商業利益。我們知道藥廠的研究會製造出偏好它們產品的**結果**，我們可能也同樣在乎一個更模糊曖昧的議題：藥廠支持的**這類研究與問題**是如何形塑醫學成偏愛它們產品的樣貌。

相較於單純的廣告，裝配行銷牽連更廣，它以一種深刻但細微的方式改變了世界。尤有甚者，藥廠的裝配行銷增加了疾病負擔（the burden of disease），為了擴大他們的市場，受藥廠贊助的醫藥研究與制定的準則會傾向擴大特定疾病的定義與重要性，如此一來就能增加潛在罹病的人數。藥廠這種精挑細選但又步步進逼的醫藥資訊傳播模式能將症狀與診斷推銷給醫師與病患，病人將因此採用受藥廠贊助並獲其大肆宣揚的資訊來理解自身不適，並據此陳述給醫師，在藥廠布下的這個局中，醫師可能由此了解這些病患，病患也由此了解自身。大藥廠的無形之手使我們益發「體弱多病」。

幽靈管理下的誠信

醫療與製藥產業的緊密關係招致道德的質疑。要能正當化醫療與藥廠間的連結，根本的核心在於醫學是誠信且受到嚴謹控制的假設上，即使歡迎藥廠把無形之手伸進期刊、會議、臨床甚至更多層面時依然如此。醫療和負責監管的單位都希望能善用藥廠的貢獻來改善醫藥科學、教育以及照護，但他們極少認眞看待知識可能是利益攸關的這回事，他們忽視了一種可能：綿密周延地調度科學可以導致商業利益高於病人利益。科學的基礎向來被視爲醫學是神聖不容侵犯的保證，即使是在醫學領域裡評估這些受到藥廠影響的科學——以及隨之而來的醫學教育與照護時，這樣的情況仍然毫無改變。

舉例來說，在第五章，我們看到關鍵意見領袖在回應他們的角色衝突時，不需要任何提醒，就會採用多樣的合理化策略並製造出各式的道德微氛圍（moral microclimates），[3] 他們能合理化爲藥廠工作的主要原因包括：宣稱他們教育其他醫師是爲了病人健康而努力；他們支持那些幽靈管理的演說與文章內容；也相信自己所推廣的產品。醫師感覺自身是獨立或誠信至關重要，這樣他們才能力主自己不是拿錢辦事的騙子、傀儡、或是藝人，即使他們**的確有**獲得金錢報酬。他們還是可以聚焦在他們相信自己所說的事實，這些內容被認爲是有品質保證的、經過控管的而且也有用的。如果他們是憑藉信念發聲，就不會覺得自己跟贊助廠商有任何關係，關鍵意見領袖能自然地受到藥廠所提供的金錢、地位與補助所鼓舞，同時仍堅信他們的所作所爲皆是爲了健康的公益。

在本書中許多其他的行動者身上也有類似的情形值得一提。那些被業務代表拜訪的醫師常常都很有信心能維持他們的獨立性以及科學的標準，也自信他們是在利用業務提供的資源來幫助病人。[4]雖然有些病友權益倡議組織其實根本是藥廠催生的，但有些由病友自發推動的病友權益倡議組織爲了確實爭取到病人的利益，同樣會與藥廠齊心協力地合作。一部分由病人服藥配合度帶來的好處只是單純地在增加銷售額，然而有些研究者站在醫師用藥是爲改善病人健康的立場，以此切入服藥配合度的問題，反而因此視不遵醫囑爲值得探討的健康問題。即使在藥廠內，發表規劃師、醫藥學術專員、銷售業務代表與其他人員也時常以科學事實的交流來爲他們的作爲背書。

然而，藥廠有時的確逾越了界線，試圖在行爲、習慣、信念與忠誠度上操控他們經營的人脈。人際關係以及這些人際關係能帶來什麼好處是被藥廠仔細經營的，同時這也被納入推銷的計畫中。雖然在醫療上，我們並非總是都意識到這個問題，但就定義而言，藥廠細緻的經營確實衝擊了醫療的實質獨立。醫療工作者有時會被自身的誠信所蒙蔽，以爲他們是全然獨立的，但其實不然。

藥廠的作爲不單是在管理醫療人脈與關係上花費了可觀的資源而已，這樣的行爲也帶來了利益衝突。舉例來說，發表規劃師被雇來催生品質良好的科學論文，以報導臨床試驗與其他的研究，而與此同時，他們也透過在醫學期刊上發表具特定偏好的論文來幫忙推銷產品。爲了達到推銷的目的，有時候若沒有因此調整研究的結果反而才不尋常。與此同時，這些幽靈管理文章的掛名作者幾乎沒有任何付出，卻能得到報酬：以他們的公信力去換得科學工作的榮譽。如若他們不是多少有點樂意收到藥廠的稿件，那才顯得奇怪，即使這些文章所報導的結果是有意編寫成符合藥廠利益。關鍵意見領袖的利益衝突源於他們演講活動的報酬，這不只讓他們在演講中更願意提供一些銷售的訊息，也讓他們更不容易察覺到他們正在做的事。不論在醫療還是其他領域，利益衝突都有很強的作用力。[5]

不過在醫藥知識的政治經濟學中，誠信並非核心議題。藥廠提供的資金在臨床試驗中約略占了一半，也贊助了絕大多數每年新開展的試驗。就如同我們所看到的，藥廠針對專利期內的處方藥而產出的科學論文占了一大部分，他們及其代理人塑造這些文章，並選擇掛名的作者與投遞的期刊。在臨床試驗的設計、執行、分析、撰寫與發表上，藥廠的利益影響了無數個合理的抉擇。雖然試驗結果仍然被認同是醫藥科學，但這樣的科學是爲了服務非常特定而明確的商業目的，而且這樣的影響仍在持續：當藥廠透過醫師與科學家推動資訊的流通時，是廠商青睞的關鍵意見領袖在負責傳播，而且流通的是藥廠偏好的資訊。倘若視爲教育，這些關鍵意見領袖參與的繼續教育形式也徹底地受到贊助藥廠的利益所形塑。這是被選來幫忙銷售商品的科學。即使這些廠商並不是明顯相關的行動者，但也夠有關係了，足以選擇各種不同階段的研究與交流，好指明同樣的宣傳方向。

這樣一來，在學習疾病與治療知識時，醫師通常學到的只是由藥廠代理人創造與傳播的內容。最終，所有的聽衆怎麼看待自身的作爲並不重要，他們有多誠實或是多相信那些言詞內容也不重要，他們將無法避免也無可遁逃地成爲大規模商業驅動的衆多推力之一，因而形塑出醫師實際使用的醫學知識。只要藥廠介入，由無形之手融合的研究、教育與行銷將會遍地開花。

掙脫掌控

在醫藥科學與醫療實作上，藥廠已然成就可觀的霸權。在投入大量的資源後，藥廠大獲全勝，許多方面都受其影響：那些已被視爲常理的醫學知識、常規的臨床實作、政策與監管規範、外界對藥廠的觀感以及對於人類健康貢獻的評價。面對藥廠的作爲，有力的反擊難以集結，精確地來說，是因爲無法應對他們所調度的大量資源。於是，意圖改革被藥廠魅影附身的醫學時常遭遇非常強大的反彈。

不僅如此，藥廠相當緊密地讓自己潛藏在醫學裡，致使他們對於醫學的運作看似無可或缺。如果沒有藥廠，新藥要怎麼開發？沒有藥廠的贊助，醫學研究能怎麼進行？沒有藥廠付錢辦演講，醫師要怎麼持續學習新知？沒有藥廠業務提供的免費午餐，診所要如何運作？就因為這樣廣泛的滲透，改革的火苗時常在醫界內部就遭到同僚發自內心的反對。對於醫師與研究者而言，由道德出發的規勸毫無意義，不只是因為規勸本身沒什麼效，也是因為藥廠已經輕而易舉地用他們對醫療與醫學研究的貢獻說服了大家。

若要能有效地論證藥廠的魅影無所不在，應該要著眼在矯正當今醫學知識的政治經濟學的嚴重失衡上。不幸的是，只是了解這個問題並無法提出任何簡易的解方。如果藥廠可觀的資源為自身帶來太多形塑醫學知識的權力，改善的方法就必須著眼在減少他們的資源或是確實地修正資源的失衡。

考量製藥產業的規模與成就，除非關閉所有的藥廠，否則沒有單一的解決方案能處理他們製造出來的所有問題。因此有許多改革方案曾經被提出甚至執行過，我無法在此詳細討論這些方案，我只能概括性的方式大略描繪出這些方案。

那些挑戰藥廠的改革方案通常會是下列的七種模式之一，這七種模式並非總能明確區分開來，包括：個人的覺醒、確保資訊的品質、增進透明度、限制藥廠的行爲、針對非法行爲及其損害進行裁罰、促進醫界與藥廠彼此獨立、以及裂解藥廠的一條龍模式。下面我會依序逐項討論。

個人的覺醒

這或許是最直接的做法，儘管收效甚微，就是讓每個病人更謹愼也更留意自己避免拿更多沒必要的處方藥，同時也要醫師避免開立更多非必要的用藥。

這本書立論的出發點中有一項就是資訊不會自行傳播，永遠都需要某個推動者出力。我已強調過在討論醫療資訊時，藥廠就是其中最重要的推動著之一，只是他們常刻意掩飾自己的推力。因此若大多數人都能比以往更加警覺並且意識到：我們收到的這些健康與藥物資訊——即使這些資訊看似都是隨機收到——其實都是由藥廠刻意形塑並且傳播的，起碼這樣一來，對於藥廠是否有施加影響，以及他們到底影響了多少，是値得我們持續關注探究的。

更有甚者，連醫師提供的資訊，病人也需要詢問藥廠在其中的角色。要謹記在心，一開始，我們可以先試著避免成為「病人」，我們可以避免無謂的檢查、更注意自己的身體、同時運用常識與毫無疑義的方式保持自身的健康（但這不是另類醫療的養生廣告，這些非正統療法充滿了爭議，也同樣有其知識的政治經濟學上的問題）。

而當我們不幸成為病人時，我們應該要求醫師說明是否有藥物治療以外的方式，以及是否有比較老、已過專利期的藥品可用——這不只是因為這些藥較便宜，也是因為其效用與副作用都較為人所知，而且隱身其後推動知識的利益也較小。我們也可能需要敦促醫師避免使用長期的治療用藥，要相信自己其實是健康的，而非一直都有病要治。最後，我們應該詢問醫師他們的知識究竟是從哪聽來的。

就上面的每一點而言，都能對醫師產生相似的效果，這樣一來就能讓醫師主動地儘量少開藥或是勇於不開藥。

確保醫藥資訊的品質

很多人都視此方案為確保醫藥資訊正確性的一環。許多監管單位都禁止藥廠進行適應症外的行銷——比方透過業務代表以及講師團的演講都是不行的——因此藥品仿單所呈現的證據都是經由適當管道而來的。

儘管如此，藥廠推銷的諸多資訊仍相當普遍。這並不是在說那些受過良好訓練且顯然誠實的醫師與研究者在不斷宣傳錯誤的訊息。這是事實，他們所分享的那些知識與醫療常規相符合，並且通過了許多例行的法規管制和科學性的驗證，看起來就像是主流的科學醫學。也因此醫學期刊看待藥廠論文與其他更爲獨立的研究所產出的論文是一致的，故他們會向藥廠徵求論文，也會採用類似的標準進行審查。

只有相當少數的藥廠被發現他們刊登在醫學期刊上論文涉及數據與統計的科學舞弊（就先不提他們在作者掛名上普遍的欺瞞），就這些舞弊的個案來講，利用其他醫學文獻進行「洗白」是非常有用的手段，舉例來說，最近針對「讓被隱藏與放棄的試驗重見天日」的倡議就有提到這點。[6]但這樣的「洗白」必須經由廣泛的宣傳才能深入人心，故與此同時，藥廠必然得散布他們偏好的醫學文獻內容。

藥廠之所以要如此大費周章地掩飾其利益的存在，正好暗示了其實大家都心知肚明的事實：再嚴謹的科學仍會受利益影響。就這點來說，本書的論點是很明確的：科學確實會被利益所形塑。然而這樣的看法與一般觀點相衝突，大眾認爲只要藥廠能遵守基本規範，他們能對醫學作出極有價值的貢獻。

或許醫學期刊能聯合起來，不再刊登藥廠贊助的研究。排名前二十左右的重要醫學期刊都很重視其名聲，因此他們可能會保持雙手乾淨，不與藥廠同聲出氣，甚至「與藥廠無關的期刊」可能更贏得名聲。

假定這本書對藥廠掌控醫學知識的暗影經濟的論據成立，那麼我們需要關注的其實是資訊品質的**獨立性**。雖然他們可能並不總是致力於此，但藥廠的無形之手完全有能力製造出符合良好醫學科學的知識，而且確實能讓醫學科學**充滿利益**。

透明度

正如大家所說「陽光是最佳的消毒劑」，透明度是處理藥廠行爲陰暗面的熱門方案，[7] 透明度對於那些研究藥廠的學者特別有價值。這本書也從各種公開來源的揭露數據獲益良多，這包括臨床試驗、給醫師的酬勞。然而，透過陽光的照射來殺菌其實是太過迂迴的處理方法。依據揭露資訊的分析總來得太遲，而人們需要的是快速採取行動。

有時候，透明度會更直接地影響行爲。美國有醫師酬金陽光法案，其中記錄了所有由藥廠支付給醫師的款項，卻對總支付的金額影響甚微。[8]然而在法案施行之初的數年內，仍可以看到講師費用的支付總金額有輕微的下滑。在管理講師團的會議之上，我也聽到種種言之鑿鑿的軼事，表明了早在法案施行前，藥廠講師費的開銷就已驟然下降。這也暗示了揭露這些款項是可能挺尷尬的，至少對關鍵意見領袖來講是如此，或者也可能是因爲藥廠認定這些帳單可能導致對社會大衆的公關問題。

也有一些證據指出揭露利益衝突反而能加強宣傳效果——人們公開宣告其利益衝突，雖然看起來好像會減損其對公共利益的付出，但實則會被認爲在公益領域可以貢獻更多。[9]就算把這層擔憂視爲無稽之談，藥廠對醫學教育與研究的贊助仍然相當常見，因此，許多醫學會的工作人員都是用相同的標準來評估藥廠提供的資訊與其他獨立的資訊，有時甚至還會給予前者更高的評價。舉例來說，醫師明知道業務代表推銷產品有其私人利益，但儘管如此，許多人仍樂於與這些代表互動。

最後，透明度的施行也會遭受質疑。有些暗影下的作爲仍舊見不到陽光，藥廠能使數據變得毫無意義而不需揭露，如此就能破壞透明度。[10] 而倘若被抓包的風險與下場微不足道，他們也可能僅有選擇性地遵守。舉例來說，即使已有法律規範，但看起來藥廠仍沒有完全遵守臨床試驗對透明度的要求，他們甚至也沒有提供完整的試驗數據給監管單位。[11]

限制藥廠

有些改革的策略僅僅聚焦在剝奪藥廠某些有效的做法。在一些地方，藥廠被禁止（或是因爲壓力而主動放棄）提供品牌小物，如：威而鋼筆、安立復（Abilify，精神科用藥）筆記板、和其他類似的東西。這些顯然微不足道的小禮物很有用，但與醫療照護或教育毫無幫助。在其他的一些判決裡，主管機關也明文禁止某個價位以上的贈禮，如高爾夫之旅、運動賽事的門票，這些都沒有對醫學教育有直接貢獻。在多數國家，直接對消費者的廣告也不被允許。

這所有的措施僅限制了有效的銷售手法。然而，在這些手法被禁止的同時，那些由醫療照護與教育活動包裝的行銷方式卻仍舊被允許，他們可能同樣有效，甚至更加有效。是故，高爾夫之旅可能被禁止了，但教育演講後的免費晚餐還是可以招待；品牌的處方墊板可能不被接受，但藥品的免費試用品卻可以；直接對消費者進行廣告不行，但用認識疾病為主題的活動來宣傳就可以。從本書的論點出發，對藥廠種種有用的行銷手法限制應該要能延伸到那些宣稱對醫學研究、教育與照護有幫助的部分。

罰金與警告

對藥廠最有用的處理方法也許只有法律途徑。引領這個風潮的是美國的檢察總長辦公室，該單位曾明言個別藥廠採取非法行銷手段是在詐欺聯邦健康照護體系。這些訴訟最終都以和解收場，因為沒有一家廠商能承受打輸官司，然後看著他們的產品被聯邦醫療保險（Medicare）、聯邦醫療補助（Medicaid）或其他的保險項目排除在合格採購品項之外。這些和解確立了涵蓋甚廣的諸多規範（被稱為企業誠信協定），這些規範暫時性地限制了藥廠繼續進行不合倫理的不當行為。在諸多事務之中，這些企業誠信協定通常會要求藥廠在他們的商業部門與醫學事務部門間建立好防火牆。[12]

因此，儘管企業誠信協定可能起源自對不法行為的舉發，有時仍可能促使監管單位採取一次性罰款以外的更多作為。然而這些畢竟只是暫時性的協議，而且與藥廠對醫學研究、教育與照護有所貢獻的邏輯也很容易被切割開來處理。

阻隔醫學與藥廠

從利益衝突的觀點出發（而且這些利益衝突顯然都處理得很糟），我們可以發掘製藥產業衍生的一些問題。[13]在前面的章節裡，我提到監管單位與藥廠之間的旋轉門，這種針對常見的利益衝突實施的例行規範應該能阻絕一些顯而易見的弊端，但可能也同樣能適用於許多其他的狀況，包括幾乎所有付給醫師的報酬與津貼。這些款項讓醫師在病人與他們的職責間面臨利益衝突，不論醫師是否覺察，但酬金會是開藥的誘因。凡是要消除所有金錢報酬的論述幾乎都被認爲是不可行的，正是藥廠成功潛入醫學的明證。

基於本書對關鍵意見領袖的考量，可能有個相當片面的提案能處理利益衝突與權力分離的問題。由醫師來進行推廣性的演講並無明顯的公益性，即使這些推廣演講的確具有教育價值（就連那些負責演講的關鍵意見領袖也會利用此點來抗辯），但這些內容就算改由業務代表來講也有一樣的教育性。基於這點，禁止醫師主講推廣性演講恐怕也不算毫無道理。假如推廣性演講必須存在，那也應該由業務代表來主講，至少他們的宣傳角色相當明確。[14]

有許多組織提供了來源獨立的藥物資訊。這些組織常是以高度批判性的角度以及深入挖掘數據的使命感在仔細審閱醫學文獻，這對醫師以及諮詢他們的人是極度有用的投資，然而這樣的組織也同樣面臨論文洗白的問題。也就是說，藥廠比這些獨立單位擁有更優越的資源能傳播他們偏好的醫學資訊。

若能充分理解藥物研發與行銷的整合其實無法爲公衆帶來好處，政府就能要求藥廠分拆這兩項營業項目——正如在許多私有市場裡，發電與配電是分開營運的；以及另一個比較不正式的例子：報紙的編輯部與廣告部也是互不干涉的獨立部門。研發公司聽起來不錯，在良好的監管法規之下，他們可以將成功的產品交由行銷公司，這樣從裝配行銷上獲取的紅利就會減少一些。[15]

又或者，以最高程度的介入來講，政府可能可以更強力地拆分藥物研究與藥物行銷。[16]我們無法期待藥廠會自願停止研究與行銷的整合，許多評論家都曾建議政府從藥廠的手中接管臨床試驗（至少要接管那些爲遞交法規審核而執行的試驗），並且應該利用藥廠繳交的稅金來支持其中那些必要的試驗。[17]然而這樣的解決方案需要政治上的強大意志，目前卻無法看到這樣的可能性，但這才可能多方面地解決問題。

打破藥廠一條龍

其他的處理方式恐怕更爲激進。藥廠的問題被視爲資本主義與醫學的根本衝突，如此一來，眞正的解方必然是更劇烈地改變藥物研發、製造與銷售的模式。常見的一個建議是終止藥物的專利權。這樣就能產生普遍的價格競爭，也能減少藥廠開發昂貴醫療市場的興趣與利益。另一個建議則是將藥物研究、開發與製造整合到國家的健康醫療體系內。理論上，這樣能更緊密地結合藥廠與既存的健康需求，而且醫療支出也得以受到控制。[18] 又或許，在研究者與政府思考如何徹底地改革這個體制的期間，可以合法地暫停新藥的核准——或許十年的時間就足夠讓大家一起思考。

但顯而易見的，假若政府壓根不想斷開藥物研究與行銷的連結，他們更不會想要全面激進地分割藥廠。以最高標準來說，政府本身也是高度利益衝突的，他們通常會視醫藥產業爲創新科技經濟的一環，而他們亟欲打造這樣的產業經濟。

退一步言

改革應該是要嘗試限縮藥廠對醫療判斷的影響力道。少數的藥廠有明確的私利會使他們毫無節制地干預醫學知識的生產、流動與消費。如同其他的霸權案例，問題就在於是少數的行動者在累積權勢以形塑其他人據以作出決定的地景——在這個案例中，則是特定的幾個重要地景被形塑。此外，藥廠不只是讓醫療知識與決策變得理得當然。在很多情況下，他們也合理化他們的存在與活動。多數醫師認為藥廠理所當然要出現在他們的辦公室、發起並分派醫學研究、以及贊助並提供醫學教育。

高度的商業利益代表在醫療中所有與藥廠相關連的人事物都能找到理由去參與、支持、並穩定現況，看來現今的狀態還得持續好一陣子。

致謝

我研究製藥產業與撰寫相關文章已經有很長一段時間了，也因爲如此，我的這篇致謝辭甚至連接近完整都談不上。我會開始進行這個研究，是因爲聽了由珍妮佛・費許曼（Jennifer Fishman）、傑瑞米・葛林（Jeremy Greene）、大衛・希利（David Healy）與安迪・雷考夫（Andy Lakoff）發表的一系列傑出報告。隨後他們向我介紹了這個領域以及許多在當中耕耘的人。我特別感謝傑瑞米在當時及後續與我的對談——所有從事該領域工作的人都能從他身上學到很多。其他許多彌補我智識不足的人都出現在註腳中，但我特別想要感謝與我談話及交流意見的吉爾・費雪（Jill Fisher）、馬克—安德烈・蓋農（Marc-André Gagnon）、大衛・希利（David Healy）、克雷斯—費雷德里克・赫爾格森（C-F Helgesson）、珊米・金（Sammi King）、喬爾・萊克斯欽（Joel Lexchin）、菲爾・米羅斯基（Phil Mirowski）、瑪姬・摩爾特（Maggie Mort）、馬克・羅德溫（Marc Rodwin）與傑米・斯威夫特（Jamie Swift）。

我很幸運能在踏入製藥的世界後，隨即加入一個討論製藥產業實務的私人郵件群組。該群組的討論以許多無形的方式爲我的研究提供資訊，並且給了我受用至今的豐富製藥知識，使我得以用來進行我的研究。

我也很慶幸自己是來自科學與技術研究領域。在學術背景的影響下，我盡可能不將醫學中既有或意識形態上的界線視爲理所當然，也設法理解製藥產業是透過哪些流程和組織架構行事。總的來說，這樣的學術背景促使我去尋找（並且找到）許多來自醫學、生醫倫理和其他領域的人在研究製藥產業時經常忽略的事物。

非常感謝加拿大衛生研究院（研究案編號：#106892）和加拿大社會科學及人文研究委員會（研究案編號：#410-2010-1033）的補助，爲這項計畫提供了資金。本書的出版也有部分贊助是來自加拿大皇后大學現正提供的資金。

第三章的最初版本曾以期刊文章的形式發表：Sergio Sismondo, 'Ghosts in the Machine: Publication Planning in the Medical Sciences', *Social Studies of Science* 39, no. 2 (2009): 171–198；其中有些研究素材也曾用於後續發表的研

究合輯文章中：Sergio Sismondo, ‘Pushing Knowledge in the Drug Industry: Ghost-Managed Science’, in Sergio Sismondo and Jeremy Greene, eds, *The Pharmaceutical Studies Reader* (Malden, MA: Wiley-Blackwell, 2015), 150–164。第五章的情況類似，早期版本會以研究合輯的形式發表：Sergio Sismondo, ‘Key Opinion Leaders: Valuing Independence and Conflict of Interest in the Medical Sciences’, in Isabelle Dussauge, C-F Helgesson and Francis Lee, eds, *Value Practices in the Life Sciences* (Oxford: Oxford University Press, 2015), 31–48；該章的部分觀點則發展自 Sergio Sismondo and Zdenka Chloubova, ‘“You’re Not Just a Paid Monkey Reading Slides”: How Key Opinion Leaders Explain and Justify Their Work’, *BioSocieties* 11, no. 2 (2016): 199–219。本書其餘的部分則片段取材於許多其他的文章和書籍章節，族繁不及備載。

本書某幾章的早期版本在世界各地的優秀大學發表時，現場有許多聽眾貢獻了重要的提問與建議，有時還會予以熱烈的反應。我要特別感謝柏克萊大學、哥本哈根大學、哈佛大學、萊頓大學、林學坪大學、西北大學、賓州大學、維也納大學、約克大學以及幾場4S學會（Society for Social Studies of Science）年會的聽眾。另外也要感謝修了我的課的學生必須忍受我試驗不同的想法和章節命題，其中有些最終沒能在課堂外公開並放入這本書中。

我要向受訪者致上最大的謝意，感謝他們爲這項計畫花費時間與心思。如果你曾接受訪問並且正在讀這段話，我知道訪談的結果並沒有爲你的職業加分，但我仍希望你會認爲這些結果帶來的省思對你有所助益。

我有過幾次雇用研究助理或與研究夥伴共事的經驗。其中，茲丹卡・克勞波瓦（Zdenka Chloubova，曾協助我訪問關鍵意見領袖）、卡迪嘉・考克森（Khadija Coxon）、艾略特・羅斯（Elliot Ross）和耶萊娜・蘇比納（Jelena Subina）的研究對本書格外重要，值得特別感謝；他們每一位都曾替我參加產業研討會，並將詳細的報告記錄轉交給我。另外，我想感謝海瑟・波希曼（Heather Poechman）與我合作完成大部分的圖表，並在閱讀完整份手稿後，協助我進行排版和校閱工作。

在過去這幾年來，每週和路易斯・伊利亞斯（Luis Illas）聊天運動帶給我非常大的幫助。克莉斯汀・希斯蒙都（Christine Sismondo）是我的靈感泉源，而且總是慧眼獨具——她的書《美國走進酒吧》（*America Walks into a Bar*）值得一讀！我也很感謝克拉克・希斯蒙都（Clark Sismondo）和喬爾・希斯蒙都（Joe

Sismondo）對我的默默支持與偶爾較實質的幫助。菲比（Phoebe）會在我設法完成這本書時分散我的注意力，但最後她還是投降了，因爲我下定決心要在電腦前耗上許多時間。

我相當感謝出版社 Mattering Press 的兩位編輯仔細閱讀手稿，他們分別是烏利．貝塞爾（Uli Beisel）和安德烈．丹尼（Endre Dányi）；安德烈在引導方面也做得很好，在手稿邁向出版的過程中給予了強大的支持與建議。Mattering Press 的表現非常出色，我會鼓勵其他科學與技術研究領域的作者考慮在此出版下一本書。

在我需要他時，我的好友艾利克．羅斯（Alec Ross）挺身而出並閱讀了這本書，過程中持續提出好建議，使文章變得沒那麼沉悶。在這之前，艾利克就已經聽聞並閱讀其核心概念及相關研究好一段時間了，因此我希望這項較大規模的研究計畫能不負所望。我的好友兼同事妮可．尼爾森（Nicole Nelson）堅持閱讀手稿的倒數第二版，之後還提供了好幾頁精闢且豐富的見解給我，令我感到受寵若驚。在此也向各位推薦她的新書：《模型行爲》（*Model Behavior*）。

卡迪嘉．考克森不僅曾閱讀一些篇章的較早期版本，以及／亦或曾針對這些篇章予以協助，而且還必須忍受我花過多的時間反覆研究同一系列的概念。我們針對這些概念進行的對話提升了我的研究，而且影響的層面比我所知的還要多。謝謝妳！也謝謝大家！

16. For example, Arthur Schafer 'Biomedical Conflicts of Interest: A Defence of the Sequestration Thesis – Learning from the Cases of Nancy Olivieri and David Healy', *Journal of Medical Ethics* 30 (2004): 8–24; Marcia Angell, The *Truth About the Drug Companies: How They Deceive Us and What to Do About It* (New York: Random House, 2005).

17. For example, Marcia Angell, *The Truth About the Drug Companies: How They Deceive Us and What to Do About It* (New York: Random House, 2005).

18. For example, James Robert Brown, 'Medical Market Failures and Their Remedy', in Martin Carrier and Alfred Nordmann, eds, *Science in the Context of Application*, (Dordrecht: Springer Publishing, 2011), 271–281.

6. Peter Doshi, Kay Dickerson, David Healy, S. Swaroop Vedula and Tom Jefferson, "Restoring Invisible and Abandoned Trials: A Call for People to Publish the Findings", *British Medical Journal* 346 (2013): f2865.

7. 這句話源自美國最高法院大法官路易斯 · 布蘭迪斯（Louis Brandeis），他寫下「陽光是最好的消毒劑，燈光是最有效的警察。」參見 Louis D. Brandeis, *Other People's Money – And How Bankers Use It* (New York: F.A. Stokes, 1914).

8. Jeanne Lenzer, 'Two Years of Sunshine: Has Openness About Payments Reduced Industry Influence in Healthcare?', *British Medical Journal* 354 (2016): i4608.

9. Jason Dana and George Loewenstein, 'A Social Science Perspective on Gifts to Physicians from Industry', *Journal of the American Medical Association* 290, no. 2 (2003): 252–255.

10. 我借用了夏 · 穆里納利（Shai Mulinari ）的論點，他研究了數個歐洲國家對藥廠施行的透明性措施。I owe this point to, who is studying transparency as applied to pharma in a number of European countries.

11. Lars Jorgensen, Peter C. Gotzsche and Tom Jefferson, 'Index of the Human Papillomavirus (HPV) Vaccine Industry Clinical Study Programs and Non-industry Funded Studies: A Necessary Basis to Address Reporting Bias in a Systematic Review', *Systematic Reviews* 7, no. 1 (2018): 8.

12. 例證可見 Office of the Inspector General,'Health Care Fraud and Abuse Control Program Report' <http://oig.hhs.gov/reports-and-publications/hcfac/index.asp#pdf> [accessed 14 July 2011].

13. 想更全面地了解製藥產業與醫學間的利益衝突，可參見 Joel Lexchin, *Doctors in Denial: Why Big Pharma and the Canadian Medical Profession Are Too Close for Comfort* (Toronto: James Lorimer, 2017); Marc Rodwin, *Conflicts of Interest and the Future of Medicine: The United States, France and Japan* (Oxford: Oxford University Press, 2011).

14. 相關的提議可參見 Lynette Reid, and Matthew Herder, 'The Speakers' Bureau System: A Form of Peer Selling', *Open Medicine* 7, no. 2 (2013): e31.

15. 這項提議的版本之一是由史坦 · 芬克斯丹（Stan Finkelstein）與彼得 · 譚明（Peter Temin）在討論藥價問題時所提出。可參見 Stan Finkelstein and Peter Temin, *Reasonable Rx: Solving the Drug Price Crisis* (Upper Saddle River, NJ: FT Press, 2008).

vaginal-atrophy/article31990317/>.

43. 我之所以注意到這個故事，是因為加拿大廣播公司新聞網的凱利 · 克羅（Kelly Crowe）聯絡我，問我是否能就此受訪。瓊斯和 CGI 集團聯絡人的引文是取自 Kelly Crowe, 'Ads Disguised as News: A Drug Company's Stealth Marketing Campaign Exposed', *CBC News*, 5 October 2016 <http://www.cbc.ca/news/health/vaginal-atrophy-analysis-1.3786547>.

VIII 總結：藥毒一體的幽魂

1. Howard Brody and Donald W. Light, 'The Inverse Benefit Law: How Drug Marketing Undermines Patient Safety and Public Health', *American Journal of Public Health* 101, no. 3 (2011): 399–404.

2. 可參見文獻如：Donald W. Light, Joel Lexchin and Jonathan Darrow, 'Institutional Corruption of Pharmaceuticals and the Myth of Safe and Effective Drugs', *Journal of Law, Medicine & Ethics* 14, no. 3 (2013): 590-610; Jacoline C. Bouvy, Marie L. De Bruin and Marc A. Koopmanschap, 'Epidemiology of Adverse Drug Reactions in Europe: A Review of Recent Observational Studies', *Drug Safety* 38, no. 5 (2015): 437–453.

3. 「道德微氛圍」一詞是艾蜜麗 · 馬汀所提出。對馬汀來說，道德微氛圍如可操作空間，在那之中，藥廠的從業人員能夠主動積極地定義他們工作的意義。可參見 Emily Martin, 'Pharmaceutical Virtue', *Culture, Medicine and Psychiatry* 30, no. 2 (2006): 157–174. 我們與關鍵意見領袖的訪談，以及關於他們合理化策略的更多詳細內容可參見 Sergio Sismondo and Zdenka Chloubova, '"You're Not Just a Paid Monkey Reading Slides": How Key Opinion Leaders Explain and Justify Their Work', *BioSocieties* 11, no. 2 (2016): 199–219.

4. 如前所述，相較於那些拒絕業務拜訪的醫師，越常與業務代表碰面的醫師往往越對自己能維持獨立性充滿自信。參見 Brian Hodges, 'Interactions with the Pharmaceutical Industry: Experiences and Attitudes of Psychiatry Residents, Interns and Clerks', *Canadian Medical Association Journal* 153, no. 5 (1995): 553–559.

5. Marc Rodwin, *Conflicts of Interest and the Future of Medicine: The United States, France and Japan* (Oxford: Oxford University Press, 2011).

profit-alliance-patient-accessuses-journalists-politicians-push-big-pharmas-agenda/>.

36. Kevin Lomangino, '"A Blow to [STAT's] Credibility": MD Listed as Author of Op-Ed Praising Drug Reps Didn't Write It. Ghostwriting/PR Influence', *HealthNewsReview.org* <https://www.healthnewsreview.org/2017/09/a-blow-tostats-credibility-public-relations-firm-may-have-ghostwritten-op-ed-praising-drugreps/> (accessed 4 February 2018).

37. 例如，大衆在高呼藥價暴漲時，病患近用管道聯盟寫了一篇部落格文章討論「完整對話」的需求，尤其聚焦於保險公司應該如何涵蓋全部的藥費支出：Amanda Conschafter, 'Rx Cost Debate Overlooks Patient Access Issues', *Institute for Patient Access,* 3 November 2015 <http://allianceforpatientaccess.org/rx-cost-debateoverlooks-patient-access-issues/>. 在一次聯合國的座談會進行時，當關於藥物近用管道的討論轉向專利所允許的高昂價格時，該聯盟寫了部落格談專利是如何使近用管道成爲可能：'Rx Pricing, Patents & Patient Access', *Institute for Patient Access* <http://allianceforpatientaccess.org/rx-pricingpatents-patient-access/> [accessed 24 May 2018].

38. Global Colon Cancer Association (and others), Letter to Secretary of State John F. Kerry, 6 September 2016 <http://docs.wixstatic.com/ugd/21cfdb_658604e96b1040beaf243554d6c6f354.pdf>.

39. 相關實例參見此組織「支持可負擔藥物的病患」（Patients for Affordable Drugs） <https://www.patientsforaffordabledrugs.org/> [accessed 4 February 2018]. 該組織認爲藥物價格的問題主要是由製藥產業所造成。

40. 原文是 Cary P. Gross and Abbe R. Gluck, 'Soaring Cost of Cancer Treatment: Moving Beyond Sticker Shock', *Journal of Clinical Oncology*, published online before print, 13 December 2017 <doi 10.1200/JCO.2017.76.0488>.

41. Robert Goldberg, 'CMPI Awards Billy Madison Pharma Idiocy Award to Yale University Professors', *DrugWonks.com*, 3 January 2018 http://drugwonks.com/blog/cmpi-awards-billy-madison-pharma-idiocy-award-to-yale-universityprofessors [accessed 5 January 2018].

42. Cathy Jones (as told to Wency Leung), 'What It's Like to Speak Out About Vaginal Atrophy', *The Globe and Mail,* 24 March 2017 <https://www.theglobeandmail.com/life/health-and-fitness/health/what-its-like-to-have-

27. David S. Hilzenrath, 'In FDA Meetings, "Voice" of the Patient Often Funded by Drug Companies', *Project on Government Oversight*, 1 December 2016 <http://www.pogo.org/our-work/reports/2016/in-fda-meetings-voice-of-the-patient-oftenfunded-by-drug-companies.html>.

28. Ian Sample, 'Big Pharma Mobilising Patients in Battle Over Drugs Trials Data', *The Guardian*, 21 July 2013.

29. 對於此衝突有一份極富洞見的報告，參見 Stefan Ecks, 'Global Pharmaceutical Markets and Corporate Citizenship: The Case of Novartis' Anti-Cancer Drug Glivec', in Sergio Sismondo and Jeremy A. Greene, eds, *The Pharmaceutical Studies Reader* (Chichester: John Wiley & Sons, 2015), 247–260.

30. Tom Jefferson, 'The UK Turns to Witty, Vallance, and Van Tam for Leadership: Revolving Doors?' *The BMJ Opinion*, 6 December 2017 <http://blogs.bmj.com/bmj/2017/12/06/tom-jefferson-the-uk-turns-to-witty-vallance-and-van-tam-forleadership-revolving-doors/>.

31. Corporate Europe Observatory, 'Ex-Head of Europe's Drug Regulator Set Up Consultancy While Still in Office', 19 December 2011 <https://corporateeurope.org/pressreleases/2011/12/ex-head-europe-drug-regulator-set-consultancy-whilestill-office>.

32. Sydney Lupkin, 'Big Pharma Greets Hundreds of Ex-Federal Workers at the "Revolving Door"', *STAT News*, 25 January 2018 <https://www.statnews.com/2018/01/25/pharma-federal-workers-revolving-door/>.

33. Robert Yapundich, 'How Pharma Sales Reps Help Me Be a More Up-to-Date Doctor', *STAT News*, 1 September 2017 <https://web.archive.org/web/20170901111434/https://www.statnews.com/2017/09/01/doctor-pharma-sales-reps/>.

34. Kevin Lomangino, 'Tone Deaf Again on Pharma Conflict of Interest: STAT Piece Praising Drug Reps Fails to Disclose Industry Payments', *HealthNewsReview.org*, 5 September 2017 <https://www.healthnewsreview.org/2017/09/tone-deafpharma-conflict-interest-stat-piece-praising-drug-reps-fails-disclose-industrypayments/>.

35. Mary Chris Jaklevic, 'Non-Profit Alliance for Patient Access Uses Journalists and Politicians to Push Big Pharma's Agenda', *HealthNewsReview.org*, 2 October 2017 <https://www.healthnewsreview.org/2017/10/non-

22. 這個用語是來自 Janice E. Graham, 'Harbinger of Hope or Commodity Fetishism:"Re-cognizing" Dementia in an Age of Therapeutic Agents', *International Psychogeriatrics* 13, no. 2 (2001): 131–134. 葛拉漢（Graham）觀察到，病患權益倡議人士的希望可以改變科學家如何理解與評估此現象，在此案例是失智症。在另一份聚焦於希望的分析中，卡洛斯 · 諾瓦斯（Carlos Novas）描述病患權益倡議工作如何創造醫學上的身分認同，並促進醫學研究。他論稱病友團體可透過動員希望來形塑醫療的未來。Carlos Novas, 'The Political Economy of Hope: Patients' Organizations, Science and Biovalue', *BioSocieties* 1, no. 3 (2006): 289–305.

23. 「魔彈」（magic bullet）一詞是由免疫學家保羅 · 埃爾利希（Paul Ehrlich）所創。相關實例參見 Robert S. Schwartz, 'Paul Ehrlich's Magic Bullets', *New England Journal of Medicine* 350 (11 March 2004): 1079–1080.

24. 若要瞭解病患該如何參與監管決策的討論，相關實例參見 Michael K. Gusmano, 'FDA Decisions and Public Deliberation: Challenges and Opportunities', *Public Administration Review* 73, no. S1 (2013): S115-S126; Barbara von Tigerstrom, 'The Patient's Voice: Patient Involvement in Medical Product Regulation', *Medical Law International* 16, no. 1-2 (2016): 27–57.

25. 若要了解最大的病友權益團體，參見 Matthew S. McCoy, Michael Carniol, Katherine Chockley, John W. Unwin, Ezekiel J. Emanuel and Harald Schmidt, 'Conflicts of Interest for Patient-Advocacy Organizations', *The New England Journal of Medicine* 376 (2 March 2017): 880–885. 更一般性的統計數據可見於 Susannah L. Rose, Janelle Highland, Matthew T. Karafa and Steven Joffe, 'Patient Advocacy Organizations, Industry Funding, and Conflicts of Interest', *JAMA Internal Medicine* 177, no. 3 (2017): 344–350. 當本書要付梓時，凱薩醫療集團健康報導（Kaiser Health News）正要公布一個美國藥廠資助病友權益團體的資料庫，其中發現，例如藥廠花費在病友權益團體上的金額大於直接遊說政府的金額；參見 Emily Kopp, Sydney Lupkin and Elizabeth Lucas, 'Patient Advocacy Groups Take in Millions From Drugmakers. Is There a Payback?' *Kaiser Health News*, 6 April 2018 <https://khn.org/news/patientadvocacy-groups-take-in-millions-from-drugmakers-is-there-a-payback/>.

26. Sheila M. Rothman, Victoria H. Raveis, Anne Friedman, and David J. Rothman, 'Health Advocacy Organizations and the Pharmaceutical Industry: An Analysis of Disclosure Practices', *American Journal of Public Health* 101, no. 4 (2011): 602–609.

12. Sarah Jane Tribble, 'Drugmakers Help Turn Patients With Rare Diseases Into D.C. Lobbyists', *Kaiser Health News*, 10 April 2017 <https://khn.org/news/drugmakershelp-turn-patients-with-rare-diseases-into-d-c-lobbyists/>.

13. Sarah Jane Tribble, 'Drugmakers Help Turn Patients With Rare Diseases Into D.C. Lobbyists', *Kaiser Health News*, 10 April 2017 <https://khn.org/news/drugmakershelp-turn-patients-with-rare-diseases-into-d-c-lobbyists/>.

14. DIA Patient Initiatives <http://www.diaglobal.org/en/get-involved/patients>[accessed 4 February 2018].

15. Aaron Fleishman, 'Part One: Insights Into The DIA's Patient Advocacy Programme', *BBK Worldwide*, 9 September 2013 <http://innovations.bbkworldwide.com/bid/186718/Part-One-Insights-Into-The-DIA-s-Patient-Advocacy-Program>.

16. 除了提到其他事情外，這位病友權益倡議人士還提到「具啓發性的教育課程」和「關於研究定位、研究設計及精準醫療的吸引人的資訊」。Colleen Zak, 'My Experience as a Patient Advocate Fellow', *Global Forum* 4, no. 4 <http://www1.diahome.org/en-US/Networkingand-Communities/˜/media/News-and-Publications/Global-Forum/Patient_Perspective.ashx> [accessed 4 February 2018].

17. Leela Barham, 'Market Access: How to Engage Emerging Stakeholders', *eyeforpharma*, Nov. 6, 2011 <http://social.eyeforpharma.com/print/58312>.

18. Amber Spier and David Golub, 'Leveraging the Power of Patient Advocates in Drug Development', *Global Forum* 2, no. 5 (2010): 29–31 http://rs.diaglobal.org/Tools/Content.aspx?type=eopdf&file=%2fproductfiles%2f19794%2fgf_11%2Epdf [accessed 27 December 2017].

19. 重新整理自 Amber Spier 和 David Golub, 'Leveraging the Power of Patient Advocates in Drug Development', *Global Forum* 2, no. 5 (2010): 29–31 <http://rs.diaglobal.org/Tools/Content.aspx?type=eopdf&file=%2fproductfiles%2f19794%2fgf_11%2Epdf> [accessed 27 December 2017].

20. Sharon Batt, *Health Advocacy, Inc.: How Pharmaceutical Funding Changed the Breast Cancer Movement* (Vancouver: UBC Press, 2017). 這句引文是來自社會運動者帕特・凱利（Pat Kelly），在第 194 頁。

21. Sharon Batt, *Health Advocacy, Inc.: How Pharmaceutical Funding Changed the Breast Cancer Movement* (Vancouver: UBC Press, 2017), 234–235.

4. Quoted in Alycia Hogenmiller, Alessandra Hirsch and Adriane Fugh-Berman, 'The Score is Even', *The Hastings Center Report*, 14 June 2017 <https://www.thehastingscenter.org/the-score-is-even/>.

5. John Mack, 'Introduction', *Pharma Marketing News* 16, no. 2 (2017) <http://www.virsci.com/pmn/PMN1602-01patph.pdf>.

6. Judy Z. Segal, 'Sex, Drugs and Rhetoric: The Case of Flibanserin for "Female Sexual Dysfunction"', *Social Studies of Science*, forthcoming (2018).

7. Judy Z. Segal, 'The Rhetoric of Female Sexual Dysfunction: Faux Feminism and the FDA' *Canadian Medical Association Journal* 187, no. 12 (2015): 915–916.

8. Alycia Hogenmiller, Alessandra Hirsch and Adriane Fugh-Berman, 'The Score is Even', *The Hastings Center Report* 14 June 2017 <https://www.thehastingscenter.org/the-score-is-even/>. 在二〇一七年底，威朗製藥把萌芽製藥（包括氟班色林）還給原本的股東。這間較小的藥廠將試圖重啓愛弟的行銷；若成功的話，只需要付給威朗小額的專利使用費。參見 Jen Wieczner, 'Valeant Is Paying to Get Rid of Its $1 Billion "Female Viagra" Acquisition, *Fortune*, 7 November 2017 <http://fortune.com/2017/11/06/valeant-pharmaceuticals-sprout/>.

9. Quoted in Leela Barham, 'Market Access: How to Engage Emerging Stakeholders', *Eye for Pharma*, 6 November 2011 http://social.eyeforpharma.com/print/58312 [accessed 11 November 2011].

10. 一個描繪愛滋行動主義的優秀故事，參見 Steven Epstein, *Impure Science: AIDS, Activism, and the Politics of Knowledge* (Berkeley: University of California Press, 1996).

11. 對於病友權益團體有非常大量的研究，我無法在此詳盡討論。若想看完整的綜論，參見 Steven Epstein, 'Patient Groups and Health Movements', in Edward J. Hackett, Olga Amsterdamska, Michael Lynch and Judy Wajcman, eds, *The Handbook of Science and Technology Studies* (Cambridge, MA: The MIT Press, 2008): 499–540. 許多討論都聚焦於病患倡議人士如何貢獻於醫療研究，相關實例參見 Pei P. Koay and Richard R. Sharp, 'The Role of Patient Advocacy Organizations in Shaping Genomic Science', *Annual Review of Genomics and Human Genetics* 14 (August 2013): 579-595; Vololona Rabeharisoa, Tiago Moreira, Madeleine Akrich, 'Evidence-Based Activism: Patients' Users' and Activists' Groups in Knowledge Society', *BioSocieties* 9, no. 2 (2014): 111–128.

35. 人類學者卡爾曼・阿普鮑姆（Kalman Applbaum）也出席了聚焦於病人服藥配合度的產業研討會。他觀察到的情況與我在這裡報告的內容很類似。Kalman Applbaum, '"Consumers are Patients!" Shared Decisionmaking and Treatment Non-compliance as a Business Opportunity', *Transcultural Psychiatry* 46, no. 1: 107–130.

36. 例如 Sandra van Dulmen, Emmy Sluijs, Liset van Dijk, Denise de Ridder, Rob Heerdink and Jozien Bensing, 'Patient Adherence to Medical Treatment: A Review of Reviews', *BMC Health Services Research* 7 (2007): 55.

37. Howard Brody and Donald W. Light, 'The Inverse Benefit Law: How Drug Marketing Undermines Patient Safety and Public Health', *American Journal of Public Health* 101, no. 3 (2011): 399–404. 逆向獲益法則是從哈特（朱利安・都鐸・哈特〔Julian Tudor Hart〕，一九二七年－二〇一八年，英國的家庭醫師）的逆向照顧法則（inverse care law）獲得啓發：「良好醫療照護的可得性往往與被服務族群的需求成反比。」參見 Julian Tudor Hart, 'The Inverse Care Law', *The Lancet* 297, no. 7696 (1971): 405–412.

38. Michelle Vitko, 'Is Technology the Solution to Patient Non-Adherence?', Cutting Edge Info, 2011 <http://www.cuttingedgeinfo.com/2011/technology-patientadherence> [accessed 23 April 2012].

39. 講者的投影片顯示此處是引述自史丹佛大學的健康經濟學者艾倫・賈博（Alan Garber）。

VII 希望的海妖、憤怒的巨魔，以及其他大聲疾呼的影武者

1. Steven Woloshin and Lisa Schwartz, 'US Food and Drug Administration Approval of Flibanserin: Even the Score Does Not Add Up', *JAMA Internal Medicine* 176, no.4 (2016): 439–442.

2. Jennifer Block and Liz Canner, 'The "Grassroots Campaign" for "Female Viagra" Was Actually Funded by Its Manufacturer', *New York Magazine*, 8 September 2016 <https://www.thecut.com/2016/09/how-addyi-the-female-viagra-won-fda-approval.html>.

3. Jacinthe Flore (2017) 'Intimate Tablets: Digital Advocacy and Post-Feminist Pharmaceuticals. *Feminist Media Studies* <doi 10.1080/14680777.2017.1393834>.

26. Jamie Reidy, *Hard Sell: The Evolution of a Viagra Salesman* (Kansas City, MO: Andrews McMeel Publishing, 2005), 17.

27. Quoted in Melissa A. Fischer, Mary Ellen Keogh, Joann L. Baril, Laura Saccoccio, Kathleen M. Mazor, Elissa Ladd, et al., 'Prescribers and Pharmaceutical Representatives: Why Are We Still Meeting?', *Journal of General Internal Medicine* 24, no. 7 (2009): 795–801.

28. Blue Novius, 'Get your Sales Reps Back to Doctors' Offices' <https://www. bluenovius.com/healthcare-marketing/pharma-sales-reps-visit-doctors-office/> [accessed 28 January 2018].

29. Quoted in Melissa A. Fischer, Mary Ellen Keough, Joann L. Baril, Laura Saccoccio, Kathleen M. Mazor, Elissa Ladd, et al., 'Prescribers and Pharmaceutical Representatives: Why Are We Still Meeting?', *Journal of General Internal Medicine* 24, no. 7: 795–801, at 797.

30. Kimberly Cheryl, *Escape from the Pharma Drug Cartel* (Denver, CO: Outskirts Press, 2007), 62.

31. 引自 Michael Oldani, 'Thick Prescriptions: Toward an Interpretation of Pharmaceutical Sales Practices', *Medical Anthropology Quarterly* 18, no. 3 (2004): 325-356, at 325.

32. 對於他們對此免疫力的一般感覺，可見如 Michael A. Steinman, Michael Shlipak and Stephen J. McPhee, 'Of Principles and Pens: Attitudes and Practices of Medicine Housestaff toward Pharmaceutical Industry Promotions', *The American Journal of Medicine* 110, no. 7 (2001): 551–557. 對於跟產業接觸的相關性，請見 Brian Hodges, 'Interactions with the Pharmaceutical Industry: Experiences and Attitudes of Psychiatry Residents, Interns and Clerks', *Canadian Medical Association Journal* 153, no. 5 (1995): 553–559.

33. 廣告爲 'Patient Adherence is the Next Best Thing in Healthcare', eyeforpharma, 19 September 2011. <https://social.eyeforpharma.com/commercial/ podcasts/podcast-patient-adherence-next-big-thing-healthcare>.

34. Leslie R. Martin, Summer L. Williams, Kelly B. Haskard and M. Robin DiMatteo, 'The Challenge of Patient Adherence', *Therapeutics and Clinical Risk Management* 1, no. 3 (2005): 189–199.

14. <https://womenslawproject.wordpress.com/2010/05/25/a-victory-for-femaleemployees-at-novartis/>.

15. 引自 Adriane Fugh-Berman and Shahram Ahari, 'Following the Script: How Drug Reps Make Friends and Influence Doctors', in Sergio Sismondo and Jeremy A. Greene, eds, *The Pharmaceutical Studies Reader* (Chichester, UK: Wiley Blackwell, 2015), 123–132, at 128.

16. MedReps.com, 'The 6 Doctors You May Encounter During Sales Calls', 22 September 2014 <https://www.medreps.com/medical-sales-careers/the-6-doctorsyou-may-encounter-during-sales-calls/>.

17. Kimberly Cheryl, *Escape from the Pharma Drug Cartel* (Denver, CO: Outskirts Press, 2007), 44.

18. John Virapen, *Side Effects: Death – Confessions of a Pharma-Insider* (College Station, TX: virtualbookworm.com, 2010).

19. Evan Hughes, 'The Pain Hustlers', *The New York Times*, 2 May 2018.

20. Adriane Fugh-Berman and Shahram Ahari, 'Following the Script: How Drug Reps Make Friends and Influence Doctors', in Sergio Sismondo and Jeremy A. Greene, eds, *The Pharmaceutical Studies Reader* (Chichester, UK: Wiley Blackwell, 2015), 123–132.

21. Michael Oldani, 'Thick Prescriptions: Toward an Interpretation of Pharmaceutical Sales Practices', *Medical Anthropology Quarterly* 18, no. 3 (2004): 325–356. 原文的強調處已遭移除。

22. Adriane Fugh-Berman and Shahram Ahari, 'Following the Script: How Drug Reps Make Friends and Influence Doctors', in Sergio Sismondo and Jeremy A. Greene, eds, *The Pharmaceutical Studies Reader* (Chichester, UK: Wiley Blackwell, 2015), 123–132.

23. Kimberly Cheryl, *Escape from the Pharma Drug Cartel* (Denver, CO: Outskirts Press, 2007), 18.

24. Kimberly Cheryl, *Escape from the Pharma Drug Cartel* (Denver, CO: Outskirts Press, 2007), 12.

25. Jamie Reidy, *Hard Sell: The Evolution of a Viagra Salesman* (Kansas City, MO: Andrews McMeel Publishing, 2005), 33.

2. Michael Oldani, 'Thick Prescriptions: Toward an Interpretation of Pharmaceutical Sales Practices', *Medical Anthropology Quarterly* 18, no. 3 (2004): 325–356, at 334.

3. Michael Oldani, 'Thick Prescriptions: Toward an Interpretation of Pharmaceutical Sales Practices', *Medical Anthropology Quarterly* 18, no. 3 (2004): 325–356, at 335.

4. Kimberly Cheryl, *Escape from the Pharma Drug Cartel* (Denver, CO: Outskirts Press, 2007), 62.

5. Michael Oldani, 'Thick Prescriptions: Toward an Interpretation of Pharmaceutical Sales Practices', *Medical Anthropology Quarterly* 18, no. 3 (2004): 325–356, at 36.

6. Adriane Fugh-Berman and Shahram Ahari, 'Following the Script: How Drug Reps Make Friends and Influence Doctors', in Sergio Sismondo and Jeremy A. Greene, eds, *The Pharmaceutical Studies Reader* (Chichester, UK: Wiley Blackwell, 2015), 123–132.

7. Jamie Reidy, *Hard Sell: The Evolution of a Viagra Salesman* (Kansas City, MO: Andrews McMeel Publishing, 2005), 75.

8. Jamie Reidy, *Hard Sell: The Evolution of a Viagra Salesman* (Kansas City, MO: Andrews McMeel Publishing, 2005), 73.

9. 一些研究已指出樣品會影響處方的開立，而且往往會促使醫師使用更昂貴的藥物。相關實例參見 Richard F. Adair and Leah R. Holmgren, 'Do Drug Samples Influence Resident Prescribing Behavior? A Randomized Trial', *The American Journal of Medicine* 118, no. 8 (2005): 881–884.

10. Kimberly Cheryl, *Escape from the Pharma Drug Cartel* (Denver, CO: Outskirts Press, 2007), 42.

11. John Virapen, *Side Effects: Death – Confessions of a Pharma-Insider* (College Station, TX: virtualbookworm.com, 2010), 26.

12. Michael Oldani, 'Thick Prescriptions: Toward an Interpretation of Pharmaceutical Sales Practices', *Medical Anthropology Quarterly* 18, no. 3 (2004): 325–356, at 348.

13. Shubham Mod, 'A Medical Representative Faces These 6 Types of Doctors' <http:// tips-for-medical-representative.blogspot.ca/2015/02/a-medical-representative-facesthese-6.html> [accessed 24 January 2018].

（fair market value）」。公允市價在權威意見領袖的產業研討會上是經常被討論的主題，整個產業報告都在討論公允市價。詳參例如 Cutting Edge Information 'KOL fair-market value and aggregate spend' <http://www.cuttingedgeinfo .com/thought-leader-fmv/> [accessed 3 October 2013]. 此主題之所以重要並非因爲公司想要付少一些錢，相反地，是因爲他們想要避免法律上可疑的給付，以免被視爲不恰當的影響甚或是賄賂。

49. Christophe Van den Bulte and Gary L. Lilien, 'Medical Innovation Revisited: Social Contagion versus Marketing Effort', *American Journal of Sociology* 106, no. 5 (2001): 1409–1435

50. 「自我實現的預言」這樣的說法來自於社會學者羅伯特 · 金 · 莫頓：Robert K. Merton, 'The Self-Fulfilling Prophecy', *The Antioch Review* 8, no. 2 (1948): 193–210. 巧合的是，莫頓與保羅 · 拉扎斯菲爾德的研究很接近，研究議題都包括意見領袖。

51. 除了莫頓的「自我實現的預言」之外，近來也有關於這類模型「展演性」（Performativity）的一些其他探討。受到討論的議題包括醫學領域的「迴圈效應」（looping effects）、相關的社會科學以及「自助誘導」（bootstrapped induction）。詳見 Ian Hacking, 'The Looping Effects of Human Kinds', in Dan Sperber, David Premack and Ann James Premack, eds, *Causal Cognition: A Multidisciplinary Debate* (New York: Oxford University Press, 1995), 351–394; Barry Barnes, 'Social Life as Bootstrapped Induction', *Sociology* 17, no. 4 (1983): 524–545. 一群傑出的學者已在檢驗一般經濟學模型（特別是金融模型）是如何「展演」（perform）自身。相關實例參見 Donald MacKenzie, Fabian Muniesa and Lucia Siu, eds, *Do Economists Make Markets? On the Performativity of Economics* (Princeton, NJ: Princeton University Press, 2007).

VI 消耗與約束能動性

1. Jamie Reidy, *Hard Sell: The Evolution of a Viagra Salesman* (Kansas City, MO: Andrews McMeel Publishing, 2005), 69. 若干前藥廠業務代表曾寫過大致上爲懺悔文體的著作。雷迪的書是其中最歡樂的一本，因爲他說的是自身經歷，並且將自己刻劃成一個遊手好閒卻又討人喜歡的人，無意間得到了一個千載難逢的機會。其他相同文體的作品往往較爲憤怒，描寫的若非藥廠加諸於作者身上的不當對待，就是病人所遭遇的惡行，又或者是兩者皆有。

37. 我們可以從行動者網絡理論（Actor-Network Theory）的角度來解讀此一主張。參見 Bruno Latour, *Science in Action: How to Follow Scientists and Engineers through Society* (Cambridge, MA: Harvard University Press, 1987).

38. 「關鍵意見領袖」仍是製藥產業最常使用的稱呼，用來描述有影響力的醫師。62%的公司偏好使用此一名稱，排名在後的「思想領袖」則有14%的公司偏好使用。Cision PR Newswire, 'Global Survey Reveals "Key Opinion Leader" (KOL) is the Most Commonly Used Term by Pharmaceutical Industry', 19 September 2017, <http://www.prnewswire.com/news-releases/global-survey-reveals-key-opinion-leader-kol-is-the-most-commonly-used-termby-pharmaceutical-industry-300521632.html>.

39. InsiteResearch, 'The Prescription for KOL Management', *Next Generation Pharmaceutical* 12 (2008), <http://www.ngpharma.com/> [accessed 28 March 2011].

40. David Healy, 'Shaping the Intimate: Influences on the Experience of Everyday Nerves', *Social Studies of Science* 34, no. 2 (2004): 219–245.

41. John Virapen, *Side Effects: Death – Confessions of a Pharma-Insider* (College Station, TX: virtualbookworm.com, 2010), 47.

42. Watermeadow Medical <http://www.watermeadowmedical.com/> [accessed 3 March 2009].

43. 針對所謂的商業與緊密關係的「敵對世界」（hostile worlds），我們或許能從下列著作中看到粗略相似的描述：Viviana Z. Zelizer 'The Purchase of Intimacy', *Law & Social Inquiry* 25, no. 3 (2000): 817–848.

44. 更完整的訪談內容請見 Sergio Sismondo and Zdenka Chloubova, '"You're Not Just a Paid Monkey Reading Slides": How Key Opinion Leaders Explain and Justify Their Work', *BioSocieties* 11, no. 2 (2016): 199–219.

45. Emily Martin, 'Pharmaceutical Virtue', *Culture, Medicine and Psychiatry* 30, no. 2 (2006): 157–174, at 167.

46. Carl Elliott, *White Coat Black Hat: Adventures on the Dark Side of Medicine* (Boston: Beacon Press, 2010): 108.

47. Dr F, 'Comments on Dollars for Docs' <http://www.propublica.org/article/profiles-of-the-top-earners-in-dollar-for-docs> [accessed 31 March 2011].

48. 若干的政府正在擬定管制給醫師的報酬，傾向於降低報酬至「公允市價

Representatives in Disguise?', *British Medical Journal* 336 (2008): 1402–1403.

27. Jim Zuffoletti and Otavio Freire, 'Marketing to Professionals: Key Opinion Control', *Pharmaceutical Executive*, 1 October 2006 <http://www.pharmexec.com> [accessed 28 March 2011].

28. 各國的透明法案有很大的差異，有些立基於產業的自我規範，有些則發展出政府組織結構。針對九個歐洲國家的透明法案所進行的比較可見於 Alice Fabbri, Ancel.la Santos, Signe Mezinska, Shai Mulinari and Barbara Mintzes, 'Sunshine Policies and Murky Shadows in Europe: Disclosure of Pharmaceutical Industry Payments to Health Professionals in Nine European Countries', *International Journal of Health Policy and Management* (2018) <doi 10.15171/ijhpm.2018.20>.

29. Cutting Edge Information, *Thought Leader Fair-Market Value: Compensation Benchmarks and Procedures* (2009) <http://www.cuttingedgeinfo.com/thoughtleader-fmv/> [accessed 3 October 2013]

30. InsiteResearch, 'Can KOL Management Generate a Return on Investment?' *Next Generation Pharmaceutical* 14 (2008) <http://www.ngpharma.com/> [accessed 28 March 2011].

31. Accreditation Council for Continuing Medical Education, 'Annual Report' (2012) <http://www.accme.org/sites/default/files/630_2012_Annual_Report_20130724_1.pdf > [accessed 3 October 2013].

32. 引述自 Howard Brody, *Hooked: Ethics, the Medical Profession, and the Pharmaceutical Industry* (Lanham, MD: Rowman & Littlefield Publishers, 2007), 208.

33. 引述自 Marcia Angell, *The Truth About the Drug Companies: How They Deceive Us and What to Do About It* (New York: Random House, 2005), 139.

34. Henryk Bohdanowicz, 'The Synergy of Public Relations and Medical Education' *Communiqué* 24 (2009): 14–16 <http://www.pmgrouplive.com/our_business/industry_sectors/pr/communique> [accessed 27 September 2009].

35. Jennifer Fishman, 'Manufacturing Desire: The Commodification of Female Sexual Dysfunction', *Social Studies of Science* 34, no. 2 (2004): 187–218.

36. InsiteResearch, 'Can KOL Management Generate a Return on Investment?' *Next Generation Pharmaceutical* 14 (2008) <http://www.ngpharma.com/> [accessed 28 March 2011].

16. Adriane Fugh-Berman and Shahram Ahari, 'Following the Script: How Drug Reps Make Friends and Influence Doctors', *PLoS Medicine* 4, no. 4 (2007): e150.

17. Ed Silverman, 'Novartis Loses Battle with the Feds over Documents for 80,000 "Sham" Events' *STATnews*, 30 March 2017 <https://www.statnews.com/ pharmalot/2017/03/30/novartis-feds-sham-events-doctors/> [accessed 11 May 2017]; *Policy and Medicine*, 'Novartis Kickback Case Will Continue, Rules Federal Judge; What We Can Glean from the Ruling, *Policy and Medicine*, 29 October 2014 <http://www.policymed.com/2014/10/judge-allows-novartis-sham-speakerprogramme-kickback-case-to-continue.html> [accessed 15 May 2017].

18. United States Department of Justice, 'United States Files Complaint Against Novartis Pharmaceuticals Corp. for Allegedly Paying Kickbacks to Doctors in Exchange for Prescribing Its Drugs', *Justice News*, 26 April 2013 <https://www.justice.gov/opa/pr/ united-states-files-complaint-against-novartis-pharmaceuticals-corp-allegedly-paying>.

19. Evan Hughes, 'The Pain Hustlers', *The New York Times*, 2 May 2018.

20. Ioannis A. Giannakakis and John P.A. Ioannidis, 'Arabian Nights–1001 Tales of How Pharmaceutical Companies Cater to the Material Needs of Doctors: Case Report', *British Medical Journal* 321, no. 7276 (2000): 1563–1564.

21. Thought Leader Select, Promotional brochure, 2010. See also Thought Leader Select, 'Our Services' <http://www.thoughtleaderselect.com/services/> [accessed 4 February 2018].

22. Lnx pharma, 'We Identify Truly Important Key Opinion Leaders and Undiscovered Connections' <http://lnxpharma.com/products/key-opinion-leaders/> [accessed 31 March 2011].

23. 這句話擷取自一段私人的對話，不應將當中的玩笑語氣解讀爲對該陳述的嚴肅性有所貶抑。

24. John Mack, 'Thought Leader Management – A Challenge Met', *Pharma Marketing News, Physician Education Special Supplement* (2006) 12–14.

25. Kimberly Cheryl, *Escape from the Pharma Drug Cartel* (Denver, CO: Outskirts Press, 2007), 71.

26. Ray Moynihan, 'Key Opinion Leaders: Independent Experts or Drug

Scientist's Real Importance as a Key Opinion Leader. lnx pharma whitepaper', 2010 <http:// lnxpharma.com/images/pages/Lnx_Whitepaper_6.pdf> [accessed 29 March 2011].

6. Watermeadow, 'Rethinking the "KOL Culture"', *Next Generation Pharmaceutical* 4 (2007) <http://www.ngpharma.com/> [accessed 29 March 2011].

7. Alice Fabbri, Quinn Grundy, Barbara Mintzes, Swestika Swandari, Ray Moynihan, Emily Walkom, and Lisa Bero, 'A Cross-Sectional Analysis of Pharmaceutical Industry-Funded Events for Health Professionals in Australia', *BMJ Open* 7, no. 6: e016701. 關於講師團的概略描述以及他們與專業倫理的衝突，請見 Lynette Reid and Matthew Herder, 'The Speakers' Bureau System: A Form of Peer Selling', *Open Medicine* 7, no. 2 (2013): e31.

8. 引述自 Ray Moynihan, 'Key Opinion Leaders: Independent Experts or Drug Representatives in Disguise', *British Medical Journal* 336 (2008): 1402–1403.

9. Daniel Carlat, 'Dr. Drug Rep', *The New York Times*, 25 November 2007.

10. 這段引述內容是取自 Ray Moynihan, 'Key Opinion Leaders: Independent Experts or Drug Representatives in Disguise', *British Medical Journal* 336 (2008): 1402–1403.

11. Wave Healthcare 2011

12. KnowledgePoint360, Promotional brochure, 2010.

13. Scott Hensley and Barbara Martinez, 'New Treatment: To Sell Their Drugs, Companies Increasingly Rely on Doctors', *Wall Street Journal*, 15 July 2005, p. A1.

14. 有意思的是，在其他脈絡下，面對面溝通會比書面文字在傳達科技資訊時可信得多。在科學與技術研究的分析案例裡，上述狀況的原因在於默會知識（tacit knowledge）的傳遞，而非行爲的模擬。實例請見 H.M. Collins, *Changing Order: Replication and Induction in Scientific Practice*, 2nd edn (Chicago: University of Chicago Press, 1990).

15. Scott Hensley and Barbara Martinez, 'New Treatment: To Sell Their Drugs, Companies Increasingly Rely on Doctors', *Wall Street Journal*, 15 July 2005, p. A1.

23. 即便這些程序偏離了人們視爲事實的事物，形式上的客觀性仍是透過程序上的嚴謹定義所建立的。相關實例參見 Theodore M. Porter, *Trust in Numbers: The Pursuit of Objectivity in Science and Public Life* (Princeton, NJ: Princeton University Press, 1995); Lorraine Daston and Peter Galison, 'The Image of Objectivity', *Representations* 40 (Autumn, 1992): 81–128.

24. Ewen Callaway, 'Questions Over Ghostwriting in Drug Industry', *Nature*, 7 September 2010 <doi 10.1038/news.2010.453>.

25. 我最早的論文是 Sergio Sismondo, 'Ghost Management: How Much of the Medical Literature is Shaped Behind the Scenes by the Pharmaceutical Industry?' *PLoS Medicine* 4, no. 9 (2007): e286; 而理事長的回應則是 Larry Hirsch 'Response from the International Society for Medical Publication Professionals (ISMPP)' *PLoS Medicine* <http://journals.plos.org/plosmedicine/article/comment?id=10.1371/annotation/cd5a7a44-b33a-4560-8f5b-909f854066ac>.

V 著魔：打造與管理關鍵意見領袖

1. 實例請見 Paul Lazarsfeld, 'The Election is Over', *Public Opinion Quarterly* 8 (1944): 317–330.

2. Elihu Katz and Paul Lazarsfeld, *Personal Influence: The Part Played by People in the Flow of Mass Communications* (Glencoe, IL: The Free Press, 1955).

3. James S. Coleman, Elihu Katz and Herbert Menzel, *Medical Innovation: A Diffusion Study* (Indianapolis, In: Bobbs-Merrill, 1966).

4. 製藥產業早在一九五〇年代之前就已經在利用意見領袖，實例請見 Nicolas Rasmussen, 'The Drug Industry and Clinical Research in Interwar America: Three Types of Physician Collaborator', *Bulletin of the History of Medicine* 79 (2005): 50–80. 然而，卡茲和他的同事針對如何更有系統地利用意見領袖，提供了思考的方法。默沙東藥廠在早期曾嘗試以協調且有系統的方式利用意見領袖，其做法或許有部分要歸功於輝瑞的研究結果；詳細討論請見 Jeremy A. Greene, 'Releasing the Flood Waters: Diuril and the Reshaping of Hypertension', in Sergio Sismondo and Jeremy Greene, eds, *The Pharmaceutical Studies Reader* (Oxford: Wiley-Blackwell, 2015), 51–69.

5. Philip Topham, 'Quantity Does Not Equal Quality in Evaluating a

16. Aubrey Blumsohn, 'Authorship, Ghost-Science, Access to Data and Control of the Pharmaceutical Scientific Literature: Who Stands Behind the Word?' *AAAS Professional Ethics Report* 29, no. 3 (2006): 1–4.

17. Jennifer Washburn, 'Rent-a-Researcher: Did a British University Sell Out to Procter & Gamble?', *Slate*, 22 December 2005 <http://www.slate.com/articles/health_and_science/medical_examiner/2005/12/rentaresearcher.html>; the specific quotes are in an associated document file <http://www.fraudinscience.org/PG/20030424email.htm> [accessed 22 April 2017].

18. Aubrey Blumsohn, 'Authorship, Ghost-Science, Access to Data and Control of the Pharmaceutical Scientific Literature: Who Stands Behind the Word?' *AAAS Professional Ethics Report* 29, no. 3 (2006): 1–4.

19. 針對麥格拉斯博士挑戰原始數據是否完備的論點，幾位學者曾進行更縝密的論證。關於此議題的一系列優秀文章，可見 Lisa Gitelman, ed., *Raw Data is an Oxymoron* (Cambridge, MA: MIT Press, 2015).

20. PhRMA, 'Principles on Conduct of Clinical Trials, Communication of Clinical Trial Results' (2009 <http://www.phrma.org/about/principles-guidelines/clinicaltrials> [accessed 7 July 2011].

21. 藥廠在醫學研究中的各式經歷可能最能凸顯學界和業界之間的各種關係。科技與社會研究近年來在各種不同脈絡下，對於商業化科學有極大興趣。特別是學者們探究與業界的關係如何形塑學界文化和學界生產的知識。相關實例參見 Daniel Lee Kleinman, *Impure Cultures: University Biology and the World of Commerce* (Madison: University of Wisconsin Press, 2003); Grischa Metlay, 'Reconsidering Renormalization: Stability and Change in 20th-century Views on University Patents', *Social Studies of Science* 36, no. 4 (2006): 565–597; Sheila Slaughter and Gary Rhoades, *Academic Capitalism and the New Economy: Markets, State, and Higher Education* (Baltimore, MD: Johns Hopkins University Press, 2004).

22. 科技與社會研究的學術傳統向來強調方法學規範、數據、和技術物的詮釋彈性。相關實例參見 Harry M. Collins, 'Stages in the Empirical Programme of Relativism', *Social Studies of Science* 11, no. 1 (1981): 3–10; Trevor J. Pinch and Wiebe E. Bijker, 'The Social Construction of Facts and Artefacts: Or How the Sociology of Science and the Sociology of Technology Might Benefit Each Other', *Social Studies of Science* 14, no. 3 (1984): 399–441.

Journal 332, no. 7555 (2006): 1444.

6. Bob Grant, 'Merck Published Fake Journal', *TheScientist.com*, 30 April 2009.

7. Wiley, 'Wiley Resources for the Healthcare Industry' <http://eu.wiley.com/WileyCDA/Section/id-310320.html> [accessed 19 July 2009].

8. ICMJE (International Committee of Medical Journal Editors), 'Defining the Role of Authors and Contributors' <http://www.icmje.org/recommendations/browse/roles-and-responsibilities/defining-the-role-of-authors-and-contributors.html> [accessed 4 February 2018].

9. Rebecca Kukla, '"Author TBD": Radical Collaboration in Contemporary Biomedical Research', *Philosophy of Science* 79, no. 5 (2012): 845–858; Mario Biagioli, 'Rights or Rewards', in Mario Biagioli and Peter Galison, eds, *Scientific Authorship: Credit and Intellectual Property in Science* (New York: Routledge, 2003), 253–280.

10. Mario Biagioli, 'The Instability of Authorship: Credit and Responsibility in Contemporary Biomedicine', *The FASEB Journal* 12, no. 1 (1998): 3–16.

11. 此外，因為醫學期刊是醫療研究領域的重要參與者，所以即使他們擔心會有過度影響的情況，但通常還是會希望能確保研究者受到應得的認可。給予適當認可若作為醫學領域內的專業事務加以推廣，可能會無法遏止研究者對於醫學期刊論文的潛在影響，而是會往相反方向發展。

12. Alistair Matheson, 'How Industry Uses the ICMJE Guidelines to Manipulate Authorship – And How They Should Be Revised', *PLoS medicine* 8, no. 8 (2011): e1001072.

13. Elliot Ross, 'How Drug Companies' PR Tactics Skew the Presentation of Medical Research', *The Guardian*, 20 May 2011.

14. US District Court, 'Deposition of Karen D. Mittleman in Re: Prempro Products Liability Litigation', 2006 <https://www.industrydocumentslibrary.ucsf.edu/drug/docs/#id=sqbw0217> [accessed 4 June 2017]. 感謝馬力歐 · 比亞喬利（Mario Biagioli）讓我注意到這份文件。.

15. Tino F. Schwarz, Andrzej Galaj, Marek Spaczynski et al., 'Ten-Year Immune Persistence and Safety of the HPV-16/18 AS04-Adjuvanted Vaccine in Females Vaccinated at 15-55 Years of Age', *Cancer Medicine* 6, no. 11 (2017): 2723–2731. 感謝我的同事皮耶 · 比倫（Pierre Biron）讓我注意到這篇論文。

30. See Retraction Watch <http://retractionwatch.com/> [accessed 8 January 2018].

31. Gardiner Harris, 'Doctor's Pain Studies were Fabricated, Hospital Says', *New York Times*, 10 March 2009.

IV 鬼屋裡的主與客

1. Nikolaos Patsopoulos, John P.A. Ioannidis, A. Analatos Apostolow, 'Origin and Funding of the Most Frequently Cited Papers in Medicine: Database Analysis', *British Medical Journal* 332, no. 7549 (2006): 1061–1064. 菲利普 · 戈里（Philippe Gorry）針對在三場法律訴訟的文件中被指認爲幽靈管理的一批論文進行分析，當中共包含九十二篇論文。除此之外，戈里提到相較於在相同期刊中的具代表性論文，幽靈管理的論文被引用的次數大約比前者多了十倍，而這兩者之間的差距幾乎都無法靠作者個人的名望（人際交流）來做解釋：Philippe Gorry, 'Medical Literature Imprinting by Pharma Ghost Writing: A Scientometric Evaluation' <https://pdfs.semanticscholar.org/5528/9bbf436abb9d1ecdd53ec8062a5d89188c60.pdf > [accessed 3 February 2018]. 大衛 · 希利（David Healy）和迪納 · 卡特爾（Dinah Cattell）更早之前曾分析這批論文裡的其中一部分，可見於 David Healy and Dinah Cattell, 'Interface Between Authorship, Industry and Science in the Domain of Therapeutics', *British Journal of Psychiatry* 183 no. 1 (July 2003): 22–27. 不意外地，兩篇研究的結論有部分一致。希利和卡特爾比較五十五篇以特定藥物爲主題的幽靈管理論文和同時期相同藥物的其他文章：結論是幽靈管理論文被引用的次數是對照組的 2.4 倍到 2.9 倍。

2. 大部分的自我引用指涉的是作者引用自己的研究成果。此一案例中的自我引用之所以引人關注，是因爲它執行得非常隱密。

3. Marilyn Larkin, 'Whose Article is it Anyway?', *The Lancet* 354, no. 9173 (1999): 136.

4. Richard Smith, 'Lapses at the New England Journal of Medicine', *Journal of the Royal Society of Medicine* 99, no. 8 (2006): 380–382.

5. Joel Lexchin and Donald W. Light, 'Commercial Bias in Medical Journals: Commercial Influence and the Content of Medical Journals', *British Medical*

Citalopram CIT-MD-18 Pediatric Depression Trial: Deconstruction of Medical Ghostwriting, Data Mischaracterisation and Academic Malfeasance', *International Journal of Risk & Safety in Medicine* 28, no. 1 (2016): 33–43, at 40.

25. 這些讓研究面臨訴訟的糟糕決策引起了朱雷迪尼（Jureidini）與研究夥伴的興趣。這篇手稿取材自 Karen Dineen Wagner, Adelaide S. Robb, Robert L. Findling, Jianqing Jin, Marcelo M. Gutierrez and William E. Heydorn, 'A Randomized, Placebo-Controlled Trial of Citalopram for the Treatment of Major Depression in Children and Adolescents', *American Journal of Psychiatry* 161, no. 6 (2004): 1079–1083.

26. Leemon B. McHenry, 'Ghosts in the Machine: Comment on Sismondo', *Social Studies of Science* 39, no. 4 (2009): 943-947.

27. 傑弗瑞 · 拉卡斯（Jeffrey Lacasse）與強納森 · 里歐（Jonathan Leo）（透過個人通訊）針對代筆指控所提出的辯護，令我注意到這些評論。輝瑞的聲明引用自 Julie Steenhuysen, 'Drug Co. Paid Writers to Promote Hormone Therapy', *Reuters*, 8 September 2010 <https://uk.reuters.com/article/health-us-hormone-therapy/drug-co-paid-writers-to-promote-hormonetherapy-idUKTRE6874E220100908>. 賓州大學的聲明來自 Ellie Levitt, Psychiatry Chairman Faces Ghostwriting Accusations', *The Daily Pennsylvanian*, 3 December 2010 <http://www.thedp.com/article/2010/12/psychiatry_chairman_faces_ghostwriting_accusations>. 醫學教育與通訊公司的創辦人湯瑪斯 · 蘇利文（Thomas Sullivan）提到的精神科教科書可見於 Thomas Sullivan, 'New York Times: The Un-Ghost Writing of the Distant Past', *Policy and Medicine*, 2 December 2010 <http://www.policymed.com/2010/12/new-york-times-the-un-ghost-writing-ofthe-distant-past.html>.

28. David Bloor, *Knowledge and Social Imagery* (London: Routledge & Kegan Paul, 1976)

29. 例如 J.E. Bekelman, Y. Li, and C. Gross, 'Scope and Impact of Financial Conflicts of Interest in Biomedical Research: A Systematic Review', *Journal of the American Medical Association* 289, no. 4 (2003): 454–465; Joel Lexchin, Lisa Bero and Benjamin Djulbegovic, 'Pharmaceutical Industry Sponsorship and Research Outcome and Quality: Systematic Review', *British Medical Journal* 326, no. 7400 (2003): 1167–1170; Andreas Lundh, Sergio Sismondo, Joel Lexchin, Octavian A. Busuioc, and Lisa Bero, 'Industry Sponsorship and Research Outcome', *Cochrane Database of Systematic Reviews* 12 (2012).

16. Michael Oldani, 'Thick Prescriptions: Toward an Interpretation of Pharmaceutical Sales Practices', *Medical Anthropology Quarterly* 18, no. 3 (2004): 325–356.

17. Gardiner-Caldwell Group <http://www.thgc-group.com/> [accessed 29 November 2007].

18. Ariel L. Zimerman, 'Evidence-Based Medicine: A Short History of a Modern Medical Movement', *AMA Journal of Ethics* 15, no.1 (2013): 71–76.

19. Jon N. Jureidini, Jay D. Amsterdam, and Leemon B. McHenry, 'The Citalopram CIT-MD-18 Pediatric Depression Trial: Deconstruction of Medical Ghostwriting, Data Mischaracterisation and Academic Malfeasance', *International Journal of Risk & Safety in Medicine* 28, no. 1 (2016): 33–43 <doi 10.3233/JRS-160671>.

20. Jon N. Jureidini, Jay D. Amsterdam, and Leemon B. McHenry, 'The Citalopram CIT-MD-18 Pediatric Depression Trial: Deconstruction of Medical Ghostwriting, Data Mischaracterisation and Academic Malfeasance', *International Journal of Risk & Safety in Medicine* 28, no. 1 (2016): 33–43 <doi 10.3233/JRS-160671>, 37.

21. Jon N. Jureidini, Jay D. Amsterdam, and Leemon B. McHenry, 'The Citalopram CIT-MD-18 Pediatric Depression Trial: Deconstruction of Medical Ghostwriting, Data Mischaracterisation and Academic Malfeasance', *International Journal of Risk & Safety in Medicine* 28, no. 1 (2016): 33–43 <doi 10.3233/JRS-160671>, 35.

22. Christina Goetjen and Mary Prescott correspondence, 2001, <https://www.industrydocumentslibrary.ucsf.edu/drug/docs/#id=pymf0220> [accessed 4 January 2018].

23. Jon N. Jureidini, Jay D. Amsterdam, and Leemon B. McHenry, 'The Citalopram CIT-MD-18 Pediatric Depression Trial: Deconstruction of Medical Ghostwriting, Data Mischaracterisation and Academic Malfeasance', *International Journal of Risk & Safety in Medicine* 28, no. 1 (2016): 33–43, at 38.「高明的婉轉用詞」這句評論是來自 Charles Flicker, Amy Rubin and Paul Tiseo correspondence, 2000 <https://www.industrydocumentslibrary.ucsf.edu/drug/docs/#id=jjbn0225> [accessed 6 April 2018]; 傑・阿姆斯特丹（Jay Amsterdam）讓我注意到了這句話。

24. Jon N. Jureidini, Jay D. Amsterdam, and Leemon B. McHenry, 'The

6. Joseph S Ross, Kevin P. Hill, David S. Egilman and Harlan M. Krumholz, ‘Documents from Rofecoxib Litigation Related to Rofecoxib: A Case Study of Industry Guest Authorship and Ghostwriting in Publications. *Journal of the American Medical Association* 299, no. 15 (2008): 1800–1812.

7. 資料來源爲艾拉斯德・麥特森的個人通訊。雖然這些側寫在地方上是一致的，但在國家與國家間可能會有所變異。Andrew Lakoff, ‘The Anxieties of Globalization: Antidepressant Sales and Economic Crisis in Argentina’, *Social Studies of Science* 34, no. 2 (2004): 247–269.

8. Quintiles, ‘Scientific Communication’ <http://www.quintiles.com/services/brand-and-scientific-communication> [accessed 22 July 2016].

9. 惠氏的行動與PC(2)相關文件可參考Prempro Products Liability Litigation, *Drug Industry Document Archive* <http://dida.library.ucsf.edu> [accessed 7 July 2011]. 除非特別指明，本段均引用自這些文件。

10. Adrienne Fugh-Berman, ‘The Haunting of Medical Journals: How Ghostwriting Sold “HRT”. *PLoS Medicine* 7, no. 9 (2010): e1000335.

11. Natasha Singer and Duff Wilson, ‘Menopause, as Brought to You by Big Pharma’, *New York Times*, 12 December 2009.

12. E.g. Complete Healthcare Communication <http://www.chcinc.com/> [accessed 20 December 2006].

13. 來自國際發表規劃協會中西部會議上的講者，參見St. Louis, 2011. 感謝艾略特・羅斯（Elliot Ross）熱心提供資料。

14. Envision Pharma<http://www.envisionpharma.com/publicationsPlanning/>[accessed 20 December 2006]. Watermeadow Medical<https://www.ashfieldhealthcare.com/gb/healthcare-agency-gb/watermeadow-gb/>[accessed 21 March 2017]. Adis Communications<http://www.pharmalive.com/content/supplements/gpms/2004/adis.cfm>[accessed 20 December 2006].

15. 發表的投資報酬率多半是依據讀者來衡量。舉例來說，草甸醫藥的廣告便寫道：「我們採用獨特的替代指標，爲您的論文與數據找出最相關的溝通管道，並測量其實際觸及度。」Watermeadow Medical<https://www.ashfieldhealthcare.com/gb/healthcare-agency-gb/watermeadow-gb/> [accessed 21 March 2017].

Risk to Healthy Volunteers in Phase I Pharmaceutical Clinical Trials', *Science, Technology, & Human Values* 40, no. 2 (2015): 199–226.

III 體制內的幽靈：發表規劃的入門課

1. Andreas Lundh, Sergio Sismondo, Joel Lexchin, Octavian A. Busuioc, and Lisa Bero, 'Industry Sponsorship and Research Outcome', *Cochrane Database of Systematic Reviews* 12 (2012).

2. 當我開始查詢發表規劃時，我發現幾乎沒有人寫過這件事（事實上，似乎沒有任何業界以外的人察覺到它的存在），不過也大約在那段時間，有幾位研究者開始發表相關論文，特別是阿德里安・福―伯曼（Adrienne Fugh-Berman）與艾拉斯德・麥特森（Alistair Matheson）對此提出了有趣的分析。Adrienne Fugh-Berman and Susanna J. Dodgson, 'Ethical Considerations of Publication Planning in the Pharmaceutical Industry', *Open Medicine* 2, no. 4 (2008): e33–36;Adrienne Fugh-Berman, 'The Haunting of Medical Journals: How Ghostwriting Sold "HRT"', *PLoS Medicine* 7, no. 9 (2010): e1000335; Alastair Matheson, 'Corporate Science and the Husbandry of Scientific and Medical Knowledge by the Pharmaceutical Industry', *BioSocieties* 3, no. 4 (2008): 355–382; 以及 Alastair Matheson, 'The Disposable Author: How Pharmaceutical Marketing is Embraced Within Medicine's Scholarly Literature', *Hastings Center Report* 46, no. 3 (2016): 31–37.

3. Wyeth, 'Publication Plan 2002 – Premarin/Trimegestone HRT Working Draft' <http://dida.library.ucsf.edu/tid/awb37b10>.

4. David Healy and Dinah Cattell 'Interface Between Authorship, Industry and Science in the Domain of Therapeutics' *British Journal of Psychiatry* 183: 22–27; Joseph S Ross, Kevin P. Hill, David S. Egilman and Harlan M. Krumholz, 'Documents from Rofecoxib Litigation Related to Rofecoxib: A Case Study of Industry Guest Authorship and Ghostwriting in Publications. *JAMA* 299, no. 15 (2008): 1800–1812.

5. David Healy and Dinah Cattell 'Interface Between Authorship, Industry and Science in the Domain of Therapeutics' *British Journal of Psychiatry* 183: 22–27.

pharmaclinical-trials/#79c744e557c>.

65. M. T. Whitstock, 'Manufacturing the Truth: From Designing Clinical Trials to Publishing Trial Data', *Indian Journal of Medical Ethics* (14 November 2017): 1–11 <doi 10.20529/IJME.2017.096>.

66. Richard Smith, 'Lapses at the New England Journal of Medicine', *Journal of the Royal Society of Medicine* 99, no. 8 (August, 2006): 380–382 <doi 10.1258/jrsm.99.8.380>.

67. Clive Barker, *Books of Blood, vol. 1* (Hertford, NC: Crossroad Press, 2017).

68. 這裡我想引用吉兒・費雪（Jill Fisher）與羅貝托・阿巴迪（Roberto Abadie）的深度研究，他們對第一期試驗與受試者做了極好的調查，參見 Torin Monahan and Jill A. Fisher, '"I'm Still a Hustler": Entrepreneurial Responses to Precarity by Participants in Phase I Clinical Trials', *Economy and Society* 44, no. 4 (2015): 545–566；Jill A. Fisher, 'Feeding and Bleeding: The Institutional Banalization of Risk to Healthy Volunteers in Phase I Pharmaceutical Clinical Trials', *Science, Technology, & Human Values* 40, no. 2 (2015): 199–226；Roberto Abadie, *The Professional Guinea Pig: Big Pharma and the Risky World of Human Subjects*, (Durham, NC: Duke University Press, 2010)。 阿巴迪研究了幾位菲律賓當地頻繁參加試驗的受試者，其中有幾位是無政府主義者，他們認爲靠試驗酬金維生就不用維持更穩定的工作了。費雪面談了上百名第一期試驗受試者以及十幾位研究工作者，她的研究展現了試驗的日常流程，第一期試驗的頻繁受試者的態度與行爲，以及塑造這種系統的結構。此外，我也引用了下面這個網站對第一期試驗受試者的系統性討論與相關軼事，參見 <http://www.jalr.org/about_just_another_lab_rat.html>，最後更新於 2017 年 1 月 26 日。

69. 這裡我再次引用了費雪的見解，參見 Jill A. Fisher, 'Feeding and Bleeding: The Institutional Banalization of Risk to Healthy Volunteers in Phase I Pharmaceutical Clinical Trials', *Science, Technology, & Human Values* 40, no. 2 (2015): 199–226。

70. 參見 T.S. Eliot, *The Use of Poetry and the Use of Criticism* (Cambridge, MA: Harvard University Press, 1933).。布魯諾・拉圖與史蒂夫・伍爾加（Steve Woolgar）提出了「銘刻器」（inscription device）的概念，著重的也是將物質轉化成文字；實驗室正是物質被操縱而轉化爲書面資料的場所。參見 Bruno Latour and Steve Woolgar, *Laboratory Life: The Construction of Scientific Facts*, 2nd edn (Princeton, NJ: Princeton University Press, 1986)。

71. Jill A. Fisher, 'Feeding and Bleeding: The Institutional Banalization of

Surplus Health', *New Left Review* 45 (2007): 67–88.

54. Sonia Shah, *The Body Hunters: Testing New Drugs on the World's Poorest Patients* (New York: New Press, 2006), 17; Kaushik Sunder Rajan, 'Experimental Values: Indian Clinical Trials and Surplus Health', *New Left Review* 45, (2007): 67–88.

55. C. Foster and A.Y. Malik, 'The Elephant in the (Board) Room: The Role of Contract Research Organizations in International Clinical Research', *The American Journal of Bioethics* 12, no. 11 (2012): 49–50 <doi 10.1080/15265161.2012.719267>.

56. Sonia Shah, *The Body Hunters: Testing New Drugs on the World's Poorest Patients* (New York: New Press, 2006), 117.

57. Kaushik Sunder Rajan, 'Experimental Values: Indian Clinical Trials and Surplus Health', *New Left Review* 45 (2007): 67–88.

58. Melissa Cooper, 'Experimental Labour – Offshoring Clinical Trials to China', *East Asian Science and Technology Studies Journal* 2, no. 1 (2007): 73–92.

59. Kaushik Sunder Rajan, 'The Experimental Machinery of Global Clinical Trials: Case Studies from India', in Sergio Sismondo and Jeremy A. Greene, eds, *The Pharmaceutical Studies Reader* (Chichester: John Wiley & Sons, 2015), 222–234.

60. Roberto Abadie, *The Professional Guinea Pig: Big Pharma and the Risky World of Human Subjects* (Durham, NC: Duke University Press, 2010).

61. Mark Schmukler, *Pharma Marketing News, Physician Education Special Supplement* (2006), 14–16.

62. Mark Schmukler, *Pharma Marketing News, Physician Education Special Supplement* (2006), 14–16.

63. John LaMattina, 'Does Marketing Have Too Much Control In Big Pharma Clinical Trials?', *Forbes*, 26 January 2016 <https://www.forbes.com/sites/johnlamattina/2016/01/26/does-marketing-have-too-much-control-in-big-pharmaclinical-trials/#79c744e557c>.

64. John LaMattina, 'Does Marketing Have Too Much Control In Big Pharma Clinical Trials?', *Forbes*, 26 January 2016 <https://www.forbes.com/sites/johnlamattina/2016/01/26/does-marketing-have-too-much-control-in-big-

善工廠生產的「隊列管理理論」（queue management theory）與「六標準差」（Six Sigma），以提升工作效率。參見F. Christopher Bi, Heather N. Frost, Xiaolan Ling, David A. Perry, Sylvie K. Sakata, Simon Bailey, Yvette M. Fobian, Leslie Sloan, and Anthony Wood, 'Driving External Chemistry Optimization Via Operations Management Principles', *Drug Discovery Today* 19, no. 3 (2014): 289–294。

46. Adriana Petryna, *When Experiments Travel: Clinical Trials and the Global Search for Human Subjects* (Princeton, NJ: Princeton University Press, 2009), 17.

47. Melissa Cooper, 'Experimental Labour – Offshoring Clinical Trials to China', *East Asian Science and Technology Studies Journal* 2, no. 1 (2008): 73–79. Adriana Petryna, 'Clinical Trials Offshored: On Private Sector Science and Public Health', in Sergio Sismondo and Jeremy A. Greene, eds, *The Pharmaceutical Studies Reader* (Chichester: John Wiley & Sons, 2015), 208–221.

48. Ignatio Atal, Ludovic Trinquart, Rapha.l Porcher, and Philippc Ravaud, 'Differential Globalization of Industry- and Non-Industry-Sponsored Clinical Trials', *PLOS One* (14 December 2015) <https://doi.org/10.1371/journal.pone.0145122>.

49. Johan P.E. Karlberg, *Globalization of Industry-Sponsored Clinical Trials* (Clinical Trial Magnifier Limited, 2014) <http://www.clinicaltrialmagnifier.org/Globalization/> [accessed 4 August 2017]; Tamara Lytle, 'Industry Struggles with Prospect of Trials Leaving U.S.', *CenterWatch Monthly* 19, no. 4 (April 2012): 14–20.

50. Johan P. E. Karlberg, 'Sponsored Clinical Trial Globalization Trends', *Clinical Trial Magnifier* 1, no. 2 (2008): 13–19; Adriana Petryna, 'Globalizing Human Subjects Research', in A. Petryna, A. Lakoff, and A. Kleinman, eds, *Global Pharmaceuticals: Ethics, Markets, Practices* (Durham, NC: Duke University Press, 2006), 33–60.

51. Sonia Shah, *The Body Hunters: Testing New Drugs on the World's Poorest Patients* (New York: New Press, 2006), 17.

52. Kaushik Sunder Rajan, 'The Experimental Machinery of Global Clinical Trials: Case Studies from India', in Sergio Sismondo and Jeremy A. Greene, eds, *The Pharmaceutical Studies Reader* (Chichester: John Wiley & Sons, 2015), 222–234.

53. Kaushik Sunder Rajan, 'Experimental Values: Indian Clinical Trials and

JAMA Internal Medicine 177, no. 11 (2017): 1569–1575.

37. Fran Quigley, 'Escaping Big Pharma's Pricing with Patent-Free Drugs', *The New York Times*, 18 July 2017.

38. Ben Hirschler, 'GlaxoSmithKline Boss Says New Drugs Can Be Cheaper', Reuters, 14 March 2013 <https://www.reuters.com/article/us-glaxosmithkline-prices/glaxosmithkline-boss-says-new-drugs-can-be-cheaper-idUSBRE92D0RM20130314>.

39. Kaushik Sunder Rajan, *Biocapital: The Constitution of Postgenomic Life* (Durham, NC: Duke University Press, 2006); Stefan Helmreich, 'Species of Biocapital', *Science as Culture* 17, no. 4 (2008): 463–478.

40. Javier Lezaun and Catherine M. Montgomery, 'The Pharmaceutical Commons:Sharing and Exclusion in Global Health Drug Development', *Science, Technology, & Human Values* 40, no. 1 (2015): 3–29.

41. Alberto Cambrosio, Peter Keating, Thomas Schlich, and George Weisz, 'Regulatory Objectivity and the Generation and Management of Evidence in Medicine', *Social Science & Medicine* 63, no. 1 (2006): 189–199; Claes-Fredrik Helgesson, 'From Dirty Data to Credible Scientific Evidence: Some Practices Used to Clean Data in Large Randomised Clinical Trials', in Catherine Will and Tiago Moreira, eds, *Medical Proofs, Social Experiments: Clinical Trials in Shifting Contexts* (New York: Routledge, 2016), 49–64.

42. Andreas Lundh, Sergio Sismondo, Joel Lexchin, Octavian A. Busuioc and Lisa Bero, 'Industry Sponsorship and Research Outcome and Quality (Review)', *The Cochrane Library* (12 December 2012) <doi 10.1002/14651858.MR000033>.

43. Jill Fisher, *Medical Research for Hire: The Political Economy of Pharmaceutical Clinical Trials* (New Brunswick, NJ: Rutgers University Press, 2009); Philip Mirowski and Robert Van Horn, 'The Contract Research Organization and the Commercialization of Scientific Research', *Social Studies of Science* 35, no. 3 (2005): 503–534.

44. Anu Gummerus, Marja Airaksinen, Mia Bengtstrum and Anne Juppo, 'Outsourcing of Regulatory Affairs Tasks in Pharmaceutical Companies – Why and What?', *Journal of Pharmaceutical Innovation* 11, no. 1 (2016): 46–52.

45. 化學與實驗室研究的外包是如此普遍，以致輝瑞採用了摩托羅拉設計來改

James Topping, and Robert M. Califf, 'Compliance with Results Reporting at ClinicalTrials.gov', *New England Journal of Medicine* 372, no. 11 (2015): 1031–1039.

28. P. C. Gmtzsche, A. Hrybjartsson, H. K. Johansen, M. T. Haahr, D. G. Altman, and A. –W. Chan, 'Ghost Authorship in Industry-Initiated Randomised Trials', *PLoS Medicine* 4, no. 1 (2007): 47–52.

29. Kalman Applbaum, 'Getting to Yes: Corporate Power and the Creation of a Psychopharmaceutical Blockbuster', in Sergio Sismondo and Jeremy A. Greene, eds, *The Pharmaceutical Studies Reader* (Chichester: John Wiley & Sons, 2015), 133–149.

30. 我參考的是 Edward Nik-Khah, 'Neoliberal Pharmaceutical Science and the Chicago School of Economics', *Social Studies of Science* 44, no. 4 (2014): 489–517。

31. Tufts Center for the Study of Drug Development, 'Research' <http://csdd.tufts.edu/research> [accessed 4 January 2018].

32. 藥物發展研究中心也協助監管單位創造了「藥物延遲」（drug lag）的概念，減少市場上新藥的數量。除了上面引用的愛德華・尼克－哈（Edward Nik-Khah）文章，也可參見 Arthur Daemmrich, 'Invisible Monuments and the Costs of Pharmaceutical Regulation: Twenty-Five Years of Drug Lag Debate', *Pharmacy in History* 45, no. 1 (2003): 3–17。

33. Tufts Center for the Study of Drug Development, 'Cost to Develop and Win Marketing Approval for a New Drug Is $2.6 Billion', *MarketWired*, 18 November 2014 <http://www.marketwired.com/press-release/cost-develop-win-marketingapproval-new-drug-is-26-billion-according-tufts-center-study-1969439.htm>.

34. Jerry Avorn, 'The $2.6 Billion Pill – Methodologic and Policy Considerations', *New England Journal of Medicine* 372 (2015): 1877–1899

35. Donald W. Light and Rebecca Warburton, 'Demythologizing the High Costs of Pharmaceutical Research', *BioSocieties* 6, no. 1 (2011): 34–50; Steve Morgan, Paul Grootendorst, Joel Lexchin, Colleen Cunningham and Devon Greyson, 'The Cost of Drug Development: A Systematic Review', *Health Policy* 100, no. 1 (2011): 4–17.

36. Vinay Prasad and Sham Mailankody, 'Research and Development Spending to Bring a Single Cancer Drug to Market and Revenues After Approval',

20. 「強制通行點」是科技與社會學者布魯諾．拉圖的特定用語，指的是建構網絡的必要元素。我們可以將藥品的上市視為一種超大型網絡。參見 Bruno Latour, *Science in Action: How to Follow Scientists and Engineers through Society* (Cambridge, MA: Harvard University Press, 1987)。

21. 受專利保護的原廠藥與學名藥之間的關係其實相當複雜，學名藥通常被視為專利藥的挑戰者，參見 Jeremy A. Greene, *Generic: The Unbranding of Modern Medicin*e (Baltimore, MD: Johns Hopkins University Press, 2014)。學名藥的品牌有時也是一種品質指標，參見 Cori Hayden, 'Generic Medicines and the Question of the Similar', in Sergio Sismondo and Jeremy A. Greene, eds, *The Pharmaceutical Studies Reader* (Chichester: John Wiley & Sons, 2015), 261–267; Kris Peterson, *Speculative Markets: Drug Circuits and Derivative Life in Nigeria* (Durham, NC: Duke University Press, 2014)。

22. 可參考 Edward Nik-Khah, 'Neoliberal Pharmaceutical Science and the Chicago School of Economics', *Social Studies of Science* 44, no .4 (2014): 489–517。

23. 舉例來說，近年針對一九六二年法案核心條款的質疑便緩慢地透過美國法庭展開動作：藥廠利用美國對言論自由的強力保護，削弱了食品藥物管理局對仿單外行銷（off-label marketing）的監管權。參見 Joshua M. Sharfstein and Alta Charo, 'The Promotion of Medical Products in the 21st Century: Off-label Marketing and First Amendment Concerns', *Journal of the American Medical Association* 314, no. 17 (2015): 1795–1796。

24. Courtney Davis and John Abraham, *Unhealthy Pharmaceutical Regulation: Innovation, Politics and Promissory Science* (Basingstoke: Palgrave MacMillan, 2013); Govin Permanand, *EU Pharmaceutical Regulation: The Politics of Policy-Making* (Manchester: Manchester University Press, 2006).

25. 參見 John Abraham and Tim Reed, 'Progress, Innovation and Regulatory Science in Drug Development: The Politics of International Standard-Setting', *Social Studies of Science* 32, no. 3 (2002): 337–369。ICH 現在代表的是 International Council for Harmonization。

26. 考希克・桑德・拉展（Kaushik Sunder Rajan）將此形容為「藥主制度」（pharmocracy），他和我都認為葛蘭西的霸權論在這裡很有用。參見 Kaushik Sunder Rajan, *Pharmocracy: Value, Politics, and Knowledge in Global Biomedicine* (Durham, NC: Duke University Press, 2017)。

27. Monique L. Anderson, Karen Chiswell, Eric D. Peterson, Asba Tasneem,

8. Arthur A. Daemmrich, *Pharmacopolitics: Drug Regulation in the United States and Germany* (Chapel Hill: University of North Carolina Press, 2004).

9. Harry M. Marks, *The Progress of Experiment: Science and Therapeutic Reform in the United States*, 1900–1990 (Cambridge: Cambridge University Press, 1997).

10. Harry M. Marks, 'Trust and Mistrust in the Marketplace: Statistics and Clinical Research, 1945–1960', *History of Science* 38, no. 3 (2000): 343–355.

11. Ariel L. Zimerman, 'Evidence-Based Medicine: A Short History of a Modern Medical Movement', *AMA Journal of Ethics* 15, no. 1 (2013): 71–76.

12. G. Guyatt, J. Cairns, D. Churchill, et al., 'Evidence-Based Medicine: A New Approach to Teaching the Practice of Medicine', *Journal of the American Medical Association* 268, no. 17 (1992): 2420–2425.

13. E.g. John Worrall, 'Evidence in Medicine and Evidence-Based Medicine', *Philosophy Compass* 2, no. 6 (2007): 981–1002.

14. Stefan Timmermans and Marc Berg, *The Gold Standard: The Challenge of Evidence-Based Medicine and Standardization in Health Care* (Philadelphia: Temple University Press, 2003); David Healy, *Pharmageddon* (Bekeley: University of California Press, 2012).

15. Robin Bluhm, 'From Hierarchy to Network: A Richer View of Evidence for Evidence-Based Medicine', *Perspectives in Biology and Medicine* 48, no. 4 (2005): 535–547; Jason Grossman and Fiona J. Mackenzie, 'The Randomized Controlled Trial: Gold Standard, or Merely Standard?' *Perspectives in Biology and Medicine* 48, no. 4 (2005): 516–534.

16. Andreas Lundh, Sergio Sismondo, Joel Lexchin, Octavian A. Busuioc and Lisa Bero, 'Industry Sponsorship and Research Outcome and Quality (Review)', *The Cochrane Library* (12 December 2012) <doi 10.1002/14651858.MR000033>.

17. D. A. Tobbell, *Pills, Power, and Policy: The Struggle for Drug Reform in Cold War America* (Berkeley: University of California Press, 2012).

18. Daniel Carpenter, *Reputation and Power: Organizational Image and Pharmaceutical Regulation at the FDA* (Princeton, NJ: Princeton University Press, 2010).

19. Daniel Carpenter, *Reputation and Power: Organizational Image and Pharmaceutical Regulation at the FDA* (Princeton, NJ: Princeton University Press, 2010), 272.

Drugs, Survival, and Ethics', *The British Medical Journal* 355 (9 November 2016): i5792。

2. 關於司他汀類藥物的藥效，可參見 R. Chou, T. Dana, I. Blazina, M. Daeges, and T.L. Jeanne, 'Statins for Prevention of Cardiovascular Disease in Adults: Evidence Report and Systematic Review for the US Preventive Services Task Force', *JAMA* 316, no. 19 (15 November 2016): 2008–2024。對於沒有心臟病的病患，服用司他汀類藥物是否能延緩死亡並沒有明確的統計結果： Therapeutics Letter 77, 'Do Statins Have a Role in Primary Prevention? An Update', Therapeutics Initiative, 18 October 2010 <http://www.ti.ubc.ca/2010/10/18/do-statins-have-a-role-in-primary-prevention-an-update-/>。二〇一三年版的指引改爲重視危險因子，而非膽固醇。參 見 Neil J. Stone, Jennifer Robinson, Alice H. Lichtenstein, C. Noel Bairey Merz, Conrad B. Blum, Robert H. Eckel, Anne C. Goldberg, David Gordon, Daniel Levy, Donald M. Lloyd-Jones, Patrick McBride, J. Sanford Schwartz, Susan T. Shero, Sidney C. Smith, Karol Watson, and Peter W.F. Wilson, '2013 ACC/AHA Guideline on the Treatment of Blood Cholesterol to Reduce Atherosclerotic Cardiovascular Risk in Adults', *American Heart Association Journal* 137, no. 2 (12 November 2013) <https://doi.org/10.1161/01.cir.0000437738.63853.7a>。如果無止境地增加服藥人數不會造成負面影響或增加成本，這麼做或許有其意義。

3. 'Prescrire's Ratings: New Products and Indications over the Last 10 Years', *Prescrire in English*, last modified 1 May 2017 <http://english.prescrire.org/en/81/168/53056/0/NewsDetails.aspx>.

4. Nortin Hadler, 'American Healthcare Rackets: Monopolies, Oligopolies, Cartels and Kindred Plunderbunds', *The Health Care Blog*, 25 November 2016 <http://thehealthcareblog.com/blog/2016/11/25/american-healthcare-rackets-monopoliesoligopolies-cartels-and-kindred-plunderbunds/>.

5. Alan Cassels, 'More Cholesterol Craziness', *Common Ground*, 8 July 2017 <http://commonground.ca/category/drug-bust-by-alan-cassels/>.

6. 相關例子參見 CenterWatch, *State of the Clinical Trials Industry: A Sourcebook of Charts and Statistics* (Boston, MA: CenterWatch, 2009)。

7. Ian Hacking, '"Style" for Historians and Philosophers', *Studies in History and Philosophy of Science Part A* 23, no. 1 (1992): 1–20; Chunglin Kwa, *Styles of Knowing: A New History of Science from Ancient Times to the Present*, David McKay, trans. (Pittsburgh: University of Pittsburgh Press, 2011).

74. Scott Higham and Lenny Bernstein, 'The Drug Industry's Triumph Over the DEA', *The Washington Post*, 15 October 2017.

75. Don Winslow, 'El Chapo and the Secret History of the Heroin Crisis', *Esquire*, 9 August 2016 <http://www.esquire.com/news-politics/a46918/heroin-mexico-elchapo-cartels-don-winslow/>.

76. Harriet Ryan, Lisa Girion, and Scott Glover, 'OxyContin Goes Global – "We're Only Just Getting Started"', *Los Angeles Times*, 18 December 2016.

77. Abby Zimet, 'OxyContin For Kids: What Could Possibly Go Wrong?', *Common Dreams*, 3 July 2012 <https://www.commondreams.org/further/2012/07/03/oxycontin-kids-what-could-possibly-go-wrong>.

78. 見 Thomas Reuters, '6 Ex-Pharma Executives Arrested in U.S. in Fentanyl Bribe Case', *CBC News Health*, 8 December 2016 <http://www.cbc.ca/news/health/fentanylbribery-1.3887631>。有一份在本章完稿頗久後才出版的詳細記載，參見 Evan Hughes, 'The Pain Hustlers', *The New York Times*, 2 May 2018。

79. United States Department of Justice Drug Enforcement Administration, New Orleans Division News, 'Two Mobile Pain Doctors Convicted After Seven-Week Trial', 2 March 2017 <https://www.dea.gov/divisions/no/2017/no030217.shtml>.

80. John Hempton, 'Get Your Opiates for Free: Capitalism Meets the Zombie Apocalypse', *Bronte Capital* (blog), 3 February 2014 <http://brontecapital.blogspot.ca/2014/02/get-your-opiates-for-free-capitalism.html>.

II 開採來自健康邊緣的數據

1. 參見 Courtney Davis, Huseyin Naci, Evrim Gurpinar, Elita Poplavska, Ashlyn Pinto, and Ajay Aggarwal, 'Availability of Evidence of Benefits on Overall Survival and Quality of Life of Cancer Drugs Approved by European Medicines Agency: Retrospective Cohort Study of Drug Approvals 2009-13', *The British Medical Journal* 359 (4 October 2017): j4530。類似的狀況也出現在美國食品藥物管理局，他們在二〇〇二年到二〇一四年間爲固態腫瘤核准了四十八種新療法，其中大部分都沒有實質上的幫助，病患的存活時間平均只增加了 2.1 個月。參見 Peter H. Wise, 'Cancer

65. Sheryl Ubelacker, 'Pain Course Revised Over Concerns About Drug Company Influence', *The Globe and Mail*, 26 March 2017 <https://www.theglobeandmail.com/news/national/pain-course-revised-over-concerns-about-drug-company-influence/article1321037/>.

66. John Fauber and Ellen Gabler, 'Narcotics Use for Chronic Pain Soars Among Seniors', *Milwaukee-Wisconsin Journal Sentinel*, 29 May 2012 <http://archive.jsonline.com/watchdog/watchdogreports/narcotics-use-for-chronic-pain-soars-amongseniors-kg56kih-155555495.html/>.

67. Dora H. Lin, Eleanor Lucas, Irene B. Murimi, Andrew Kolodny, Caleb Alexander, 'Financial Conflicts of Interest and the Centers for Disease Control and Prevention's 2016 Guideline for Prescribing Opioids for Chronic Pain', *The Journal of the American Medical Association Internal Medicine* 177, no. 3 (March 2017): 427–428.

68. 見 Eric Eyre, 'Drug Firms Poured 780M Painkillers into WV amid Rise of Overdoses', *Charleston Gazette-Mail*, 17 December 2016 <http://www.wvgazettemail.com/news-health/20161217/drug-firms-poured-780m-painkillers-into-wv-amid-rise-ofoverdoses>。在這段期間，也有超過五億五千萬劑的氫可酮（hydrocodone）被運送至西維吉尼亞州。

69. Scott Higham and Lenny Bernstein, 'The Drug Industry's Triumph Over the DEA', *The Washington Post*, 15 October 2017.

70. Barry Meier, 'In Guilty Plea, OxyContin Maker to Pay $600 Million', *The New York Times*, 10 May 2007.

71. Philip J. Wininger, 'Pharmaceutical Overpromotion Liability: The Legal Battle Over Rural Prescription Drug Abuse', *Kentucky Law Journal* 93, no. 269 (2004-2005): 269.

72. David Herzberg argues that the US has had a number of pairs of addiction problems– to do with licit and illicit drugs – going along with pairs of responses. See David Herzberg, 'Entitled to Addiction? Pharmaceuticals, Race, and America's First Drug War', *Bulletin of the History of Medicine* 91, no. 3 (2017): 586–623.

73. United States, Washington. U.S. General Accounting Office, 'Prescription Drugs: OxyContin Abuse and Diversion and Efforts to Address the Problem', GAO-04-110, 22 January 2004 <http://www.gao.gov/htext/d04110.html>.

Drugs: OxyContin Abuse and Diversion and Efforts to Address the Problem' , GAO-04-110, 22 January 2004 <http://www.gao.gov/htext/d04110.html>.

56. Theodore Cicero and Matthew S. Ellis, 'Roots of Opioid Epidemic Can be Traced Back to Two Key Changes in Pain Management', *The Conversation*, 17 March 2016 <https://theconversation.com/roots-of-opioid-epidemic-can-be-traced-back-totwo-key-changes-in-pain-management-50647> [accessed 21 July 2017].

57. David Armstrong, 'Secret Trove Reveals Bold "Crusade" to make OxyContin a blockbuster', *STAT News*, 22 September 2016 <https://www.statnews.com/2016/09/22/abbott-oxycontin-crusade/>.

58. Pamela T.M. Leung, Erin M. Macdonald, Irfan A. Dhalla, and David N. Juurlink, 'A 1980 Letter on the Risk of Opioid Addiction', *New England Journal of Medicine* 376, no. 22 (1 June 2017): 2194–2195

59. Sanford H. Roth, Roy M. Fleischmann, Francis X. Burch et al., 'Around-the-Clock, Controlled-Release Oxycodone Therapy for Osteoarthritis-Related Pain: Placebo-Controlled Trial and Long-Term Evaluation', *Archives of Internal Medicine* 160, no. 6 (March 2000): 853–860.

60. United States of America v. The Purdue Frederick Company, Attachment 8 to Plea Agreement, Virginia, 12-13 (2007) <http://i.bnet.com/blogs/purdue-agreed-facts.pdf>.

61. Harriet Ryan, Lisa Girion, and Scott Glover, '"You Want A Description of Hell?" OxyContin's 12 Hour Problem', *Los Angeles Times*, 5 May 2016.

62. Harriet Ryan, Lisa Girion, and Scott Glover, '"You Want A Description of Hell?" OxyContin's 12 Hour Problem', *Los Angeles Times*, 5 May 2016.

63. Marion S. Greene and R. Andrew Chambers, 'Pseudoaddiction: Fact or Fiction? An Investigation of the Medical Literature', *Current Addiction Reports* 2, no. 4 (1 October 2015): 310–317 <http://dx.doi.org/10.1007/s40429-015-0074-7>.

64. Marion S. Greene and R. Andrew Chambers, 'Pseudoaddiction: Fact or Fiction? An Investigation of the Medical Literature', *Current Addiction Reports* 2, no. 4 (1 October 2015): 310–317 <http://dx.doi.org/10.1007/s40429-015-0074-7>.

Medicine 53, no. 6 (December 2017): 745–753。

47. 一項研究估計，單在二〇一五年，處方鴉片類藥物濫用就耗費美國經濟約五千億美元，雖然這個數字混合了無法相比的各種支出。見 Council of Economic Advisors, reported in: Lucia Mutikani, 'Opioid Crisis Cost U.S. Economy $504 Billion in 2015: White House', *Reuters*, 21 November 2017 <https://www.reuters.com/article/usa-opioids-cost/opioid-crisis-cost-u-s-economy-504-billion-in-2015-white-house-idUSL1N1NP0J7>。

48. 若要參考極佳的歷史對照，補以引人入勝的分析，參見 Nicolas Rasmussen, *On Speed: The Many Lives of Amphetamine* (New York: New York University Press, 2008)。拉斯穆森（Rasmussen）指出，本書描述的結構中的許多部分早在一九二〇年代至一九五〇年代就已萌發，當時是安非他命類藥物被發展並推廣的年代。

49. Art Van Zee, 'The Promotion and Marketing of OxyContin: Commercial Triumph, Public Health Tragedy', *American Journal of Public Health* 99, no. 2 (February 2009): 221–227.

50. John Temple, 'DEA Secretly OKs Killer Quantities of Oxy and Morphine', *Daily Beast*, 21 October 2015 <http://www.thedailybeast.com/dea-secretly-oks-killerquantities-of-oxy-and-morphine>.

51. Patrick Radden Keefe, 'The Family that Built an Empire of Pain', *The New Yorker*, 30 October 2017.

52. United States, Washington. U.S. General Accounting Office, 'Prescription Drugs: OxyContin Abuse and Diversion and Efforts to Address the Problem', GAO-04-110, 22 January 2004 <http://www.gao.gov/htext/d04110.html>. 亦可參見 Art Van Zee, (2009) 'The Promotion and Marketing of OxyContin: Commercial Triumph, Public Health Tragedy', *American Journal of Public Health* 99, no. 2 (February 2009): 221–227.

53. United States, Washington. U.S. General Accounting Office, 'Prescription Drugs: OxyContin Abuse and Diversion and Efforts to Address the Problem', GAO-04-110, 22 January 2004 <http://www.gao.gov/htext/d04110.html>.

54. 'About The Joint Commission', *The Joint Commission* <https://www.jointcommission.org/about_us/about_the_joint_commission_main.aspx>.

55. United States, Washington. U.S. General Accounting Office, 'Prescription

40. Anne Pollock, *Medicating Race: Heart Disease and Durable Preoccupations with Difference* (Durham, NC: Duke University Press, 2012).

41. 這個描述要大力感謝人類學家約瑟・杜米特（Joseph Dumit）的成果，他處理這些變化的方法是將之視為圍繞著健康的新文化邏輯的一部分。參見 Joseph Dumit, *Drugs for Life: How Pharmaceutical Companies Define Our Health* (Durham, NC: Duke University Press, 2012)。類似的觀點也來自於醫療界本身，時常聚焦於過度診斷。相關例子參見 H. Gilbert Welch, Lisa M. Schwartz and Steven Woloshin, *Over-Diagnosed: Making People Sick in the Pursuit of Health* (Boston: Beacon Press, 2011)。

42. 相關例子參見 Jon N. Jureidini, Jay D. Amsterdam, and Leemon B. McHenry. 'The Citalopram CIT-MD-18 Pediatric Depression Trial: Deconstruction of Medical Ghostwriting, Data Mischaracterisation and Academic Malfeasance', *International Journal of Risk & Safety in Medicine* 28, no. 1 (2016): 33–43；Adriane J. Fugh-Berman, 'The Haunting of Medical Journals: How Ghostwriting Sold "HRT"'. *PLoS Medicine* 7, no. 9 (2010): e1000335；Joseph S. Ross, Kevin P. Hill, David S. Egilman, and Harlan M. Krumholz, 'Guest Authorship and Ghostwriting in Publications Related to Rofecoxib: A Case Study of Industry Documents from Rofecoxib Litigation', *Journal of the American Medical Association* 299, no. 15 (2008): 1800–1812。

43. 承諾對於商業傳播的許多面向都至關重要，而在某些脈絡下，承諾本身恰可幫忙建立受承諾之事，一如此書所探討的：Mads Borup, Nik Brown, Kornelia Konrad, and Harro Van Lente, 'The Sociology of Expectations in Science and Technology', *Technology Analysis & Strategic Management* 18, no. 3-4 (2006): 285–298。

44. Helen B. Schwartzman, *The Meeting: Gatherings in Organizations and Communities* (New York: Plenum, 1989).

45. Josh Katz, 'Drug Deaths in America Are Rising Faster Than Ever', *New York Times*, 5 June 2017.

46. 見 Centers for Disease Control and Prevention, 'Prescription Opioid Overdose Data', 1 August 2017 https://www.cdc.gov/drugoverdose/data/overdose.html [accessed 17 June 2017]。然而，官方統計數字似乎低估用藥過量的死亡人數，因為死亡證明通常並未說明是何種藥物。參見 Christopher J. Ruhm,'Geographic Variation in Opioid and Heroin Involved Drug Poisoning Mortality Rates', *American Journal of Preventive*

Steven K. Vogel, eds, *The Political Economy Reader: Markets as Institutions* (New York: Routledge, 2008)。

32. 相關例子參見 John Abraham, 'Pharmaceuticalization of Society in Context: Theoretical, Empirical and Health Dimensions', *Sociology* 44, no. 4 (2010): 603–622；Simon J. Williams, Paul Martin and Jonathan Gabe, 'The Pharmaceuticalisation of Society? A Framework for Analysis', *Sociology of Health & Illness* 33, no. 5 (2011): 710–725。

33. 若要參酌時常被稱爲「製造疾病」或「販賣病痛」的優良概述，見 Ray Moynihan and Alan Cassels, *Selling Sickness: How the World's Biggest Pharmaceutical Companies Are Turning Us All into Patients* (Vancouver: Greystone Books, 2005)。

34. ExL Events, 'Disease Awareness Campaigns Forum' <http://exlevents.com/disease-awareness-campaigns-forum/> [accessed 6 April 2018].

35. David Healy, 'Shaping the Intimate: Influences on the Experience of Everyday Nerves', *Social Studies of Science* 34, no. 2 (2004): 219–245.

36. Lucie Gerber and Jean-Paul Gaudilliиre, 'Marketing Masked Depression: Physicians, Pharmaceutical Firms, and the Redefinition of Mood Disorders in the 1960s and 1970s', *Bulletin of the History of Medicine* 90, no. 3 (2016): 455–490.

37. Robert Whitaker, *Anatomy of an Epidemic: Magic Bullets, Psychiatric Drugs, and the Astonishing Rise of Mental Illness in America* (New York: Random House, 2011).

38. 見 Jeremy A. Greene, *Prescribing by Numbers: Drugs and the Definition of Disease* (Baltimore: Johns Hopkins University Press, 2007)；Ray Moynihan and Alan Cassels, *Selling Sickness: How the World's Biggest Pharmaceutical Companies are Turning Us All into Patients* (Vancouver: Greystone Books, 2005)。此外，廣受認可的是疾病隨著時間而改變，因爲病患、醫師與疾病之間互動的緣故。相關例子參見 Robert Aronowitz, *Making Sense of Illness: Science, Society, and Disease* (Cambridge: Cambridge University Press, 1998)；Jacalyn Duffin, *Lovers and Livers: Disease Concepts in History* (Toronto: University of Toronto Press, 2005)。其中，杜芬（Duffin）以優雅的文字描述，聚焦於兩種非常不同的疾病：相思病（lovesickness）和 C 型肝炎。

39. Jeremy A. Greene, *Prescribing by Numbers: Drugs and the Definition of Disease* (Baltimore: Johns Hopkins University Press, 2007).

互補的。人們可以假定，永遠會有某種販賣的需求。但行銷的目標在於讓販賣過剩。行銷的目標是非常深入認識並瞭解消費者，使產品或服務適合消費者而且產品本身就會大賣。理想中，行銷應該會帶來已經準備好要購買的消費者。」參見 Peter F. Drucker, *Management: Tasks, Responsibilities, Practices* (New York: Routledge, 1974), 64–65。

30. 正如許多讀者會辨認出來的，「裝配」一詞是來自於吉爾・德勒茲（Gilles Deleuze）和菲利克斯・伽塔利（Fŭlix Guattari），例如他們的 *A Thousand Plateaus: Capitalism and Schizophrenia* (London: Bloomsbury Publishing, 1988)。然而，我對裝配行銷的解釋更多是源於行動者網絡理論（Actor-Network Theory），或許是因爲行動者網絡的建立和穩定，比起裝配的建立和穩定，被人描述的更清楚。行動者網絡理論早期的說明，參見 Bruno Latour, *Science in Action: How to Follow Scientists and Engineers through Society* (Cambridge, MA: Harvard University Press, 1987)；Michel Callon, 'Some Elements of a Sociology of Translation: Domestication of the Scallops and the Fishermen of St. Brieuc Bay', in John Law, ed., *Power, Action and Belief* (London: Routledge & Kegan Paul, 1986): 196–233；John Law, 'Technology and Heterogeneous Engineering: The Case of Portuguese Expansion', in Wiebe E. Bijker, T.P. Hughes and Trevor Pinch, eds. *The Social Construction of Technological Systems: New Directions in the Sociology and History of Technology* (Cambridge, MA: The MIT Press, 1987): 111–134。

31. 關於市場的創造與發展，科技與社會研究中已有一些吸引人的成果。舉例而言，市場需要基礎建設來進行溝通與交換，正如人們在股票與商品交換之精心打造的物質與電子結構中所看到的那樣：例如 Devin Kennedy, 'The Machine in the Market: Computers and the Infrastructure of Price at the New York Stock Exchange', *Social Studies of Science* 47 no. 6 (2017): 888–917；Caitlin Zaloom, *Out of the Pits: Traders and Technology from Chicago to London* (Chicago: University of Chicago Press, 2006)。尤其是，現在有日益蓬勃的研究計畫在探討學術經濟如何貢獻並形塑眞正的市場。這與本書的第五章相關。相關例子參見 Donald MacKenzie, Fabian Muniesa and Lucia Siu, eds, *Do Economists Make Markets? On the Performativity of Economics* (Princeton, NJ: Princeton University Press, 2007)；Daniel Breslau, 'Designing a Market-Like Entity: Economics in the Politics of Market Formation', *Social Studies of Science* 43, no. 6 (2013): 829–851。甚至需求也必須被建構，例如法蘭克・科喬伊（Franck Cochoy）所示：Franck Cochoy, *On Curiosity: The Art of Market Seduction* (Mattering Press, 2016)。其他將市場視爲制度來研究的領域也提出某些相關的論點，論及市場相互依附的結構（the contingent structures of markets）：參見 Naazneen H. Barma and

21. 相關例子參見 Statista, 'Revenue of the worldwide pharmaceutical market from 2001 to 2016 (in billion U.S. dollars)' <https://www.statista.com/statistics/263102/pharmaceutical-market-worldwide-revenue-since-2001/> [accessed 5 May 2018]。

22. 正如長久以來爲人所關注的，公司仰賴階層化組織，而非總是外包。在一篇經典論文中， 羅納德 ・ 寇斯（Ronald Coase）提出之所以如此的理由在於，相較於獨立行動者之間的交易成本，這麼做可能減少組織內的交易成本。參見 Ronald Coase, 'The Nature of the Firm', *Economica* 4, no. 16 (1937): 386–405. 寇斯的說法遭受挑戰，並有許多其他論者予以補充，他們強調與公司的興起和穩定相關的其他因素。例如參見 Demetri Kantarelis, *Theories of the Firm*, 2nd edn (Geneva: Inderscience Publishers, 2014)。

23. David J. Teece, Gary Pisano, and Amy Shuen, 'Dynamic Capabilities and Strategic Management', *Strategic Management Journal* 18, no. 7 (1997): 509–533.

24. 引 自 Stephen P. Dunn, 'Galbraith, Uncertainty and the Modern Corporation', in Michael Keaney, ed., *Economist with a Public Purpose: Essays in Honour of John Kenneth Galbraith* (New York: Routledge, 2001), 157–182。

25. 我從卡爾曼 ・ 阿普鮑姆（Kalman Applbaum）那裡了解到通路行銷與製藥產業投身通路行銷的概念：Kalman Applbaum, 'Getting to Yes: Corporate Power and the Creation of a Psychopharmaceutical Blockbuster', *Culture, Medicine, and Psychiatry* 33, no. 2 (2009): 185–215。

26. 人們覺得這並非不尋常。大多數知識的自覺效度（perceived validity），無論是科學知識或其他，最終都仰賴對於其來源的信任。相關例子參見 Steven Shapin, 'Cordelia's Love: Credibility and the Social Study of Science', *Perspectives on Science* 3, no. 3 (1995): 255–275。然而，比起其他專家，醫療執業者可能距離最重要的醫學證據更遙遠。

27. Definition of Marketing', *American Marketing Association* <https://www.ama.org/AboutAMA/Pages/Definition-of-Marketing.aspx> [accessed 22 December 2017].

28. 「行銷年代」一詞以及我所持立場的起始點，要歸功於阿普鮑姆：Kalman Applbaum, *The Marketing Era: From Professional Practice to Global Provisioning* (New York: Routledge, 2004)。

29. 行銷理論家彼得 ・ 杜拉克（Peter Drucker）於一九七〇年代早期所寫的，辨認出了新的行銷年代：「販賣與行銷是對立的，而非意義相近甚或是

Registered in ClinicalTrials.gov', *Journal of the American Medical Association* 314, no. 23 (2015): 2566–2567。

15. Sergio Sismondo, 'Ghost Management: How Much of the Medical Literature is Shaped Behind the Scenes by the Pharmaceutical Industry?' *PLoS Medicine* 4, no. 9 (2007): e286.

16. MD NetGuide, 'The 'e'volution of Pharmaceutical Marketing' <http://www.mdnetguide.com/specialty_editions/marketer/v1n1/pharmmarket.htm> [accessed 13 August 2004].

17. Susanne L. Rose, Janelle Highland, Matthew T. Karafa, and Steven Joffe, 'Patient Advocacy Organizations, Industry Funding, and Conflicts of Interest', *JAMA Internal Medicine* 177, no. 3 (2017): 344–350.

18. David S. Hilzenrath, 'In FDA Meetings, "Voice" of the Patient Often Funded by Drug Companies', *Project On Government Oversight*, 1 December 2016 <http:// www.pogo.org/our-work/reports/2016/in-fda-meetings-voice-of-the-patient-oftenfunded-by-drug-companies.html>.

19. 電視廣告的數字，參見 Beth Snyder Bulik, 'With a Month Left to Go, Pharma's $3.2B TV Ad Spending Has Already Topped 2016', *FiercePharma* <https://www.fiercepharma.com/marketing/pharma-tv-ad-spending-tops-2016-total-onemonth-left-led-by-abbvie-and-pfizer>[accessed 12 December 2017]。電視與其它廣告的大致比例，參見 Julie Liesse, 'Healthcare Marketing', *Advertising Age*, 17 October 2016 <http://gaia.adage.com/images/bin/pdf/KantarHCwhitepaper_complete.pdf> [accessed 12 December 2017]。醫學期刊廣告的花費，參見 Larry Dobrow, 'Medical Journal Ad Spend in H1 2017: All the Data in One Place', *Medical Marketing & Media*, 4 October 2017 <http://www.mmm-online.com/campaigns/medical-journal-ad-spend-in-h1-2017-all-the-data-in-one-place/article/696599/>。

20. 已有許多藥廠廣告的研究存在。茲舉數個不同種類分析的例子，參見 Peter Conrad and Valerie Leiter, 'From Lydia Pinkham to Queen Levitra: Direct-to-Consumer Advertising and Medicalisation', *Sociology of Health & Illness* 30, no. 6 (2008): 825–838；Barbara Mintzes, Morris L. Barer, Richard L. Kravitz, Arminée Kazanjian, Ken Bassett, Joel Lexchin, Robert G. Evans, Richard Pan, and Stephen A. Marion, 'Influence of Direct to Consumer Pharmaceutical Advertising and Patients' Requests on Prescribing Decisions: Two Site Cross Sectional Survey', *British Medical Journal* 324, no. 7332 (2002): 278–279。

10. 藥廠贊助的研究似乎與其他研究同樣嚴謹，儘管贊助會強烈影響論文中呈現哪些試驗結果（意即某些試驗結果沒在論文中提出）。近期的一項統合分析，參見 Andreas Lundh, Sergio Sismondo, Joel Lexchin, Octavian A. Busuioc, and Lisa Bero,'Industry Sponsorship and Research Outcome', *Cochrane Database of Systematic Reviews* 12 (2012)。兩項先前的統合分析也得出類似的結論：Joel Lexchin, Lisa A. Bero, Benjamin Djulbegovic, and Otavio Clark, 'Pharmaceutical Industry Sponsorship and Research Outcome and Quality: Systematic Review', *British Medical Journal* 326, no. 7400 (2003): 1167–1170；Justin E. Bekelman, Yan Li, and Cary P. Gross, 'Scope and Impact of Financial Conflicts of Interest in Biomedical Research: A Systematic Review', *Journal of the American Medical Association* 289, no. 4 (2003): 454–465。

11. 在科技與社會研究領域中，政治經濟學已成為看待生物科技與藥物試驗的重要視角。相關例子參見 Melinda Cooper, 'Experimental Labour – Offshoring Clinical Trials to China', *East Asian Science, Technology and Society* 2, no. 1 (2008): 73–92；Jill Fisher, *Medical Research for Hire: The Political Economy of Pharmaceutical Clinical Trials* (New Brunswick, NJ: Rutgers University Press, 2009)；Kaushik Sunder Rajan, *Biocapital: The Constitution of Postgenomic Life* (Durham, NC: Duke University Press, 2006)；Catherine Waldby, *Tissue Economies: Organs and Cell Lines in Late Capitalism* (Durham, NC: Duke University Press, 2006)。我將這項論點擴展至藥物知識。正如同經濟市場，主要的知識市場有確切的歷史，這些市場都是人為主動創造且由環境形塑而成的。經濟市場請參見 Naazneen H. Barma and Steven K. Vogel, eds, *The Political Economy Reader: Markets as Institutions* (New York: Routledge, 2008)。明確將這個論點擴展至知識市場的其中一位論者是史帝夫・富勒（Steve Fuller），見 Steve Fuller, *The Knowledge Book: Key Concepts in Philosophy, Science and Culture* (New York: Routledge, 2014)。

12. Alfred Chandler, Jr., *The Visible Hand: The Managerial Revolution in American Business* (Cambridge, MA: Harvard University Press, 1977).

13. 彼得・格茨徹（Peter Gøtzsche）抱持著類似的態度，但他把隱藏的行動者視為組織犯罪。在一本集結許多軼聞的書中，他也探討了製藥產業如何試圖主宰醫療。參見 Peter C. Gøtzsche, *Deadly Medicines and Organised Crime: How Big Pharma Has Corrupted Healthcare* (London: Radcliffe Publishing, 2013)。

14. 例如參見 Stephan Erhardt, Lawrence J. Appel, and Curtis L. Meinert, 'Trends in National Institutes of Health Funding for Clinical Trials

Infrastructure and the Gender Gap', *Social Studies of Science 47*, no. 4 (2017): 511–527。

6. 這些名詞是出自社會學家皮耶 · 布迪厄（Pierre Bourdieu），參考例子請 見 'The Specificity of the Scientific Field and the Social Conditions of the Progress of Reason', Social Science Information 14, no. 6 (1975): 19–47。人們無法脫離科學的社會結構，即使在科學本身的範圍內亦然。正如布迪厄所言：「即便是在最『純正』的科學內，『純正』的世界也和其他世界一樣屬於社會領域，其中包含權力分布與壟斷、策略與鬥爭，以及利益與利潤。」即便是「客觀眞理」的生產也需要社會條件。此外，任一領域中的行動皆具有競爭性，是領域成員之間對於有限資本的鬥爭。相較於其他人，當某些群體具有管道，能取得更多可觀資源以建立科學知識的時候，前述情況便會加劇。亦可見 Pierre Bourdieu, *Language and Symbolic Power* (Cambridge, MA: Harvard University Press, 1981)。

7. 見 Antonio Gramsci, *Selections from the Prison Notebooks*, ed. and trans. Quinton Hoare and Geoffrey Nowell-Smith (New York: International Publishers, 1971)。葛蘭西的核心關懷是策略性的：將重要體制中保守的（尤其是法西斯）霸權轉變爲有利於社會主義者的霸權。我希望人們也能夠以策略性的方式使用我在本書的研究成果：將製藥產業在醫學界重要面向上的霸權，轉變爲支持更民主的醫學。

8. 見 Antonio Gramsci, *Selections from the Prison Notebooks*, ed. and trans. Quinton Hoare and Geoffrey Nowell-Smith (New York: International Publishers, 1971), 5（加註爲原著中強調的部分）。

9. 因此，我的研究取徑跟某些學者大異其趣，比方說班 · 高達可（Ben Goldacre）就經常聚焦於藥物功效與安全的宣稱是眞是假。我這麼說並非要貶低他的好作品：Ben Goldacre, *Bad Pharma: How Drug Companies Mislead Doctors and Harm Patients* (Toronto: McClelland & Stewart, 2012)。亦可參見 John Abraham and Courtney Davis, 'Drug Evaluation and the Permissive Principle: Continuities and Contradictions between Standards and Practices in Antidepressant Regulation', *Social Studies of Science 39*, no. 4 (2009): 569–598；Jon N. Jureidini, Leemon B. McHenry, and Peter R. Mansfield, 'Clinical Trials and Drug Promotion: Selective Reporting of Study 329', *International Journal of Risk & Safety in Medicine 20*, no.1–2 (2008): 73–81；Bruce M. Psaty and Richard A. Kronmal, 'Reporting Mortality Findings in Trials of Rofecoxib for Alzheimer Disease or Cognitive Impairment: A Case Study Based on Documents from Rofecoxib Litigation', *Journal of the American Medical Association 299*, no. 15 (2008): 1813–1817。

註釋

I 藥物行銷的權力與知識

1. 這點就算在近乎理想的情境下也確實如此。舉例而言，師生之間部分的封閉傳播過程也不簡單，即便師生各自有教與學的動力，還有書本與論文來支持他們的溝通，大多數的知識要傳播仍有困難。

2. 若要對此領域有一般性的理解，見瑟吉歐．希斯蒙都（Sergio Sismondo），《科學與技術研究導論》（*An Introduction to Science and Technology Studies, 2nd edn*）（Chichester: Wiley, 2010）（第一版中譯本由群學出版）。

3. 一些採用此觀點的重要早期作品，見 David Bloor, *Knowledge and Social Imagery*, 2nd edn (Chicago: University of Chicago Press, 1991); H. M. Collins, *Changing Order: Replication and Induction in Scientific Practice*, 2nd edn (Chicago: University of Chicago Press, 1990); G. Nigel Gilbert and Michael Mulkay, *Opening Pandora's Box: A Sociological Analysis of Scientists' Discourse* (Cambridge: Cambridge University Press, 1984); Karin D. Knorr-Cetina, *The Manufacture of Knowledge: An Essay on the Constructivist and Contextual Nature of Science* (Oxford: Pergamon Press, 1981); Bruno Latour and Steve Woolgar, *Laboratory Life: The Construction of Scientific Facts*, 2nd edn (Princeton, NJ: Princeton University Press, 1986); Steven Shapin and Simon Schaffer, *Leviathan and the Air-Pump: Hobbes, Boyle, and the Experimental Life* (Princeton, NJ: Princeton University Press, 1985)。

4. 在一項有趣的研究中，哈利．柯林斯（Harry Collins）說明了專業知識的傳播過程若包含面對面的接觸，會比單純透過書寫文字來傳遞要來得容易許多。這點呼應了製藥產業利用關鍵意見領袖與業務代表的做法，如同本書第五章與第六章所示。見 H. M. Collins, *Changing Order: Replication and Induction in Scientific Practice*, 2nd edn (Chicago: University of Chicago Press, 1990)。布魯諾．拉圖（Bruno Latour）認爲從「轉譯」的角度來看資訊移動模式，會比從「傳播」的角度要得到更多訊息。他的觀點基本上與我對知識類實質性的看法相同。見 Bruno Latour, Science in Action: How to Follow *Scientists and Engineers through Society* (Cambridge, MA: Harvard University Press, 1987)。

5. 話雖如此，但即使是維基百科也不如表面所見的那樣平等。見 Heather Ford and Judy Wajcman, '"Anyone Can Edit", Not Everyone Does: Wikipedia's

國家圖書館出版品預行編目 (CIP) 資料

醫藥幽靈 : 大藥廠如何干預醫療知識的生產、傳播與消費 / 瑟吉歐 . 希斯蒙都 (Sergio Sismondo) 著 ; 王業翰 , 林士堯 , 陳禹安 , 陳柏勳 , 廖偉翔 , 張雅億譯 .
– 初版 . – 新竹市 : 國立陽明交通大學出版社 , 民 111.06

面 ; 公分 . – (科技與社會系列)

譯自 : Ghost-managed medicine : big pharma's invisible hands.

ISBN 978-986-5470-27-2(平裝)

1.CST: 製藥業 2.CST: 藥學行銷 3.CST: 商業倫理

418.615 111004782

科技與社會系列

醫藥幽靈：大藥廠如何干預醫療知識的生產、傳播與消費

Ghost-Managed Medicine : Big Pharma's Invisible Hands

作　　者：瑟吉歐 · 希斯蒙都（Sergio Sismondo）
譯　　者：王業翰、林士堯、陳禹安、陳柏勳、廖偉翔、張雅億
封面設計：柯俊仰
內頁排版：黃春香
責任編輯：陳建安

出 版 者：國立陽明交通大學出版社
發 行 人：林奇宏
社　　長：黃明居
執行主編：程惠芳
編　　輯：陳建安
行　　銷：蕭芷芃
地　　址：新竹市大學路 1001 號
讀者服務：03-5712121 #50503 （週一至週五上午 8:30 至下午 5:00）
傳　　真：03-5731764
e-mail：press@nycu.edu.tw
官　　網：https://press.nycu.edu.tw
FB 粉絲團：https://www.facebook.com/nycupress
製版印刷：中茂分色製版印刷事業股份有限公司
出版日期：2022 年 6 月初版一刷
定　　價：450 元
ISBN：978-986-5470-27-2
GPN：1011100442
First published in English by Mattering Press, Manchester in 2018.

展售門市查詢：
陽明交通大學出版社 https://press.nycu.edu.tw
三民書局（臺北市重慶南路一段 61 號））
網址：http://www.sanmin.com.tw　電話：02-23617511

或洽政府出版品集中展售門市：
國家書店（臺北市松江路 209 號 1 樓）
網址：http://www.govbooks.com.tw　電話：02-25180207
五南文化廣場（台中市西區台灣大道二段 85 號）
網址：http://www.wunanbooks.com.tw　電話：04-22260330